Yoga

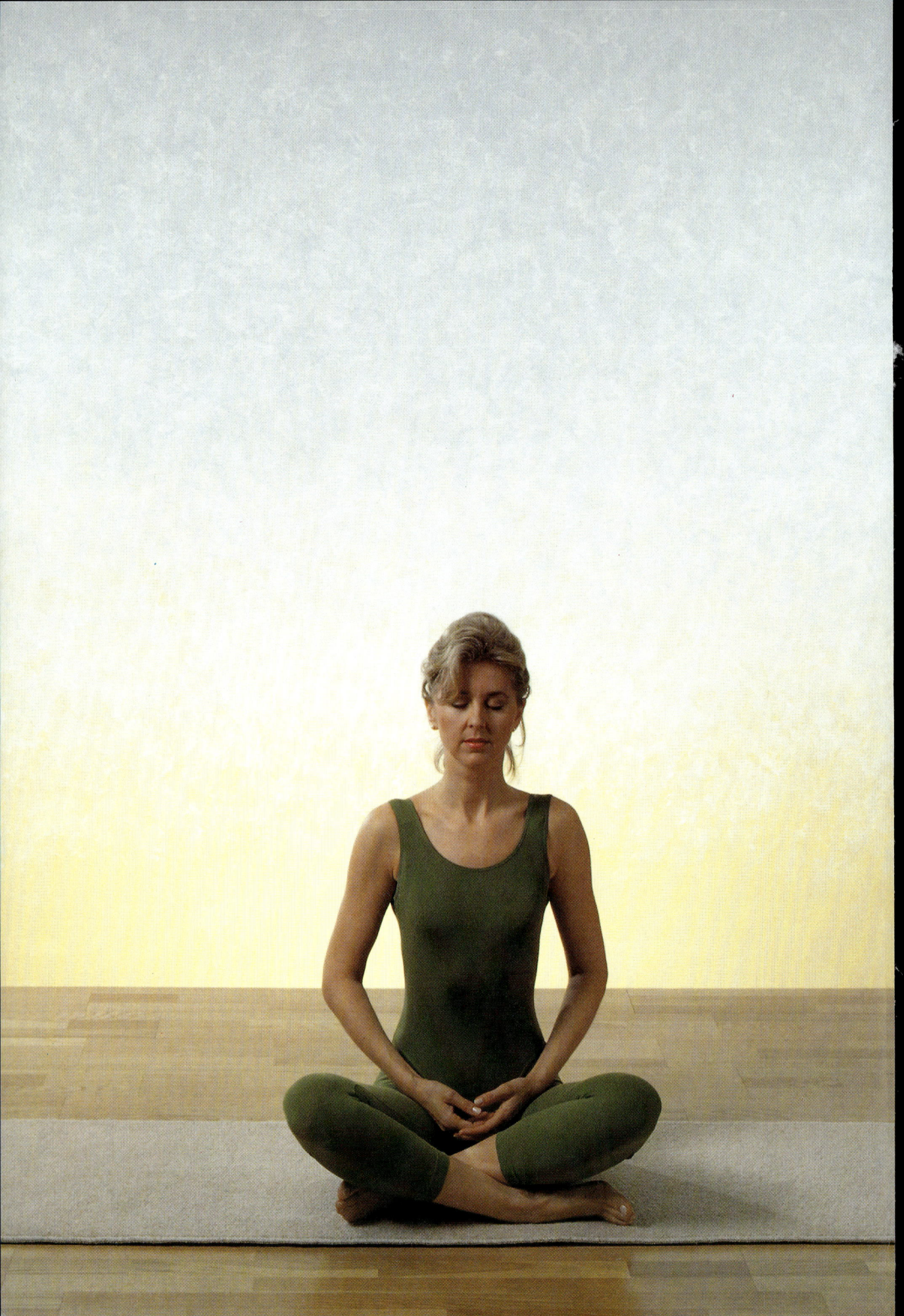

Howard Kent

Yoga

Leicht und verständlich erklärt
mit über 300 farbigen Abbildungen

Übersetzt von Helmut Roß

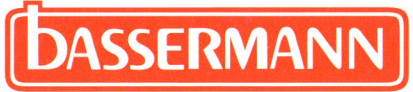

Die deutsche Bibliothek – CIP-Einheitsaufnahme

Kent, Howard:
Yoga : leicht und verständlich erklärt / Howard Kent.
Übers. von Helmut Ross. [Fotos: Paul Forrester. Zeichn.:
Sharon Smith]. – Niedernhausen/Ts. : Bassermann, 1997
    Einheitssacht.: The complete yoga course <dt.>
    ISBN 3–8094–0298–2

ISBN 3 8094 0298 2

© der deutschen Ausgabe 1997 by Bassermann'sche
Verlagsbuchhandlung, 65527 Niedernhausen/Ts.
© der englischen Originalausgabe 1993 by Quarto Publi-
shing plc, London
Originaltitel: The complete yoga course
Die Verwertung der Texte und Bilder, auch auszugsweise,
ist ohne Zustimmung des Verlags urheberrechtswidrig und
strafbar. Dies gilt auch für Vervielfältigungen, Übersetzun-
gen, Mikroverfilmung und für die Verarbeitung mit elek-
tronischen Systemen.

Umschlaggestaltung: Peter Udo Pinzer
Titelbild und Fotos: Paul Forrester
Zeichnungen: Sharon Smith
Übersetzung: Helmut Roß
Redaktion: René Zey
Herstellung: Königsdorfer Verlagsbüro, Frechen

Die Ratschläge in diesem Buch sind von Autor und Verlag
sorgfältig erwogen und geprüft, dennoch kann eine Garan-
tie nicht übernommen werden. Eine Haftung des Autors
bzw. des Verlags und seiner Beauftragten für Personen-,
Sach- und Vermögensschäden ist ausgeschlossen.

Satz: Königsdorfer Verlagsbüro, Frechen
Gesamtkonzeption: Bassermann'sche Verlagsbuchhandlung, D–65527 Niedernhausen

817 2635 4453 6271

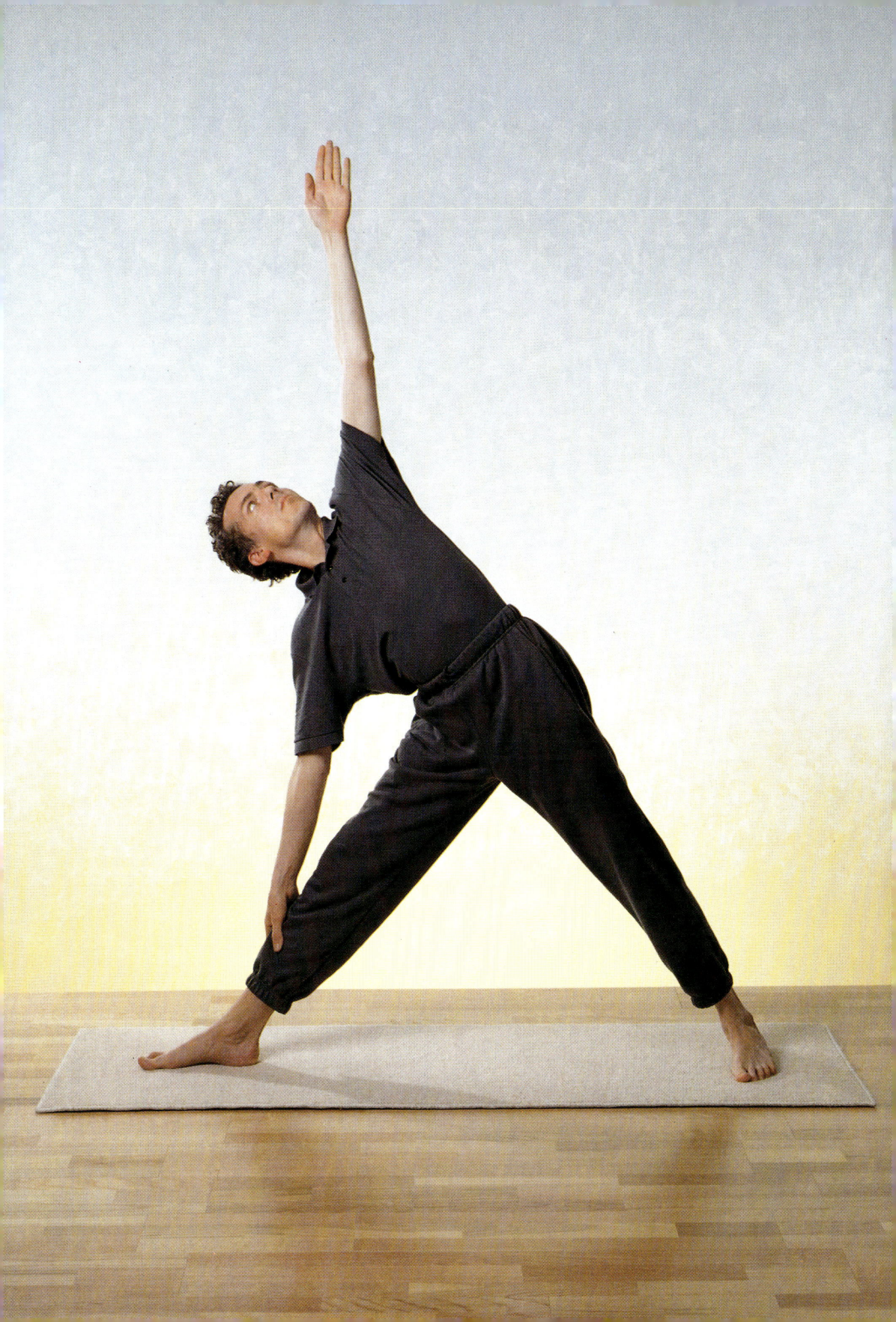

INHALT

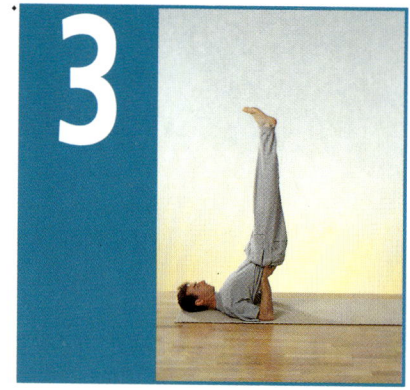

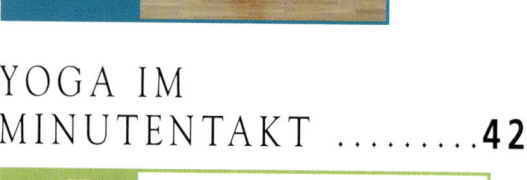

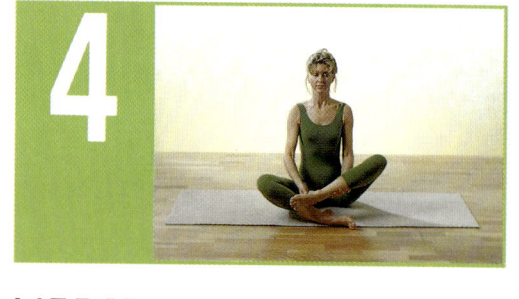

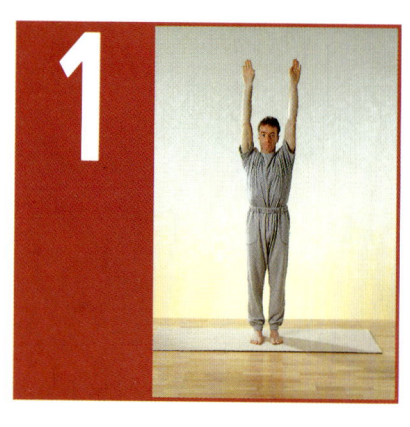

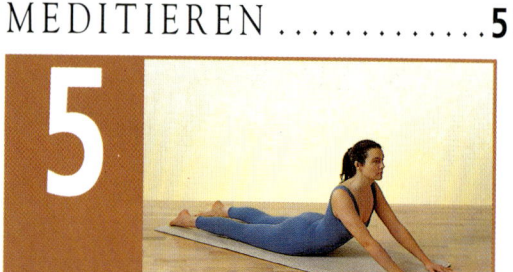

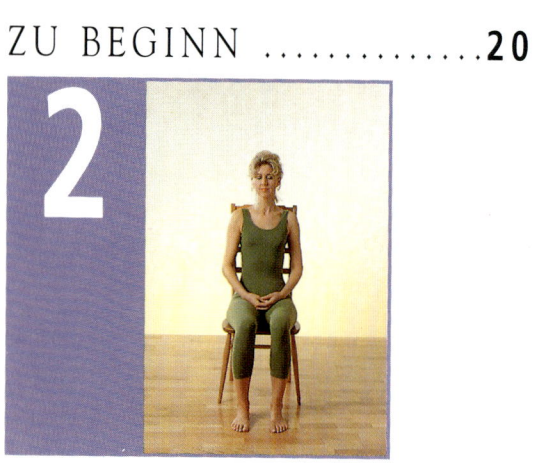

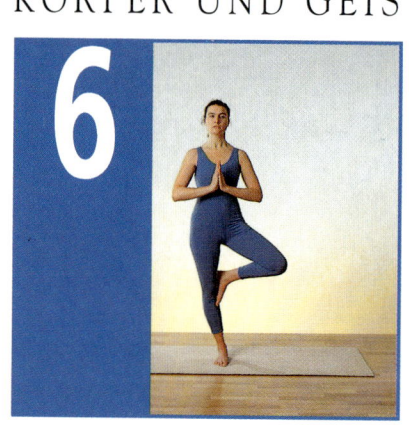

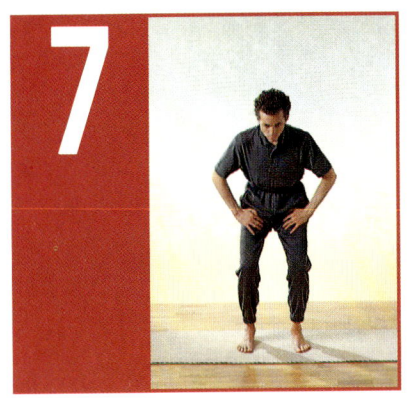
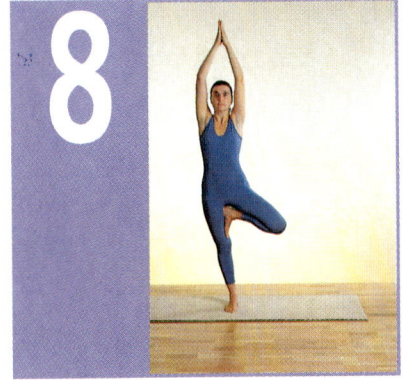
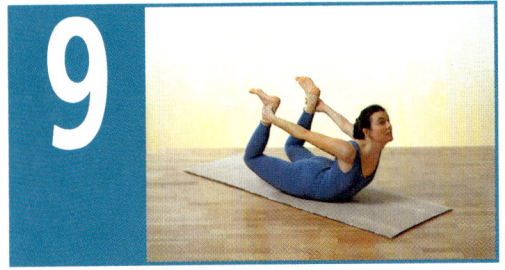
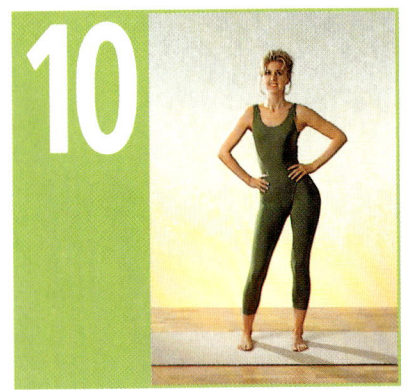
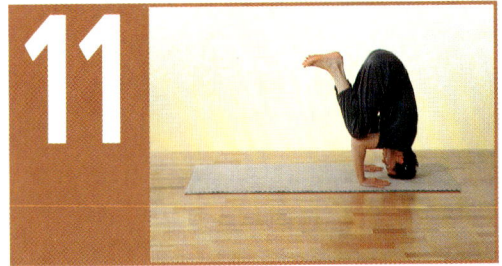
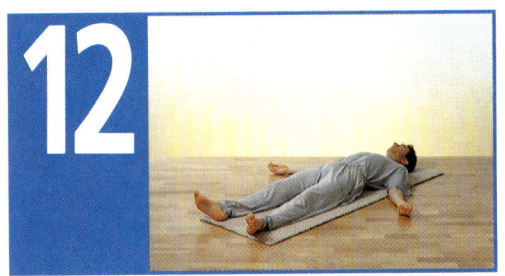

EINLEITUNG

Es gibt nur eine schlüssige Antwort auf die Frage, warum ein altes östliches Konzept am Ende des 20. Jahrhunderts Millionen von Yoga praktizierenden Menschen anzieht: weil es funktioniert.

Yoga bietet eine Lebenseinstellung, von der aus eine Vielzahl unterschiedlicher Praktiken entwickelt wurde. Insbesondere erzeugt Yoga ein Gefühl des geistigen und körperlichen Friedens. Dieses Gefühl wiederum stimuliert unsere Gedanken und unser Handeln und erinnert uns an den lateinischen Sinnspruch »Mens sana in corpore sano« (»Ein gesunder Geist ist in einem gesunden Körper«).

Das Wort »Yoga« bedeutet Einheit oder Einssein – mit anderen Worten, ein Gefühl, Teil eines Ganzen zu sein. Yoga ist eines jener originären Konzepte, die man heute als holistisch (ganzheitlich) bezeichnen würde. Dies bedeutet, daß Körper und Atmung miteinander verknüpft sind; beide stehen in einer Beziehung zum Gehirn, das mit dem Geist als einem Teil des Bewußtseins verbunden ist. Das Wort »holistisch« ist mit dem englischen »whole« (ganz) und dem deutschen »heil« (dies zeigt sich an der Bedeutung von »heilfroh«) verwandt. Man kann daher keine »ganze Person« sein, wenn man nicht das Leben auch ganzheitlich in den Blick nimmt.

Viele moderne Leiden erwachsen aus einem Gefühl der Isolation, aus einem Gefühl, daß wir anders und von der Gemeinschaft getrennt sind. In den letzten 50 Jahren wurden große Fortschritte bei der Erforschung eines universellen Problems erzielt, das man heute als »belastenden Streß« bezeichnet. Diesem Streß liegt in der Regel das Gefühl zugrunde, einen einsamen Kampf gegen einen schweren, oft undefinierbaren »Druck« zu führen. Viele Ärzte, auch solche, die wenig oder gar nichts von Yoga verstehen, empfehlen ihren Patienten den Besuch eines Yoga-Kurses, der ihnen helfen soll, eine Vielzahl streßbedingter Probleme zu überwinden.

Körper und Geist verknüpfen

Heutzutage kursieren unzählige Übungspläne, die fast alle ausschließlich auf den Körper abzielen und kaum mit dem bewußten, denkenden Menschen zu tun haben. Zwar wäre es falsch zu behaupten, daß derartige Pläne nutzlos sind, doch ist ihr Wert äußerst begrenzt, da sie die nachweisliche Tatsache ignorieren, daß der Geist einen beachtlichen Einfluß auf den Körper hat. Manche Menschen grämen sich buchstäblich zu Tode, während andere über eine beträchtliche körperliche Spannkraft verfügen, einfach weil sie ihre Gelassenheit und positive Einstellung wahren. Hier gilt, was Buddha vor 2 500 Jahren sagte: »Du bist, was Du denkst.«

In diesem Buch sollen jene Elemente, die das Leben ausmachen, auf möglichst einfache Weise zusammengebracht werden. Ohne überzogene Forderungen zu stellen, sollen Sie erkennen, daß Körper, Atmung, Gehirn und Geist als Einheit tätig sind. Dies klingt zwar schwierig, doch da es sich um einen natürlichen Vorgang handelt, ist es eigentlich recht einfach, sobald Sie verstanden haben, was dort geschieht.

In einer Welt, in der der Streß ständig zunimmt, wird es immer wichtiger, sich loslassen und entspannen zu können. Studien wie die von Dr. Chandra Patel in Großbritannien zeigen den Wert von Yoga-Entspannungstechniken für den Abbau chronischer Symptome bei Bluthochdruck und bereichern unsere Sichtweise des Yoga um eine neue Dimension. Dr. Dean Ornish (USA) konnte nachweisen, daß die Symptome einer Herzerkrankung innerhalb von zwölf Monaten durch ein yogaorientiertes Programm, das eine veränderte Lebensweise beinhaltet, zum Abklingen gebracht werden können. Dank dieser und anderer wichtiger Beispiele wurde deutlich, daß Yoga weitaus mehr verkörpert als bloß die langsame Ausführung einiger Meditationsübungen.

Ausgeglichenheit erreichen

Das Geheimnis der Yoga-Praxis liegt in dem Wort Ausgeglichenheit. Seit jeher wurde betont, daß sich Yoga nicht für jemanden eignet, der zu wenig oder zu viel ißt, beziehungsweise zu wenig oder zu viel schläft. Yoga vertritt in allen Lebensbereichen das rechte Maß. Dieser Gedanke mag einfach erscheinen, doch in unserer komplexen Gesellschaft fällt es nicht eben leicht, ihn konsequent umzusetzen. Wir tendieren dazu, entweder zu ungestüm an Dinge heranzugehen oder mit ihnen herumzuspielen, zudem erwarten wir von sehr geringem Einsatz einen überaus großen Nutzen. Es wäre allzu einfach, zu sagen: »Ich will mit dem ganzen philosophischen Kram nichts zu tun haben. Ich halte mich nur an die Übungen.« Hier wäre der Nutzen minimal und kurzlebig dazu. Es kann jedoch ebenso enttäuschend sein, sich ambitioniert in die Philosophie zu versenken und doch nur einen Zustand geistiger Verdauungsstörung zu erzeugen!

Dieses Buch läßt Sie den Mittelweg beschreiten. In kleinen, überschaubaren Schritten bietet es Ihnen ein Programm, das für Anfänger und Menschen mit geringen Vorkenntnissen geeignet ist. Wer bereits einen Kurs besucht hat oder dies derzeit tut, kann

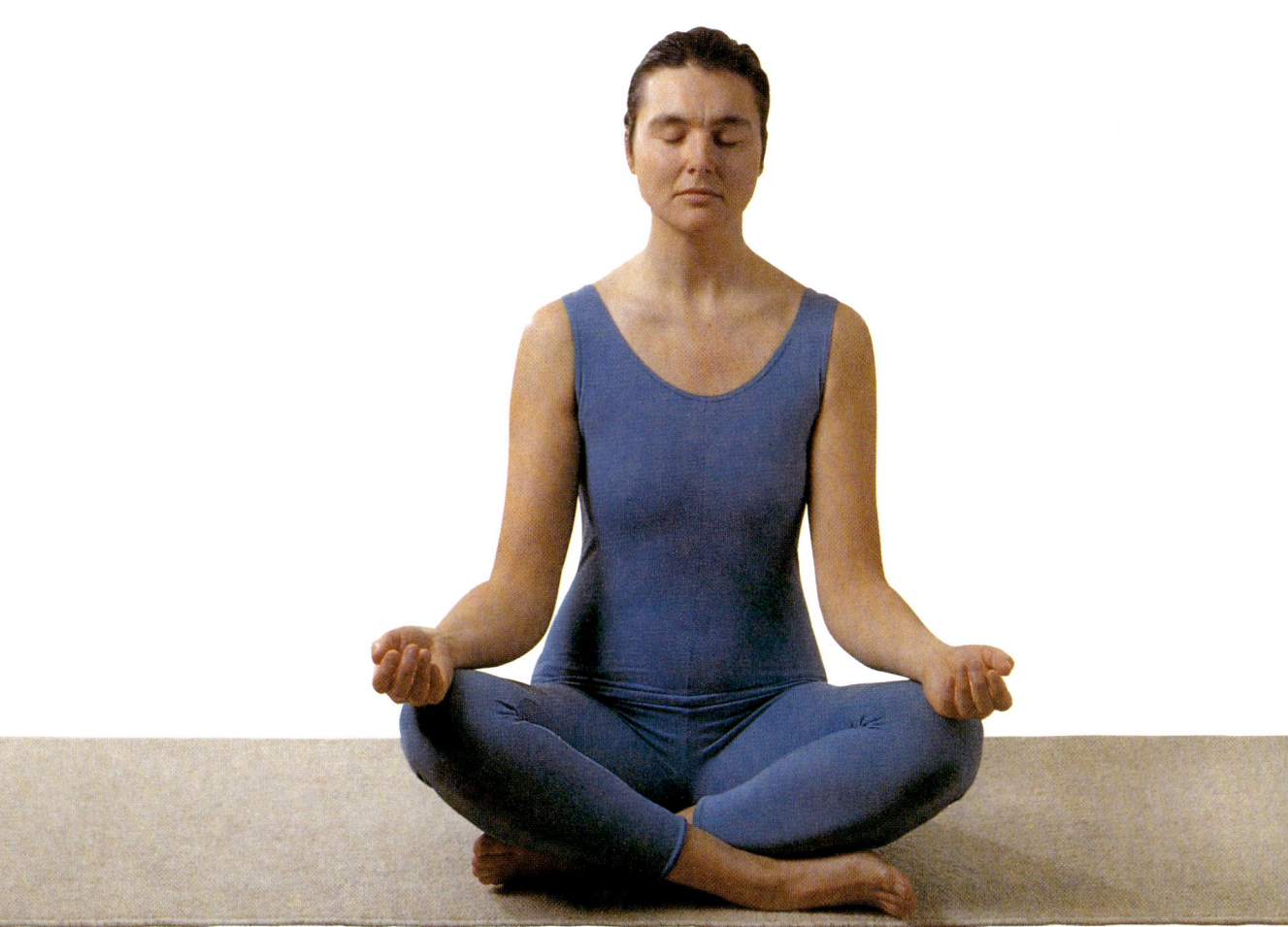

vom systematischen Aufbau des Buchs profitieren. Den Mittelweg zu beschreiten, bedeutet auch, bescheiden zu sein und nicht zu sagen »Das kenne ich alles schon, ich will schließlich weiterkommen«, sondern statt dessen einzusehen, daß es wichtig ist, getane Schritte nachzuzeichnen und sich der Grundlagen zu erinnern. Lektionen für's Leben müssen gründlich gelernt werden. Denken Sie auch daran, daß sich das Konzept des Mittelwegs darauf bezieht, was Sie und wie Sie lernen. Der Dozent hat eine zentrale Funktion, doch dies meint nicht allein, wie und was er lehrt, sondern auch, wie er den Kursteilnehmer ermuntert, Gedanken und Übungen persönlich weiterzuentwickeln.

Tausende von Menschen besuchen jede Woche einen Yoga-Kurs, doch nur selten (falls überhaupt) praktizieren sie einen Aspekt dieser Kunst für sich allein. Dies ist eindeutig unausgewogen. Das in diesem Buch angebotene Programm enthält eine Reihe sorgfältig ausgewählter Anregungen. Sie wollen nicht einer bestimmten Lehrmeinung entgegentreten, da diese umfassende Thematik zahlreiche Zugangsmöglichkeiten bietet; statt dessen erhalten Sie einige Grundlagen für die Entwicklung wirkungsvoller Übungen.

Vorsicht vor Fundamentalisten in allen Lebensbereichen, so auch beim Yoga, da sie den Mittelweg nicht zu schätzen wissen.

Der Zweck des Yoga

Vor 2 500 Jahren sprach Buddha die bereits zitierten Worte: »Du bist, was Du denkst«. Ungefähr 300 Jahre später definierte Patanjala, ein großer Gelehrter, Yoga als die »Kontrolle der geistigen Aktivitäten«. Im Grunde bedeutet Yoga, das eigene Leben selbst in die Hand zu nehmen. Der britische Naturwissenschaftler Sir Arthur Eddington sagte einmal: »Die Beschaffenheit des Universums ist *geistiger* Natur«. Mit anderen Worten: Die wahre Kraft liegt im Denken – in genau jenem Bereich also, der uns alle so sehr verwirrt und sorgt.

Hatha-Yoga

Es ist leicht, derartige Feststellungen zu treffen, doch weitaus schwieriger ist es, sie in die Tat umzusetzen und sie auch tatsächlich zu leben. Gerade zu diesem Zweck wurden im Lauf der Jahrhunderte einige miteinander verknüpfte Yoga-Systeme entwickelt. Das im Westen am meisten verwendete System heißt *Hatha-Yoga* (gesprochen: »hatta«). Unter die-

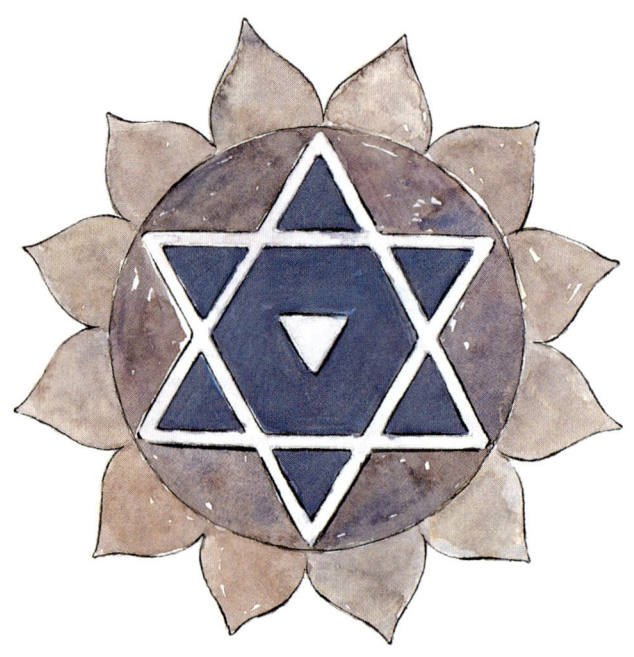

Herzzentrum

sen Oberbegriff fallen nahezu alle verbreiteten Methoden, obwohl einzelne Vorgehensweisen von ihren Befürwortern auch anders benannt werden. Die im *Hatha-Yoga* verwendeten Körperhaltungen heißen *asanas*. (Das Wort *Hatha* ist eine Zusammensetzung aus *Ha* und *Tha*, den Symbolen der Sonne und des Mondes – die tatsächlichen Sanskrit-Worte sind *Surya* für Sonne und *Chandra* für Mond. Diese Symbole bezeichnen die positiven und negativen Kräfte im elektromagnetischen Sinn. *Hatha-Yoga* ist das Yoga der polarisierten oder ausgeglichenen Kräfte.)

Außer den *asanas* beinhaltet das System noch eine Reihe von besonderen Atemtechniken (*pranayama* – wörtlich übersetzt: »Unterbrechung des Atems«). In der Praxis bedeutet dies eine Reihe kontrollierter Atemvorgänge. Sie beeinflussen die körperinneren Aktivitäten, die wiederum – je nach angestrebtem Zweck – die Hirntätigkeit anregen oder reduzieren.

Pranayama ist nicht zu verwechseln mit einer Verbesserung der natürlichen Atmung oder dem Einsatz der Atmung bei der Ausführung der *asanas*. Obwohl in diesem Buch einige *pranayama*-Techniken skizziert werden, sollten Sie dieses Thema grundsätzlich nur unter Anleitung durch einen erfahrenen Lehrer weiter ergründen.

Hatha-Yoga beinhaltet einige Übungen, die in diesem Buch nicht angesprochen werden. Mit diesen

Übungen sollten Sie sich jedoch erst zu einem späteren Zeitpunkt befassen.

Hatha-Yoga verkörpert ein einführendes System, das uns zu höheren Dingen führt. Der Text, der das höchste Ansehen über das *Hatha-Yoga* genießt, heißt »*Hathapradipika*« (»Kompendium des *Hatha-Yoga*«) und wurde im Mittelalter von einem gewissen Svatmarama verfaßt. Dieser hatte erklärt, daß er den Text vor allem für das *Raja-Yoga* vorgesehen habe. Beim *Raja-Yoga* geht es speziell um die uneingeschränkte Kontrolle über das Denken. Raja bedeutet in Indien soviel wie König. *Raja-Yoga* wird demnach auch als Königliches Yoga bezeichnet.

Kontrolle erlernen

Die Kontrolle von Körper, Atmung und Geist verkörpert beim Yoga einen entscheidenden Aspekt. Dies mag für viele ein undurchführbares Vorhaben sein, doch worin bestünde die Alternative?

Der Zustand, außer Kontrolle zu sein, ist eine wenig attraktive Aussicht, denn wenn man in Ruhe darüber nachdenkt, wird man feststellen, daß die Mehrzahl der Probleme, unter denen viele Menschen heute leiden, genau von dieser fehlenden Kontrolle herrührt.

Die *asanas* des *Hatha-Yoga* beispielsweise beinhalten ein Verstehen der wichtigsten Kontrollbereiche des Körpers, wie etwa die Einsicht, von welcher Bedeutung die Wirbelsäule ist (die nicht nur wesentlich dazu beiträgt, den Körper aufrecht zu halten, sondern auch dem Nervensystem einen lebenswichti-

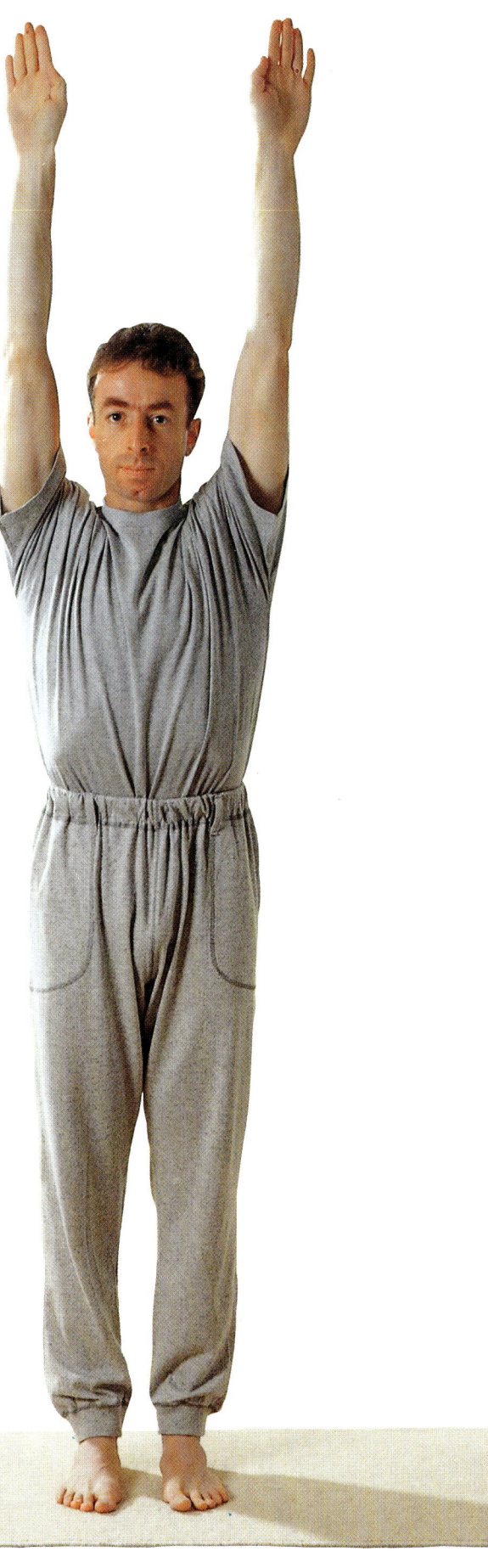

gen Kanal bietet). Ein zentraler Aspekt der Körperübungen des Yoga besteht deshalb darin, die Wirbelsäule elastisch zu halten und die Rumpfmuskulatur zu stärken. Eine wichtige Rolle spielen hierbei kontrollierte Streckungen (aufwärts, vorwärts, rückwärts, seitwärts) und Drehungen.

Dies führt nicht nur zu mehr Beweglichkeit, sondern ermöglicht neben einer Förderung der Funktion der Bauch- und Verdauungsorgane auch eine natürliche Verbesserung der Atmung.

Die Atmung wiederum beeinflußt die Lebenseinstellung, da Sauerstoff und die elektromagnetischen Kräfte des Körpers für eine gute Hirnfunktion entscheidend sind. Gedanken, Einstellungen und Emotionen sind unmittelbar mit dem Zustand von Körper und Atmung verknüpft. Aufgewühlte, negative Gedanken schaden der Atmung, während eine schlechte Atmung verstimmte Gedanken fördert!

Für fast jeden von uns besteht das Leben aus einer Reihe von Hochs und Tiefs. Oft aber haben wir den Eindruck, daß die Tiefs überwiegen. Nüchtern betrachtet, dürfte jedoch rasch klar werden, daß ein beständiges, dauerhaftes Glück offenbar nicht im Leben vorgesehen ist. Ausgeglichenheit verkörpert daher eine Situation, in der Sie das Beste aus den Hochs machen können, ohne sich an sie zu klammern. Tiefs können Sie dann mit größerer Gelassenheit hinnehmen.

Einstellung und Kontrolle

Versuchen Sie einmal zusammen mit einer befreundeten Person folgendes einfache Experiment: Strecken Sie im Stehen einen Arm zur Seite. Ballen Sie die Hand zur Faust, um die Muskeln anzuspannen. Ein hinter Ihnen stehender Freund legt eine Hand auf die dem gestreckten Arm entgegengesetzte Schulter und die andere Hand auf das Handgelenk des gestreckten Arms. Nun übt diese Person einen festen, doch nicht ruckartigen Druck auf das Handgelenk aus, bis der Arm nachgibt.

Strecken Sie den Arm nochmals aus, und rufen Sie sich dabei ein aktuelles, jedoch schwer zu bewältigendes Problem ins Bewußtsein. Bitten Sie die Person, das Experiment zu wiederholen. Wie Sie feststellen werden, ist Ihr Arm nun weit schwächer.

Strecken Sie den Arm erneut aus, und denken Sie noch einmal an das gleiche Problem. Sagen Sie sich diesmal aber, daß Sie um die Lösbarkeit des Problems wissen und sich darum keine Sorgen machen werden. Ihre Muskeln sind nun stärker als beim ersten Versuch.

Dieses Experiment können Sie selbstverständlich in gleicher Form auch mit dem Freund durchführen. Man mag einwenden, daß Sie ja bereits wußten, was Sie zu erwarten hatten. Versuchen Sie einmal, das Experiment mit einer Person durchzuführen, ohne sie vorher einzuweihen. Sie werden feststellen, daß das Ergebnis stets gleich ist.
Die in dem Experiment eintretende Veränderung wird durch einen einzigen Faktor bewirkt: die Einstellung. Schwache Gedanken führen zu einem schwachen Körper.

Ist Yoga eine Religion?
In diesem Zusammenhang muß noch ein weiterer Aspekt des Yoga angesprochen werden. Manche Menschen behaupten, Yoga könne als Religion angesehen werden oder sei schlichtweg Teil des Hinduismus. Doch wie verhält es sich tatsächlich? Yoga ist gewiß keine Religion. Es wurde vielmehr zutreffend beschrieben als »die Kunst des Lebens, fußend auf der Wissenschaft des Lebens«.

Gedanken über den Platz des Menschen im Universum, über den Gottesbegriff und eine mögliche Existenz von Himmel und Hölle beschäftigen uns seit Tausenden von Jahren. Hierbei wurde deutlich, daß es einfach war, etwas zu *sagen*, aber weitaus schwieriger, dies wirklich zu *fühlen* und zu *leben*. Yoga entstand als eine Reihe kontrollierter Disziplinierungen, in denen der Mensch beginnen konnte, die in spirituellen Lehren dargelegten Prinzipien zu erfahren und dank dieser Erfahrungen auch tatsächlich in Übereinstimmung mit ihnen zu leben.

Obwohl Yoga keine eigenständige Religion verkörpert, vermag es, echten religiösen Glauben zu verstärken. So etwa wurde in einer Reihe erstklassiger Bücher der Wert des Yoga für den Christen beschrieben. Religiöse Fundamentalisten, die ein Glaubens-

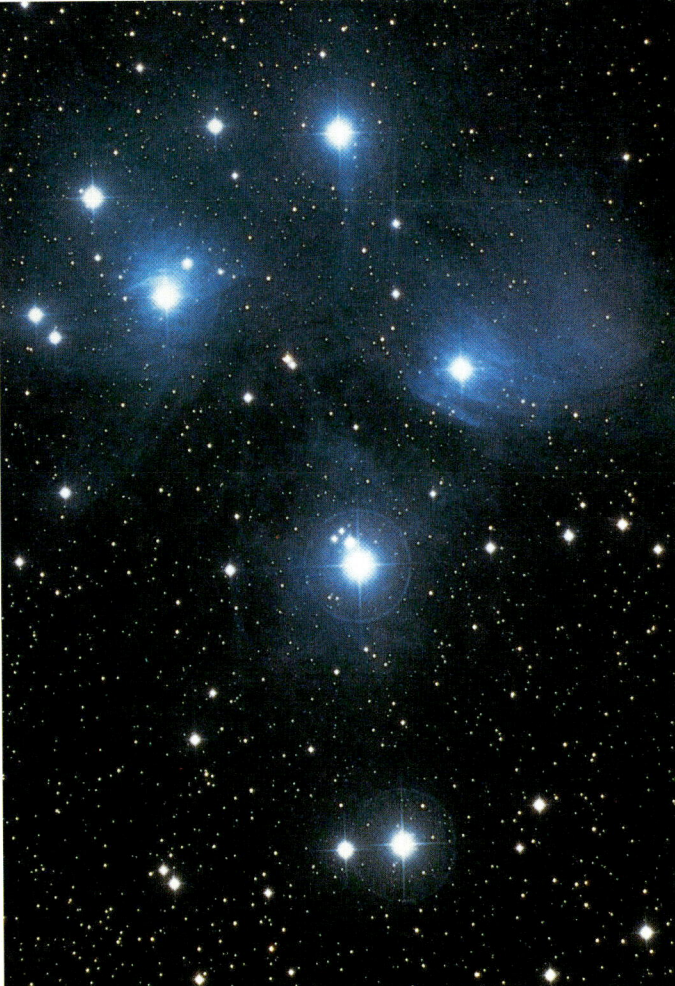

monopol für sich beanspruchen möchten, äußern sich über Yoga oftmals verächtlich. Doch vermutlich würde eine weit größere Zahl unserer Zeitgenossen der folgenden Äußerung von Mahatma Gandhi zustimmen: »So wie ein Baum einen einzigen Stamm, doch viele Äste und Blätter hat, so gibt es eine wahre und vollkommene Religion, die jedoch zu vielen Religionen wird, wenn sie durch den Menschen vermittelt wird. Die eine Religion steht jenseits aller Sprache; unvollkommene Menschen gießen sie in eine Sprache, die sie beherrschen, und ihre Worte werden von anderen, ebenso unvollkommenen Menschen gedeutet. Daher die Notwendigkeit der Toleranz, was nicht Gleichgültigkeit gegenüber dem Glauben anderer bedeutet, sondern eine einsichtigere und reinere Liebe dieses Glaubens. Wahre Kenntnis der Religion durchbricht die Schranken zwischen Glaube und Glaube.«

Yoga unterstützt die Erlangung des Seelenfriedens und ist daher eine geeignete Methode, geistige und körperliche Schranken zu durchbrechen.

Die Durchführung der Yoga-Übungen verlangt folgendes: Die Kleidung sollte die Bewegungsfreiheit nicht beeinträchtigen. Sehr geeignet ist eine leichte Sportkleidung wie etwa Trainingsanzug, Gymnastikdress oder die bei den Kampfsportarten getragene Kleidung. Der Bauchraum darf nicht durch Gürtel und dergleichen eingeengt sein. Armbanduhren und Schmuck am besten ablegen.

Die meisten Menschen ziehen es vor, die Übungen auf einer eigenen Matte oder Wolldecke zu absolvie-

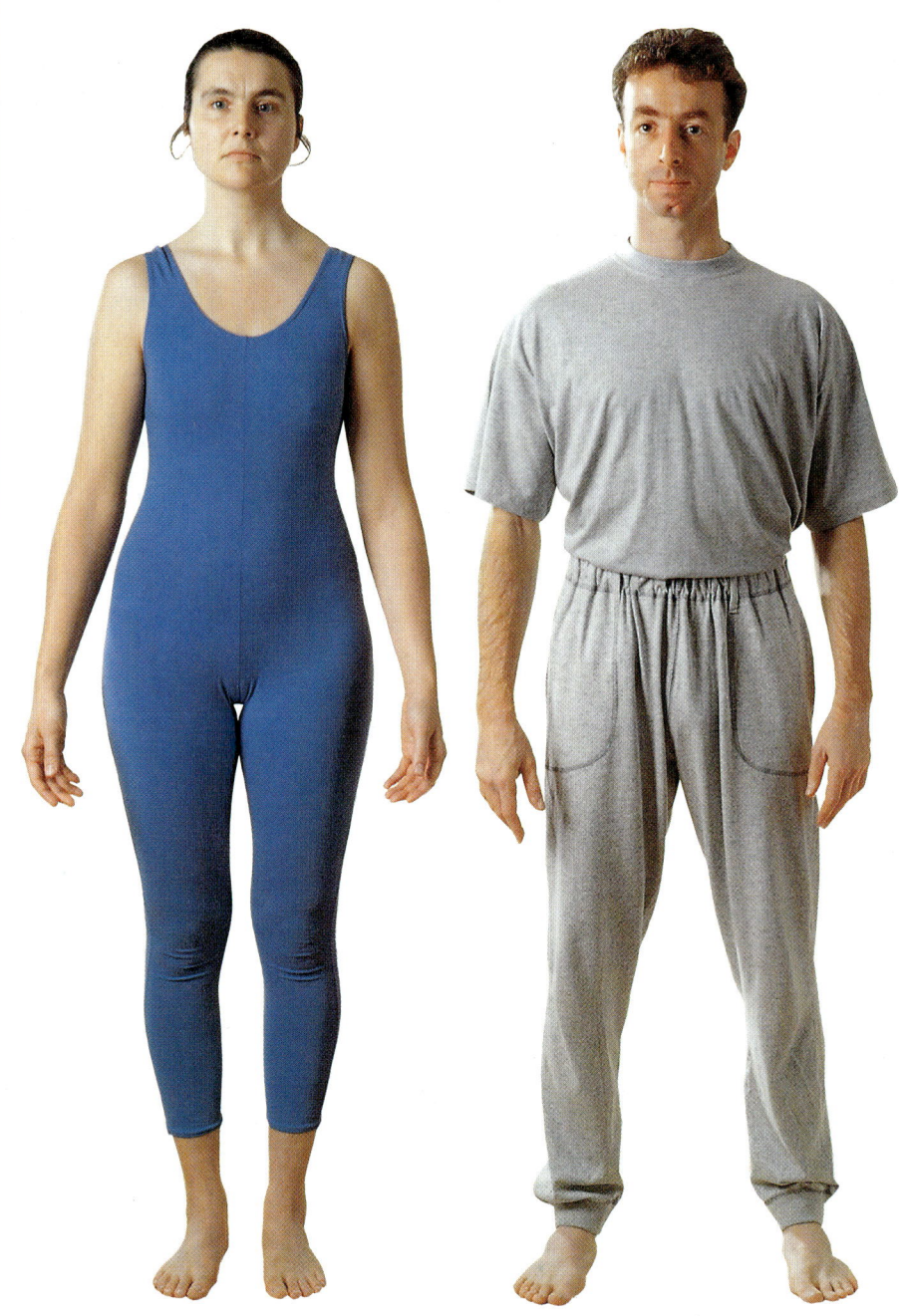

ren. Ein guter, staubfreier Teppichboden reicht jedoch auch. Bei den Standübungen kommt es vor allem auf eine rutschfreie Unterlage an. Ein Holzfußboden ist ideal, jedoch nicht unverzichtbar. Sollten Ihre Füße auf dem Teppichboden keinen festen Halt finden, schaffen Sie sich am besten eine dünne Gummimatte (z. B. eine Campingmatte) an.

Wählen Sie einen Standort mit ausreichend Bewegungsfreiheit. Es darf Ihnen nicht zu kalt werden. Beim Entspannen können Sie sich in eine Decke hüllen.

Naturgemäß wird es Ihnen auf Ruhe und Ungestörtheit ankommen. Nehmen Sie wenn möglich entweder den Telefonhörer von der Gabel, oder schalten Sie den Anrufbeantworter an. Lernen Sie, ruhig zu bleiben, falls Sie unterbrochen werden; derartige negative Emotionen können den Nutzen, auf den Sie hinarbeiten, vereiteln.

Regelmäßiges Üben

Das Wort »Disziplin« hat einen unangenehmen Beiklang. Kaum ein Kind mag sich regelmäßig den Hals waschen, doch wenn man es in die Pflicht nimmt, wird diese Handlung später nicht nur zur Gewohnheit, das Kind fühlt sich letztlich auch behaglicher und gesünder.

Die regelmäßige Durchführung der verschiedenartigen Yoga-Übungen bietet den Vorteil, daß der Nutzen rasch offenbar wird, sofern die Disziplin gewahrt bleibt. Disziplin ist in zweifacher Hinsicht von Bedeutung. Erstens sollten Sie sich den Übungen bewußt zuwenden, das heißt, sich Zeit dafür nehmen. Das bloße Abspulen von Bewegungsfolgen hat keinen Nutzen. In unserer hektischen Welt sind wir mit einer Sache beschäftigt und machen uns oftmals bereits über die nächste Sache Gedanken oder Sorgen. Verwirrung, Ängste und Unwohlsein sind die Folge. Zehn Minuten Yoga mit absoluter Konzentration sind weit besser als eine halbe Stunde voller wirrer Gedanken. Zweitens sollten Sie sich für ein Programm entscheiden, das Ihren Bedürfnissen am besten gerecht wird. Zwar können Sie für eine gewisse Zeit nach den Vorgaben eines Buchs oder einer Audio-Kassette arbeiten, doch hat jeder Mensch andere Bedürfnisse. Sich diese Bedürfnisse bewußt zu machen und mit ihnen umgehen lernen, ist ein zentrales Anliegen des Yoga.

Yoga und Gesundheit

Ziel aller Yoga-Techniken ist es, mit möglichst wenig Energie ein optimales Ergebnis zu erzielen. Da es zu unserem Alltag gehört, sich anzustrengen, ist es angebracht, an dieser Stelle einige Warnungen auszusprechen:

• Falls Sie Grund zu der Annahme haben, daß Sie nicht völlig gesund sind, konsultieren Sie bitte einen erfahrenen Yoga-Lehrer oder Ihren Hausarzt, bevor sie mit den Übungen beginnen.
• Herz- oder Hochdruckkranke können sehr von Yoga profitieren. Sie sollten jedoch keine Umkehrstellungen durchführen und die Mahnungen sehr ernstnehmen, sich nicht zu überanstrengen.
• Menschen mit Zwerchfellhernie sollten die Durchführung von Vorwärtsbeugen vermeiden.
• Asthma und Bronchitis lassen sich durch Yoga stark lindern. Asthmatiker sollten allmählich und ohne Druck lernen, die Ausatmungsphase zu verlängern.
• Schwere Vorerkrankungen der Lunge führen rasch zu Gewebeschäden. Die kräftigen Atemtechniken sollten vermieden werden; statt dessen sollten Sie regelmäßig ein ruhiges, natürliches Atmen üben.
• Falls Sie in einer bestimmten Körperhaltung Schmerzen empfinden, nehmen Sie die Anspannung etwas zurück. Hören Sie auf Ihren Körper, und überanstrengen Sie ihn niemals.
• Yoga wirkt der Anspannung in den Tagen vor der Menstruation entgegen. Holen Sie sich von einer weiblichen Lehrkraft spezielle Ratschläge.
• Zum Thema »Yoga in der Schwangerschaft« gibt es zwar bereits Bücher, doch existieren aufgrund der stark divergierenden körperlichen Voraussetzungen keine allgemein verbindlichen Regeln. Auch hier empfiehlt sich ein Beratungsgespräch.

Yoga wird inzwischen weltweit von Millionen Menschen praktiziert. In den letzten 20 Jahren hat die Yoga for Health Foundation noch von keinem Fall erfahren, daß jemand durch zu Hause durchgeführte Übungen einen gesundheitlichen Schaden davongetragen hätte. Vielmehr wurde in zahllosen Briefen der eingetretene Nutzen attestiert.

EIN PROGRAMM ENTWICKELN

*F*alls nur eines der Übungsprogramme, zu
denen wir heute aufgefordert werden, die ver-
bindliche Wahrheit enthielte, würden alle anderen in Vergessenheit geraten. Viele Programme
müssen jedoch individuell auf die Bedürfnisse
des Einzelnen abgestimmt werden.

Der Dichter Kahlil Gibran fand die dem Yoga gemä-
ße Sichtweise, als er schrieb:
»Sage nicht: ›Ich habe die Wahrheit entdeckt‹, sondern vielmehr: / ›Ich habe eine Wahrheit entdeckt‹.
Sage nicht: ›Ich habe den Pfad der Seele entdeckt‹.
Sage vielmehr: ›Ich bin der Seele begegnet, die auf
meinem Pfad wandelt‹. / Denn die Seele wandelt auf
allen Pfaden.«

In diesem Buch finden Sie am Ende der Monats-
kapitel zwei bis elf Anregungen für die Entwicklung
eines regelmäßigen Übungsprogramms. Wofür Sie
sich entscheiden, liegt jedoch bei Ihnen. Einige
Übungen (z.B. das *Kaninchen*) werden zwar dargestellt, erscheinen jedoch nicht auf den Doppelseiten
»Das Programm fortsetzen«. Das bedeutet nicht, daß
solche Übungen nicht Teil Ihrer regelmäßigen Praxis sein sollen, doch wie Sie sie einbinden, entschei-

den Sie ganz allein. Bei der Entwicklung eines persönlichen Programms sollten Sie folgendes berücksichtigen: Was den körperlichen Aspekt der Übungen angeht, achten Sie auf Ihren Körper und seine
Bedürfnisse. Nicht jede Abneigung, eine als schwierig empfundene Übung durchzuführen, ist notwen-
digerweise eine Botschaft Ihres Körpers, sondern oft
das Resultat von Behäbigkeit oder Faulheit.
Denken Sie stets an den zentralen Grundsatz der
Ausgeglichenheit. Das Bedürfnis nach geistiger
Ausgeglichenheit kann Ihre Entscheidung für bestimmte Körperübungen beeinflussen. Das Bedürfnis nach körperlicher Ausgeglichenheit sollte die
Reihenfolge der einzelnen Übungen bestimmen.
Auf zahlreiche Haltungen folgt stets eine entsprechende Ausgleichshaltung. So sollte beispielsweise
auf eine Streckung nach vorn immer eine Strek-
kung nach hinten folgen.

»Monatsziele« führt den
Themenschwerpunkt des
jeweiligen Monats auf.
Machen Sie sich diesen
bei neuen Aktivitäten
stets bewußt.

Die Angaben in den
Farbspalten ergänzen die
Aktivitäten. Sie bieten
Ratschläge und fördern
das Bewußtsein für die
Wechselwirkung zwi-
schen Körper und Geist.

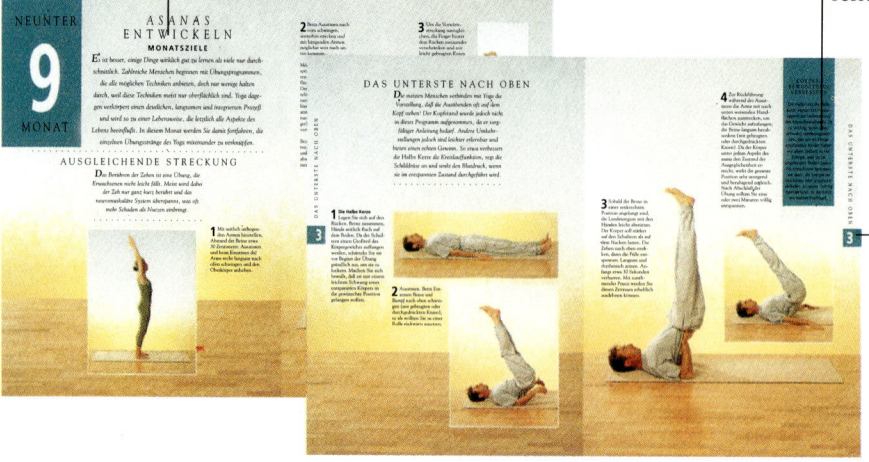

Randnummern er-
leichtern das Nach-
schlagen.

Bevor Sie Ihr Tages-
programm entwik-
keln, sollten Sie die
entsprechende Ein-
führung in das Mo-
natsprogramm lesen.
Diese Programmsei-
ten bieten nur Vor-
schläge; die endgül-
tige Entscheidung
liegt bei Ihnen.

Jede Übungsfolge –
Haltungen, Atmen,
Visualisieren, Entspan-
nen und Meditieren –
ist farblich hervorge-
hoben.

Die Fotos dienen Ihnen
als Gedächtnishilfe.
Weitere Einzelheiten
können Sie, auch zur
Auffrischung, auf den
entsprechenden Seiten
nachlesen.

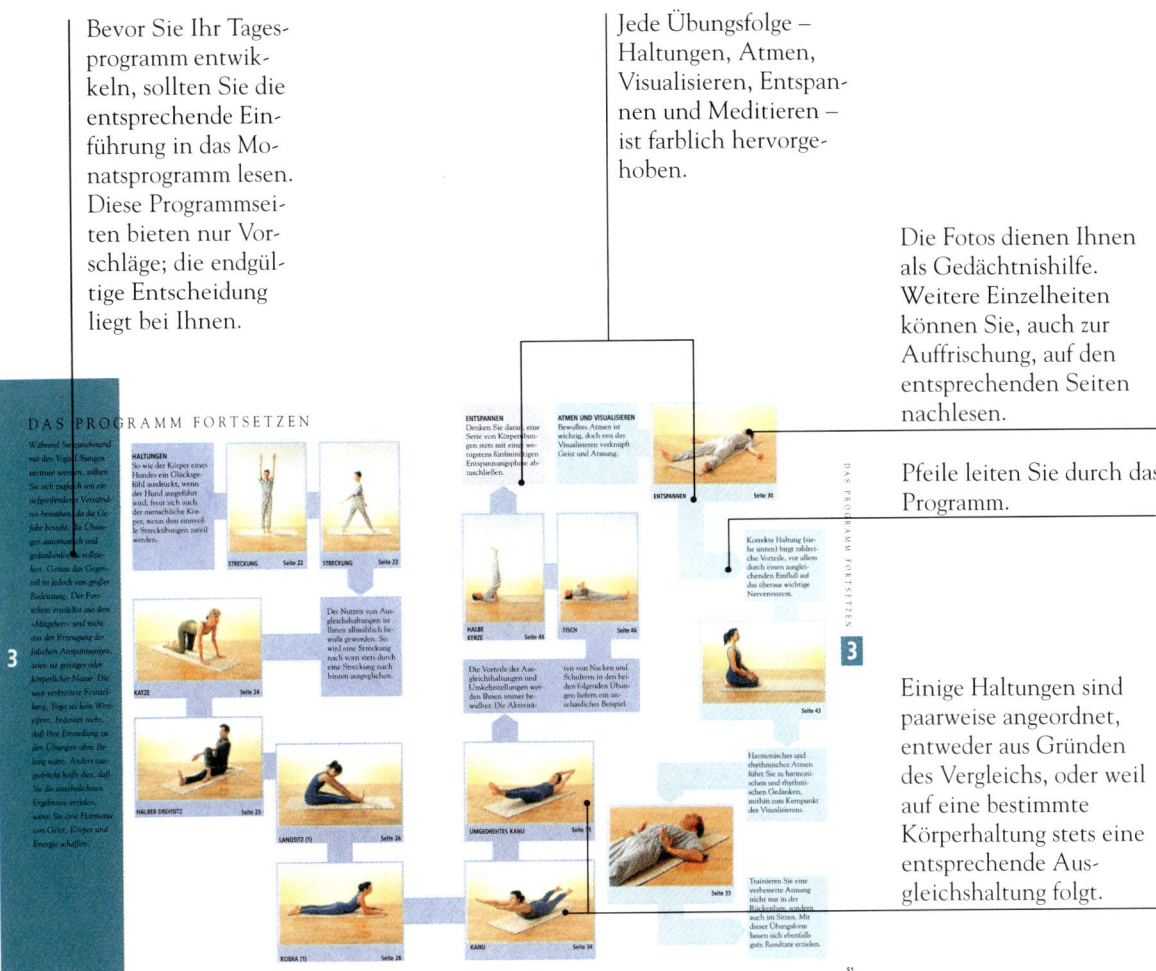

Pfeile leiten Sie durch das
Programm.

Einige Haltungen sind
paarweise angeordnet,
entweder aus Gründen
des Vergleichs, oder weil
auf eine bestimmte
Körperhaltung stets eine
entsprechende Aus-
gleichshaltung folgt.

Denken Sie daran, daß Haltungen, Entspannung, Visualisierung und Meditation unverzichtbar mit zum Leben gehören. Vermengen Sie diese Aspekte nicht wahllos, sondern sorgen Sie dafür, daß jedem von ihnen seine rechtmäßige Rolle zukommt.

Schauen Sie, während Sie Ihr Tagesprogramm entwickeln, immer wieder zurück – bis ganz an den Anfang. Wenn Sie mit Gefühl an die Sache herangehen, können Sie Glück, Gesundheit, Frieden und Erfüllung finden.

Grundsätzliches
Reservieren Sie sich jeden Tag einen bestimmten Zeitraum für Ihre Übungen. Beginnen Sie frühestens anderthalb Stunden nach dem letzten Imbiß oder zwei Stunden nach der letzten Mahlzeit. Dies gilt für alle Körperhaltungen wie auch für Atmung, Visualisierung und Meditation. Eine ungehinderte Verdauungstätigkeit muß gewährleistet sein.

Die Länge der Übungen hängt von der Ihnen zur Verfügung stehenden Zeit und den für die Sitzung gewählten Körperhaltungen ab. Zehn Minuten sind jedoch allemal besser als ein völliger Wegfall des Tagesprogramms.

Es ist sinnvoll, jede neue Haltung so lange einzuüben, bis Sie sich die einzelnen Schritte gemerkt haben, ohne sie ständig nachschlagen zu müssen. Lesen Sie die Anleitungen von Zeit zu Zeit nach, um sicherzugehen, daß Sie die Übung korrekt und vollständig durchführen.

Mancher fühlt sich am wohlsten, wenn er jeden Tag die gleichen Übungen absolviert, ein anderer wiederum ist auf Abwechslung aus. Machen Sie es sich jedoch von Beginn an zur Gewohnheit, frühere Kapitel nochmals zu lesen, sich die getroffenen Aussagen ins Gedächtnis zu rufen und einen eigenen Übungsplan zu entwickeln.

ZU BEGINN

MONATSZIELE

Beim Yoga kommt es auf ein allmähliches Voranschreiten an. Da das wichtigste Ziel im Erwerb einer geistigen Kontrolle besteht, erfordert Yoga ein besonnenes, methodisches Vorgehen. Denken Sie daran, wenn Sie sich mit den asanas (Körperhaltungen) beschäftigen, und versuchen Sie nicht, mehr zu leisten, als Ihnen abverlangt wird. Bescheiden Sie sich mit den vorgegebenen Grenzen und der Erzielung präziser Ergebnisse. Wenn Sie diesen Grundsatz befolgen, werden Sie am Monatsende nur wenige Dinge tun, diese aber gut.

NACKEN UND SCHULTERN LOCKERN

Nacken und Schultern sind Körperregionen, die sich besonders rasch verspannen. Da die Muskulatur schnell auf Anspannung und schlechte Haltung reagiert, sollten Sie tagsüber einige einfache Bewegungen durchführen.

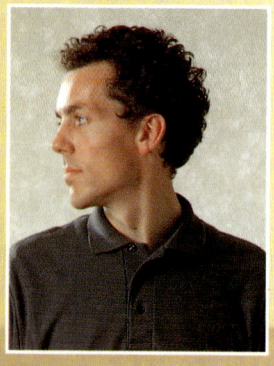

1 Im Sitzen den Kopf nach vorn richten. Beim Ausatmen den Kopf nach rechts drehen. Mit der Ausatmung und Bewegung gleichzeitig innehalten. Beim Einatmen den Kopf in die Ausgangsstellung zurückführen und ihn beim Ausatmen nach rechts drehen.

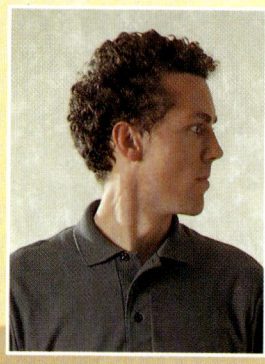

2 Konzentrieren Sie sich beim Ausatmen auf die Entspannung Ihrer Muskeln. Beim Einatmen den Kopf nach vorn und beim Ausatmen nach links drehen; Schritt 1 sinngemäß wiederholen. Einige Male langsam ausatmen, um die Muskulatur zu entspannen.

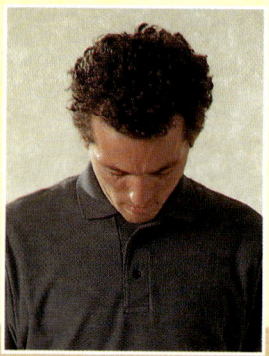

3 Den Kopf beim Einatmen erneut nach vorn drehen und beim Ausatmen das Kinn auf die Brust herabsenken. Rhythmisch weiteratmen und bei jedem Ausatmen den Kopf weiter herabsenken und das Kinn stärker gegen die Brust pressen.

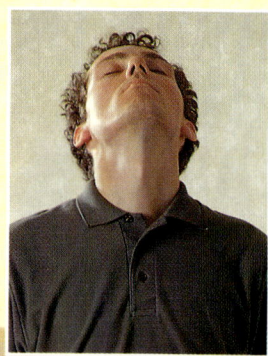

4 Beim Einatmen den Kopf anheben und beim Ausatmen nach hinten führen. Ruhig weiteratmen und bei jedem Ausatmen den Kopf etwas weiter nach hinten führen; dabei den Hals strecken. Abschließend beim Ausatmen den Kopf gerade ausrichten.

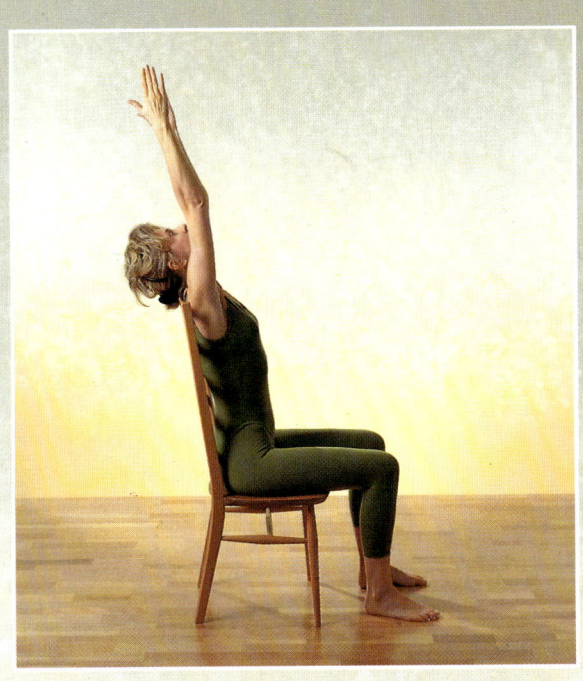

5 Die Kombination der Atmung mit einer schwungvollen Bewegung erlaubt es, den Körper rasch mit Energie zu versorgen. Besonders am frühen Morgen ist dies eine ausgezeichnete Methode, um einen steifen und lethargischen Körper auf Trab zu bringen. Setzen Sie sich hierzu auf die Bettkante, auf einen Stuhl oder – am Boden – auf Ihre Fersen. Ausatmen und tief durch die Nase einatmend die Arme schwungvoll über den Kopf führen.

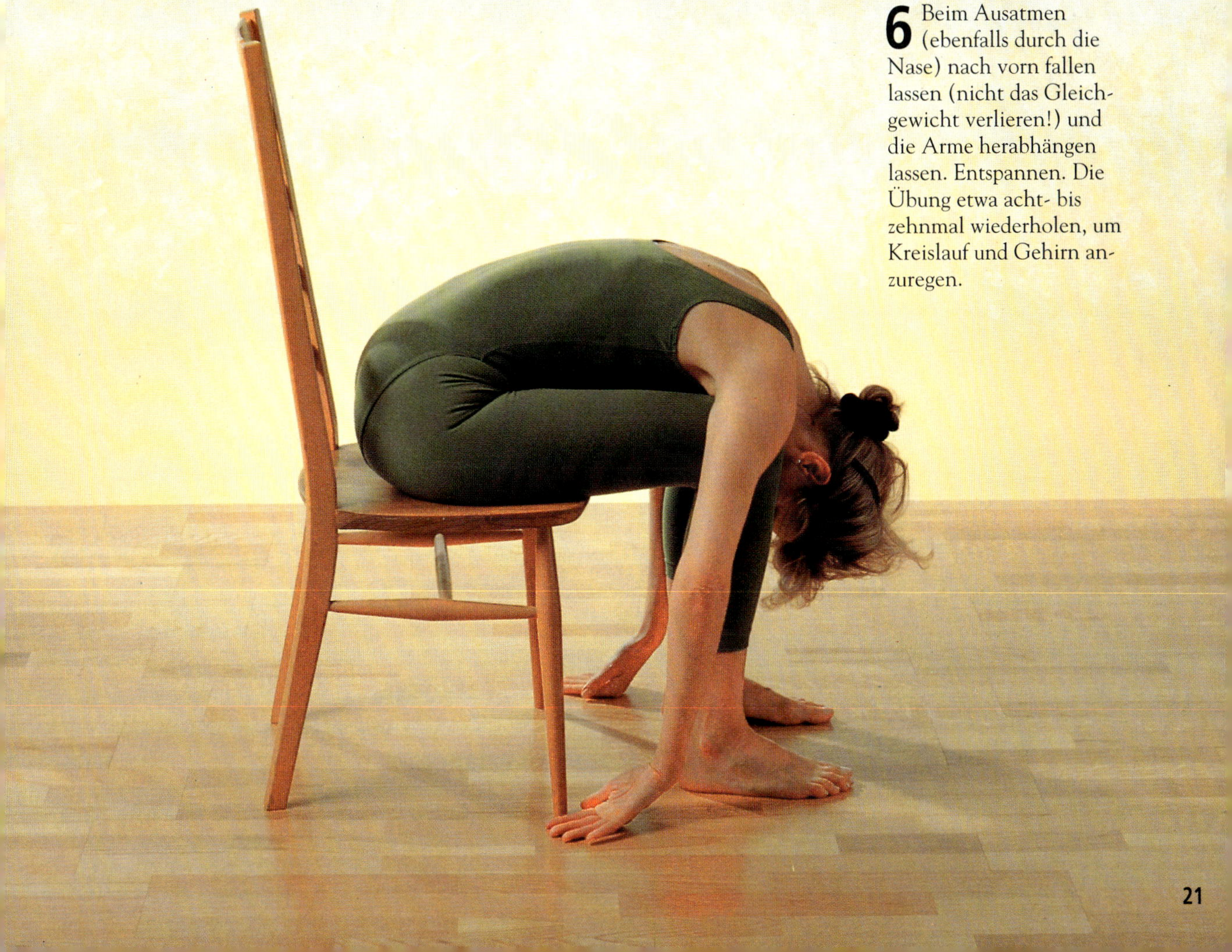

6 Beim Ausatmen (ebenfalls durch die Nase) nach vorn fallen lassen (nicht das Gleichgewicht verlieren!) und die Arme herabhängen lassen. Entspannen. Die Übung etwa acht- bis zehnmal wiederholen, um Kreislauf und Gehirn anzuregen.

STRECKUNG

Streckübungen sind wichtig für Gesundheit und Wohlbefinden. Die Ausführung erfolgt langsam und gleichmäßig, nicht ruckartig. Diese Routineübung kräftigt Nerven und Muskulatur und verbessert die Durchblutung.

1 Mit leicht gespreizten Beinen und aneinandergelegten, die Brust berührenden Handflächen aufrecht hinstellen. Eine Minute lang so verharren.

2 Die Handflächen zusammenhalten und die Hände mit ausgestreckten Ellbogen über den Kopf führen. Langsam und tief ausatmen.

3 Einatmen und Hände mit aneinanderliegenden Handflächen langsam nach oben strecken. Die Schritte 2 und 3 fünfmal wiederholen.

4 Beim nächsten Strecken die Handflächen nach vorn drehen und die Arme möglichst weit nach oben strecken.

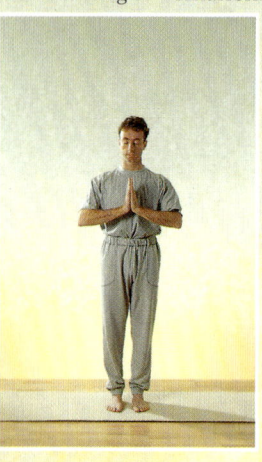

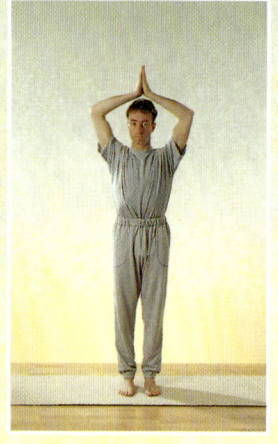

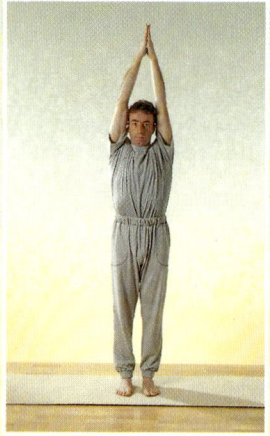

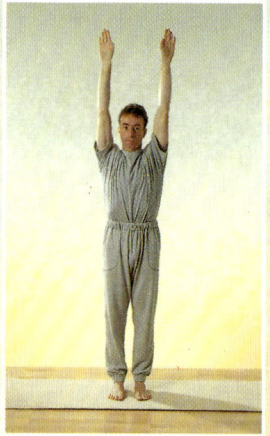

5 Beim Ausatmen nach vorn beugen, dabei den Rücken möglichst gerade halten.

6 Beim Einatmen aufrichten; den Oberkörper nach hinten strecken, dabei die Knie beugen, um das Gleichgewicht zu halten.

7 Beim Aufrichten einatmen. Beim Ausatmen Oberkörper mit gestreckten Armen nach rechts dehnen. Die gleiche Bewegung auch zur linken Seite hin ausführen. Den Schritt 4 wiederholen.

8 Die Handflächen nochmals zusammenlegen und über den Kopf, auf die Brust und zu den Seiten führen. Kopf, Schultern, Rumpf und Arme in der Drehbewegung von einer Seite zur anderen frei bewegen.

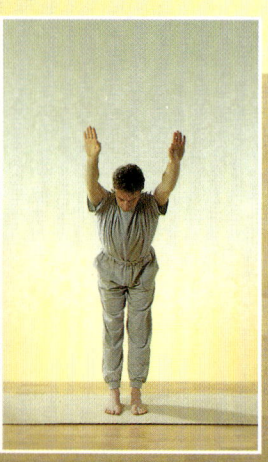

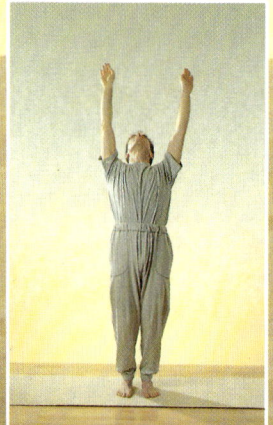

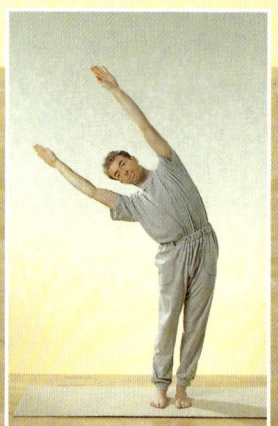

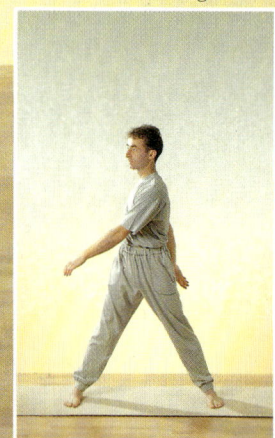

DER ATEM DES LEBENS

Atem ist Leben, und doch können wir unsere Atmung in hohem Maße durch den Willen beeinflussen. Entscheidend für unser Energiesystem ist hierbei das Zwerchfell – eine muskulöse Sehnenplatte, die an den untersten Rippen befestigt ist und den Brust- vom Bauchraum trennt. Das Zwerchfell wirkt buchstäblich wie ein Kolben, der den Körper mit Energie regelrecht vollpumpt.

DIE KONTROLLE DER ATMUNG

Atmung aktiviert nicht nur den Körper, sondern ist auch die Voraussetzung für ein funktionstüchtiges Gehirn.

Sorgen, Wut und Erregung können unsere Atmung beeinflussen und die innere Harmonie und den Energiefluß beeinträchtigen. Eine kontrollierte Atmung bildet die Grundlage für ein bewußteres Leben.

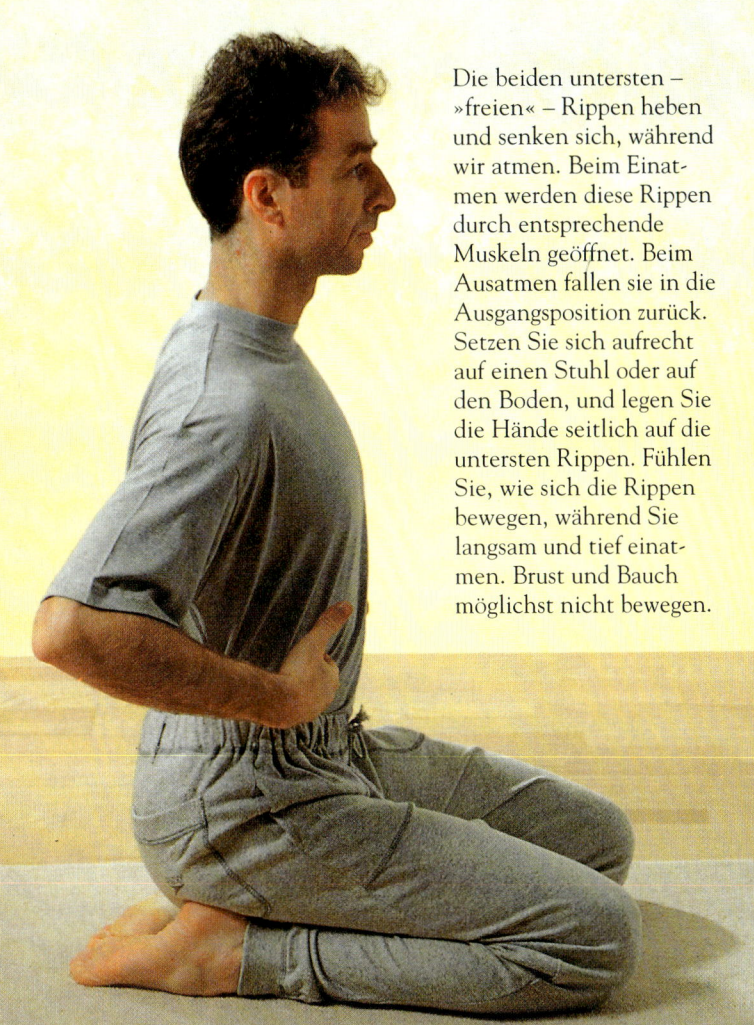

Die beiden untersten – »freien« – Rippen heben und senken sich, während wir atmen. Beim Einatmen werden diese Rippen durch entsprechende Muskeln geöffnet. Beim Ausatmen fallen sie in die Ausgangsposition zurück. Setzen Sie sich aufrecht auf einen Stuhl oder auf den Boden, und legen Sie die Hände seitlich auf die untersten Rippen. Fühlen Sie, wie sich die Rippen bewegen, während Sie langsam und tief einatmen. Brust und Bauch möglichst nicht bewegen.

DIE KATZE

Die Wirbelsäule ist für den Menschen in anatomischer Hinsicht sehr bedeutsam. Sie bietet eine unverzichtbare Stützfunktion und Flexibilität und außerdem den Lebenskanal für die Nerven. Ihr Aufbau ist für die Funktion wichtiger Muskelgruppen von Bedeutung.

Denken Sie bei der Durchführung von Yoga-Übungen für die Wirbelsäule stets daran, daß der Körper nur als Ganzheit funktioniert.

1 **Die Katze.** Eine Vier-beinerstellung ein-nehmen, Knie leicht aus-einander und Hände et-was unter den Schulter-blättern hervorstehen lassen. Beim Einatmen Kopf anheben (Rücken einsinken lassen). Einige Sekunden innehalten.

2 Beim Ausatmen den Rücken möglichst weit nach oben krümmen und den Kopf zwischen den Armen versenken. Einige Sekunden in dieser Position verharren. Zehn-bis 20mal wiederholen.

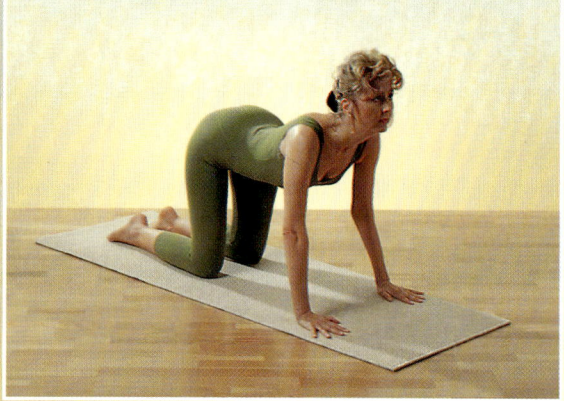
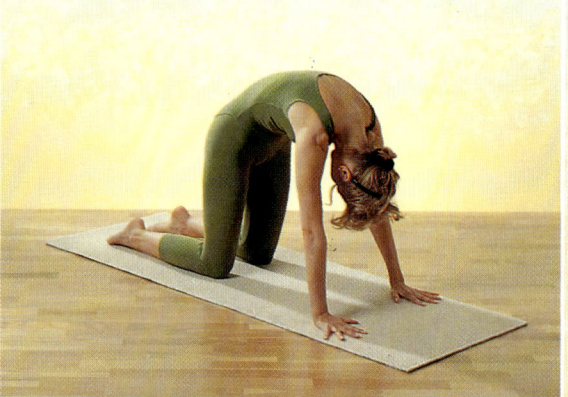

3 Abschließend auf die Fersen herabsinken, Hände mit nach oben weisenden Innenflächen neben die Füße legen und mit der Stirn den Boden berühren. Entspannen und sanft aufrichten.

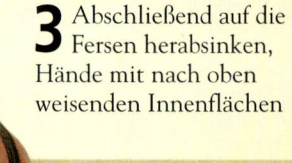

HALBER DREHSITZ

Das Drehen der Wirbelsäule kann zu großen Schmerzen führen, wenn diese nicht mehr über die ursprüngliche Geschmeidigkeit verfügt.

Nachfolgend wird eine wirkungsvolle Version des Halben Drehsitzes beschrieben. Die Elastizität der Muskeln wird gefördert, indem Sie sich langsam bewegen und in der entsprechenden Position verharren. Unvermittelte, abrupte Bewegungen sind stets von Nachteil. Vielleicht werden Sie feststellen, daß Ihre Schulterblätter beweglicher sind, als Sie vermuten.

1 Mit gestreckten, aneinanderliegenden Beinen und nach oben weisenden Zehen hinsetzen. Den Rumpf etwas aufrichten, jedoch nicht stockartig versteifen.

2 Mit der rechten Hand die Wirbelsäule ertasten und die Hand anschließend einige Zentimeter hinter dem Gesäß flach auf dem Boden abstützen.

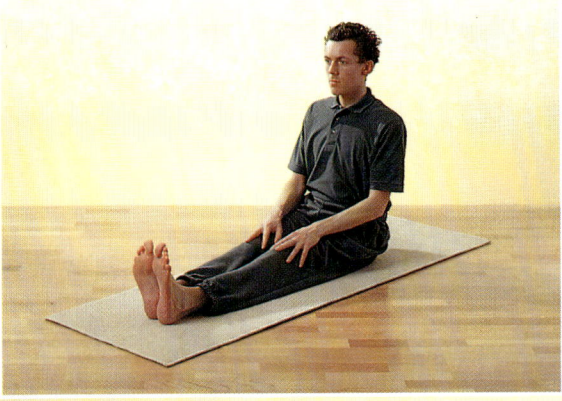

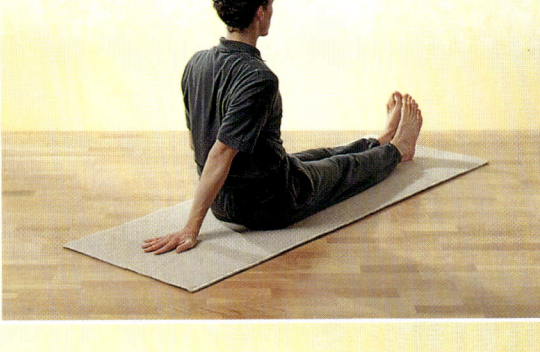

3 Das rechte Bein beugen und auf Höhe des Kniegelenks über das linke Bein führen. Den linken Arm gegen das rechte Knie führen. Einatmen.

4 Beim Ausatmen die Schultern mit einer stetigen Bewegung nach rechts drehen. Mit geschlossenen Augen 30 Sekunden in dieser Stellung verharren. Schritte 1 bis 4 wiederholen.

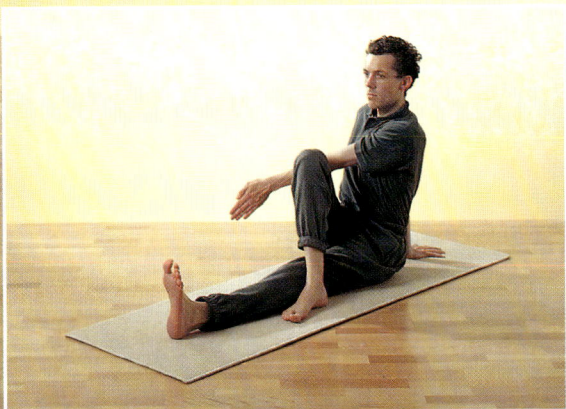

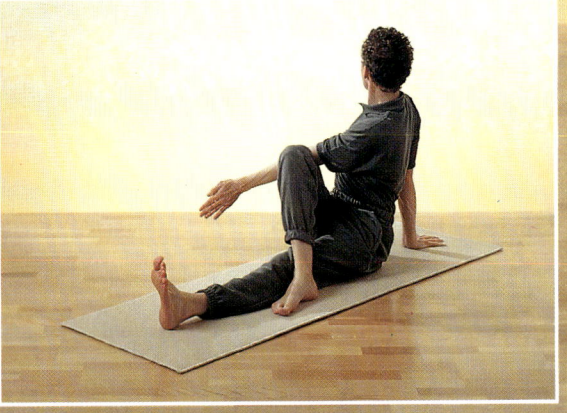

DER LANGSITZ (1)

Rücken und Gesäß erinnern daran, daß der menschliche Körper unentwegt der Schwerkraft ausgesetzt ist. Wirkungsvolle Streckübungen sind erforderlich, um den im Laufe der Jahre eintretenden Stauchungen zu begegnen.

Die Wirkung des Langsitzes erstreckt sich von den Fingern bis zu den Zehen; der Rücken wird gestreckt, und die vordere Rumpfpartie wird komprimiert. Je mehr Sie sich gedanklich mit dem Thema »Steifheit« befassen, desto größer wird das Problem. Werten Sie diese Übung nicht als einfach oder schwierig, sondern sagen Sie sich nur: »Ich mache sie«, und befolgen Sie die Anleitungen genau.

1 Mit gestreckten und leicht gespreizten Beinen und nach oben weisenden Zehen auf den Boden setzen. Die Hände zu beiden Seiten des Körpers flach auf den Boden legen. Langsam ausatmen, beim Einatmen die Arme gerade nach oben strekken und den Rumpf aufrichten. Rückgrat- und Gesäßmuskulatur werden dadurch gestreckt.

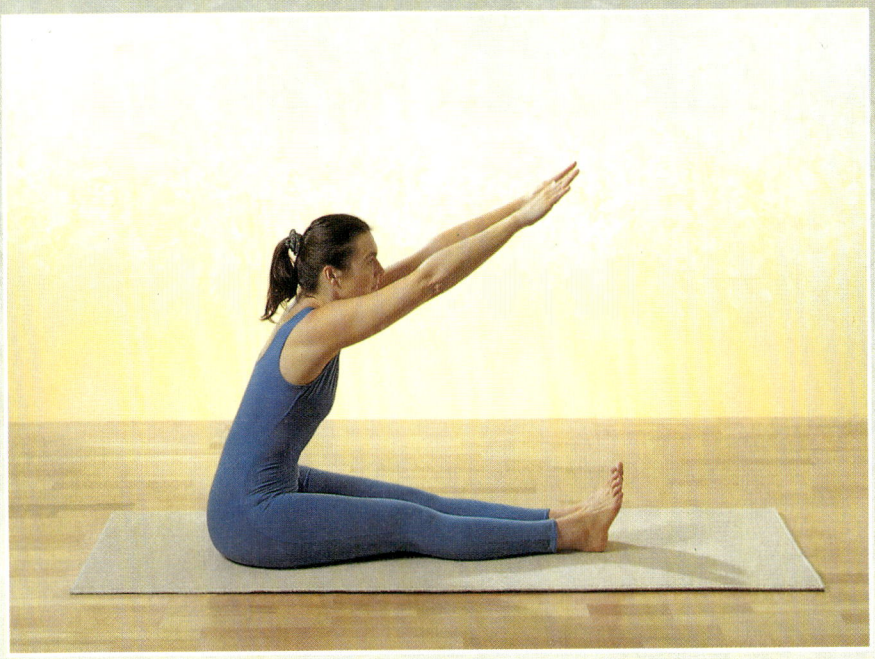

Diese Position wird von zahlreichen Menschen als schwierig empfunden. Die Steifheit der Lendenregion resultiert meist aus mangelnder Bewegung. Die Muskeln selbst sind durchaus in der Lage, gestreckt zu werden. Gleiches gilt für die Kniesehnen. Führen Sie dieses *asana* von Beginn an langsam und gelassen durch, und lassen Sie sich nicht durch zeitliche Erwägungen stören.

1

2 Beim Ausatmen mit weiterhin gestrecktem Rücken langsam nach vorn beugen. Die Arme bleiben gerade, und die Beine liegen flach am Boden an. Atmung und Bewegung exakt aufeinander abstimmen. Nur an die ausgreifende Bewegung denken.

3 Beim Abschluß der Ausatmung mit den Händen die entlegenste Körperregion umfassen: Zehen, Fußrücken oder Knöchel. Mit herabhängendem Kopf und sanft weiteratmend wenigstens 30 Sekunden in dieser entspannten Streckung verharren. Beim Aufrichten und Strecken einatmen. Abschließend flach hinlegen und entspannen.

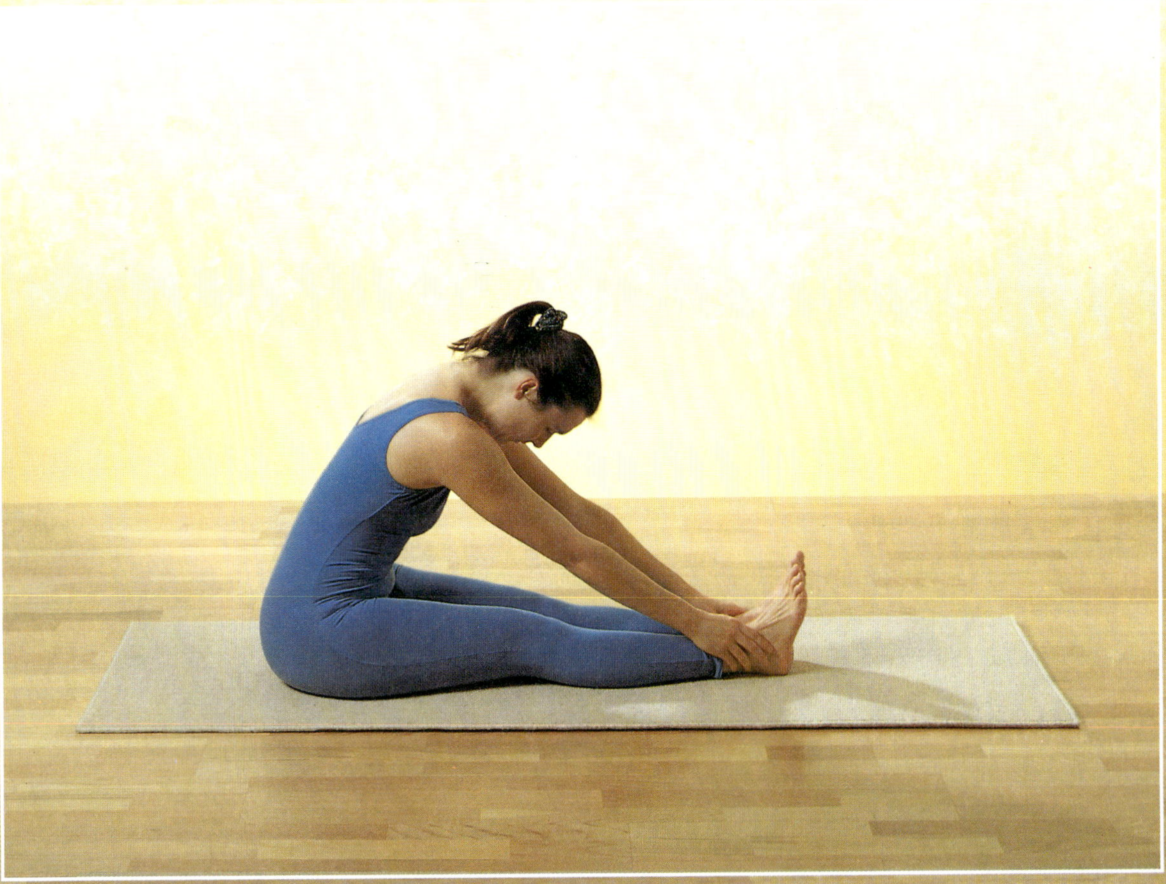

DIE KOBRA (1)

Beim Yoga kommt es auf Ausgewogenheit an. Als Ausgleichshaltung für die Streckung und Stauchung beim Langsitz empfiehlt sich die Kobra. Das wichtigste Element dieser Übung besteht darin, eine sich aufbäumende Schlange nachzuahmen. Dies sollte in Form einer natürlichen Bewegung erfolgen. Auf diese Weise wird die Vorderseite des Körpers gestreckt, Brust und Bauchraum werden geöffnet, Rückgrat und Gesäß werden komprimiert. Stellen Sie sich vor, Sie würden eine langsame Bewegung vollführen, ähnlich wie eine aufblühende Blume.

1 Auf den Bauch legen. Stirn gegen den Boden pressen, Arme mit nach oben weisenden Handflächen neben den Körper legen. Anschließend langsam Ausatmen.

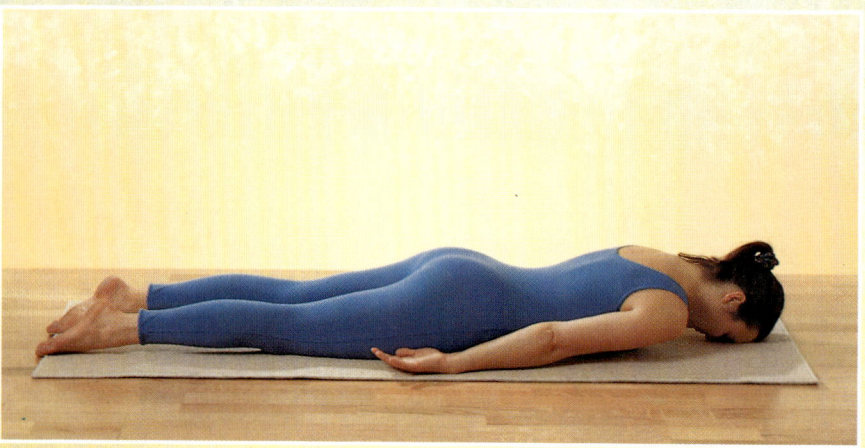

2 Beim Einatmen Kopf, Nacken, Schultern und Brust anheben. Die Aufwärtsbewegung bei Bedarf mit vor dem Körper aufgesetzten Unterarmen unterstützen.

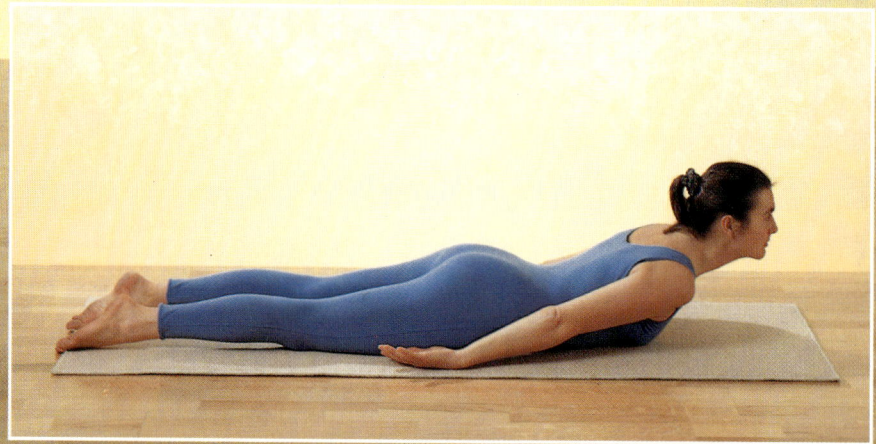

3 Bei einer schwachen Rückenmuskulatur können Sie die Position anfangs mit auf dem Boden aufgestützten Unterarmen durchführen.

In den meisten Fällen jedoch ist dies nur vorübergehend erforderlich. Mit zunehmender Kraft und Selbstsicherheit wird es Ihnen später leicht möglich sein, den Druck auf die Handflächen überzuleiten.

DIE RICHTIGE HALTUNG

Versuchen Sie, sich dem Geist der Übung anzupassen. Viele Übende schließen die *Kobra* ab, indem sie sich ruckartig aus der Anspannung herausfallen lassen. Eine Schlange jedoch würde dies nicht tun. Eine Kontrolle derartiger Details ist wichtig, da sie dazu beiträgt, eine umfassende Kontrolle zu erzielen. Versetzen Sie sich bei der Durchführung dieser Übung in eine Schlange; versuchen Sie, *selber* eine Kobra zu sein.

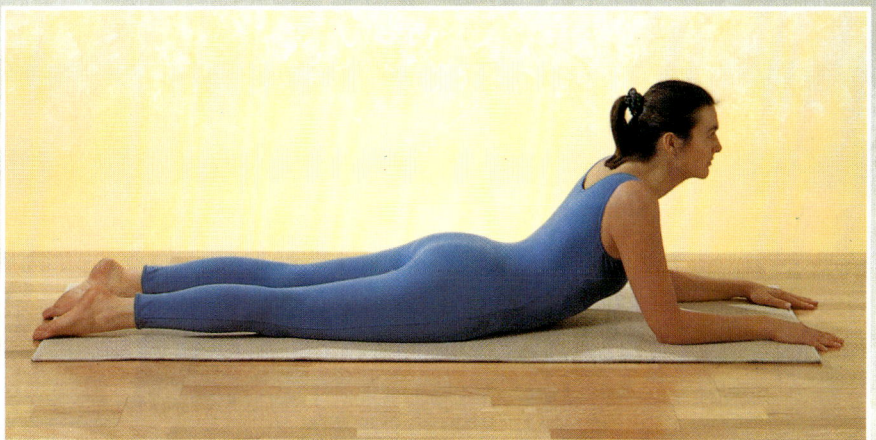

4 Den Oberkörper mit gestreckten Armen (nicht im Ellbogen abknicken) weiter aufrichten und die Hände in die bequemste Position bringen. Hüften und Beine liegen weiterhin am Boden an, so daß Arme und Rumpf den Oberkörper ausbalancieren. Die Augen schließen und ruhig und gelassen atmen. Wenigstens 30 Sekunden in dieser Stellung verharren; beim Ausatmen flach hinlegen und entspannen.

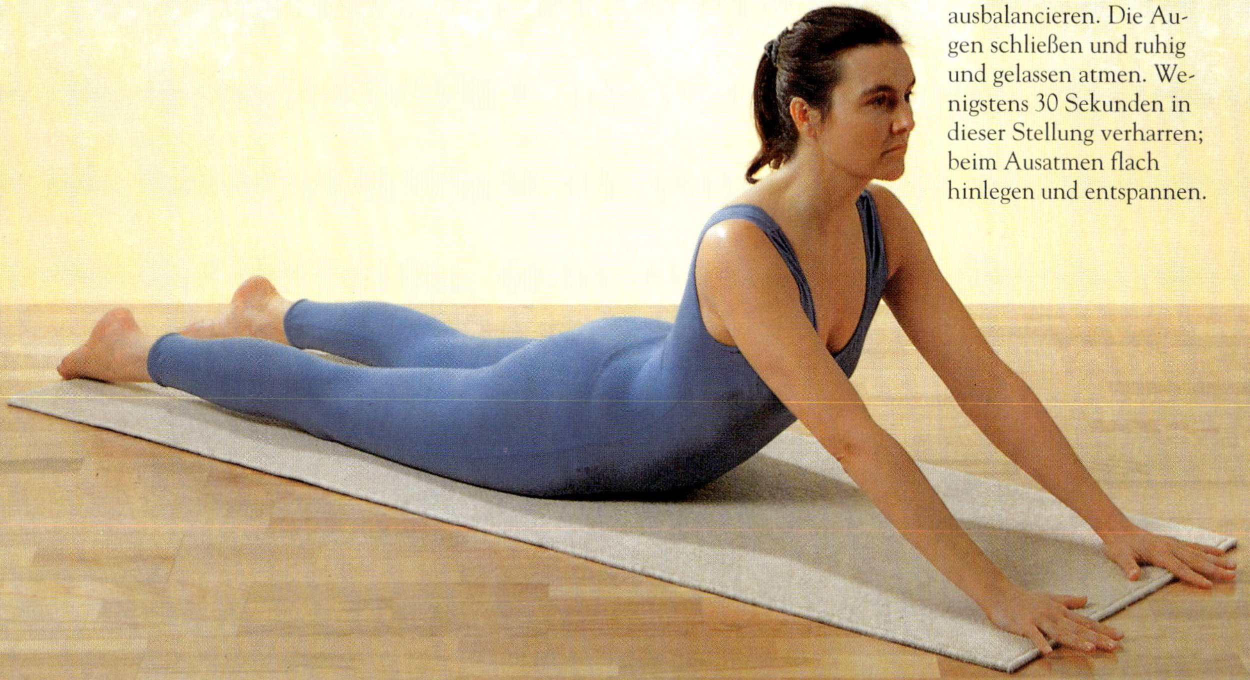

DIE KUNST DES ENTSPANNENS

Zum Entspannen ist die schwierigste Art des *asana* erforderlich. Man nennt sie die Leichenstellung, da sie jene kraftlose Position nachahmt, die eine Leiche nach Abklingen der Totenstarre einnimmt. Eine treffendere Bezeichnung wäre vielleicht die Lebensstellung, da sie völlig offen ist und weder Aggression noch Furcht verkörpert. Unter den richtigen Bedingungen tritt Entspannung ganz spontan auf.

1

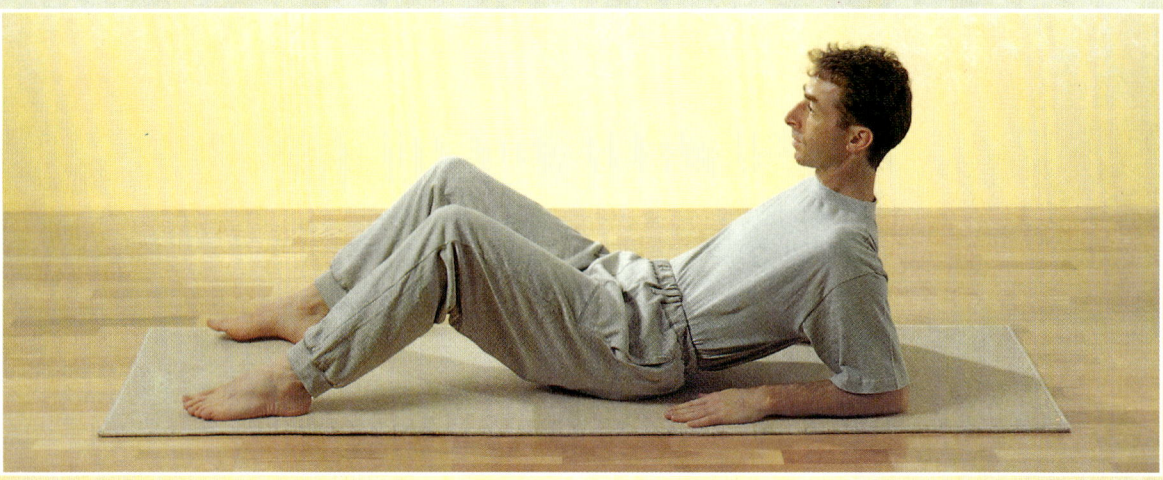

1 Mit gebeugten Knien auf den Unterarmen abstützen, die Hände dabei flach auf den Boden legen.

2 Möglichst flach auf den Rücken legen. Die Beine langsam ausstrekken, die Füße stärker abspreizen.

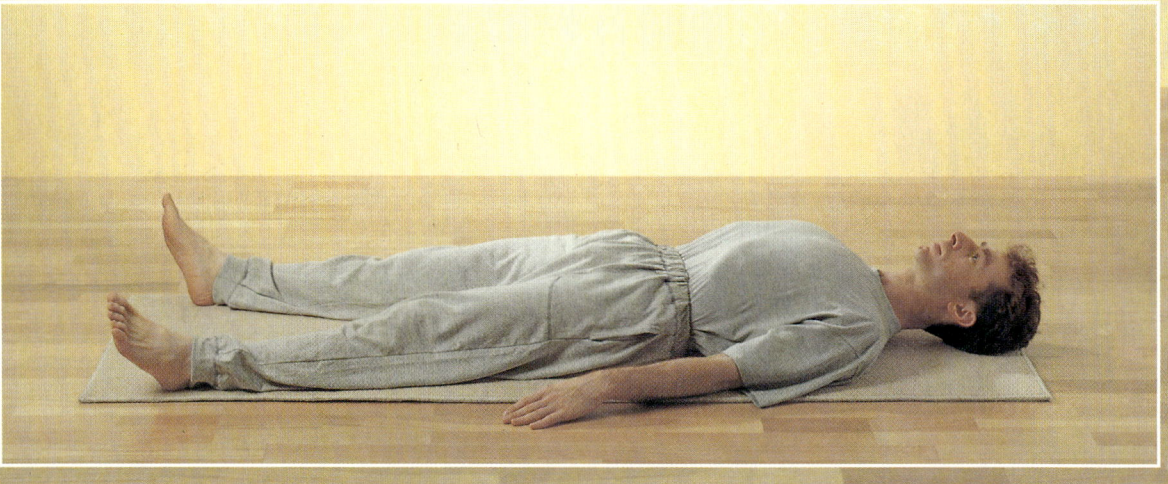

*E*ntspannen heißt beobachten, ohne einzugreifen. Beobachten Sie zunächst Ihre Atmung, die sich ganz automatisch vollziehen sollte. Sagen Sie sich: »Nicht ich atme, sondern mein Körper atmet«. Fühlen Sie, wie sich die Bauchdecke beim Einatmen allmählich anhebt und beim Ausatmen wieder abflacht, wie sich die Muskeln entspannen und sich Ihr Denken hierdurch allmählich beruhigt.

*E*in ausgeglichenes Leben ist ohne periodische Entspannungsphasen nicht möglich. Das Entspannen ist ein unverzichtbarer Prozeß des Loslassens, während das Schlafen eine Kombination aus Ruhen und speziellen inneren Aktivitäten bedeutet. Entspannungstechniken können zu jeder Tageszeit erfolgreich geübt werden, doch Körper und Geist entspannen sich nach körperlicher Betätigung am besten.

· · · · · · · · · · · · · · · · · ·

RICHTIGES TIMING

Jede Yoga-Sitzung endet mit einer Phase des Entspannens. Wenn Sie zu Hause üben, werden Sie sich zunächst vielleicht nur mit fünf Minuten bescheiden müssen. Dehnen Sie diese Phase allmählich auf 15 bis 20 Minuten aus. Es ist sinnvoll, kurze Entspannungsphasen zwischen die einzelnen Körperübungen einzustreuen. Das Gleichgewicht zwischen Aktivität und der Fähigkeit, loslassen zu können, ist für die Übungen äußerst wichtig.

3 Arme vom Rumpf abwinkeln und die Hände nach außen drehen. Wenden Sie sich im Geist den einzelnen Teilen Ihres Körpers zu, und suchen Sie nach Zonen der Anspannung. Vermeiden Sie bei der Durchführung von Entspannungsübungen grundsätzlich, sich mit Zeit zu beschäftigen. Anfangs wird Ihr Kopf genau das Gegenteil wollen und Sie dazu anhalten, aufzustehen und etwas zu tun! Sorgen Sie sich nicht, sondern nehmen Sie langsam, aber sicher davon Abstand. Halten Sie die Augen leicht geschlossen, achten Sie auf eine ruhige, gelassene Atmung.

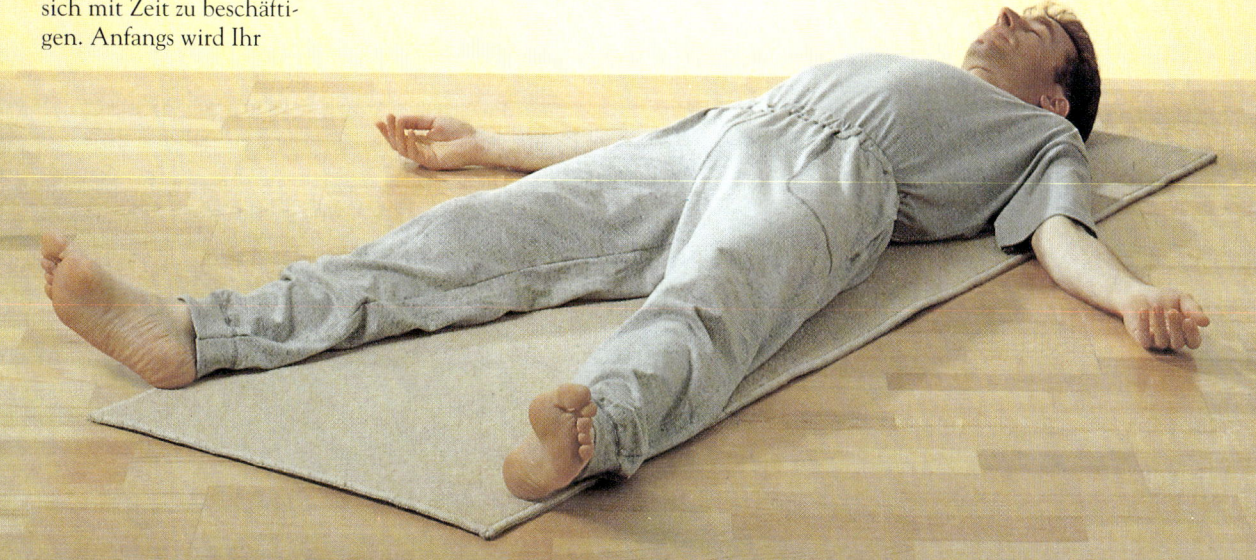

AUSBLICK

MONATSZIELE

Während des ersten Monats haben Sie damit begonnen, Spannungen aus dem Körper zu entfernen. Sie haben von der entscheidenden Rolle der Atmung erfahren und erste Entspannungsübungen erlernt. Im zweiten Monat geht es um ein vertieftes Verständnis der Atmung und um die Vorstellungskraft. Sie werden einige neue Bewegungsfolgen hinzulernen und damit beginnen, diese in ein Tagesprogramm umzusetzen. Hierbei entwickeln Sie eine wesentlich bessere Kontrolle über Ihre Atmung.

· ·

DIE ATMUNG VERBESSERN

Den untersten Rippen fällt bei der Atmung eine entscheidende Funktion zu (siehe Seite 23). Schlechte Haltung und aufwühlende Gedanken beeinträchtigen den Atmungsprozeß. Kontrollierte Atmung kann Körper und Geist aufbauen.

· · · · · · · · · · · · · · · · · · · ·

Nehmen Sie im Sitzen oder Stehen eine aufrechte Haltung ein. Machen Sie sich eine oder zwei Minuten lang bewußt, wie Sie atmen. Nun die Atmung etwas verlangsamen. Rhythmisch atmen. Mit sanft angelegten Fingern fühlen, wie sich die untersten Rippen bewegen. Die oberen Rippen spielen bei der Atmung nur eine untergeordnete Rolle, und der Bauch bewegt sich nicht. Konzentrieren Sie sich auf den rhythmischen Verlauf der Atmung. Bescheiden Sie sich damit, diesem Vorgang zwei bis drei Minuten lang nachzuspüren.

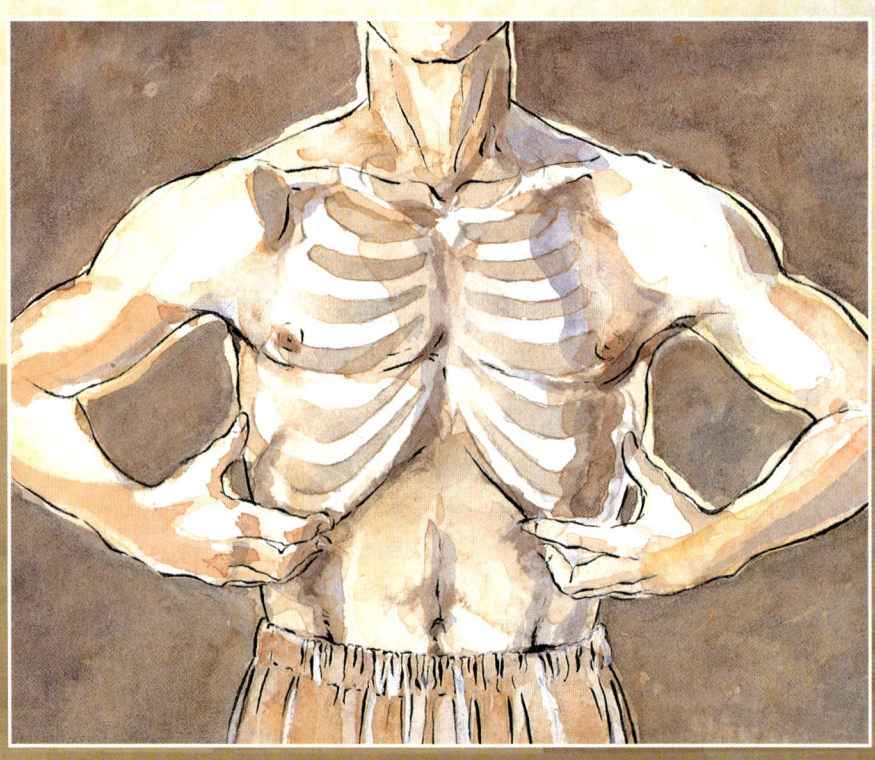

Das an den untersten Rippen angewachsene Zwerchfell hat eine Kuppelform und wird beim Einatmen durch die Bewegung der Rippen gedehnt und stellenweise durchgedrückt. Die Lungen können sich auf diese Weise besser mit Atemluft füllen, und innerhalb des Rumpfs entsteht ein lebenswichtiger Druck.

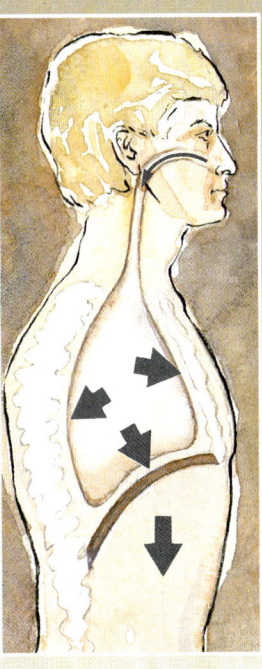

Beim Ausatmen nimmt das Zwerchfell erneut eine Kuppelform an, und der Druck wird abgebaut. Dies ist ein wesentlicher Stimulus sowohl für den Energiefluß als auch für das natürliche Funktionieren des gesamten Oberkörpers.

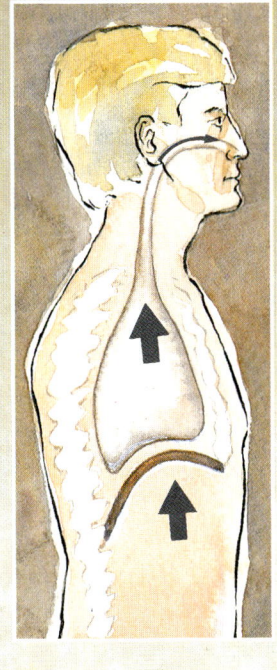

Aus diesem natürlichen Atmungsvorgang läßt sich durch gezielte Verstärkung Nutzen ziehen. Hierzu empfiehlt sich eine liegende Haltung, auch wenn die Übung in aufrechter Sitzposition durchgeführt werden kann. Die Handballen seitlich an den Brustkorb gegen die untersten Rippen halten. Konzentrieren Sie sich ausschließlich auf diesen Bereich, und lassen Sie die Rippen beim Einatmen nach außen treten. Beim Beginn der Ausatmung die Rippen fest, doch nicht gewaltsam nach innen drücken. Üben Sie einen wohldosierten Druck bei sich steif anfühlenden Rippen aus. Probleme dürften nur bei kürzlich gestauchten oder gebrochenen Rippen auftreten. Die Biegsamkeit dieser Rippen ist ein bedeutender Faktor für unsere geistige wie körperliche Energie. Fahren Sie mit dem abwechselnden Drücken und Lockern fünf Minuten lang fort. Abschließend die Hände fortnehmen und vor dem Aufstehen eine bis zwei Minuten entspannen.

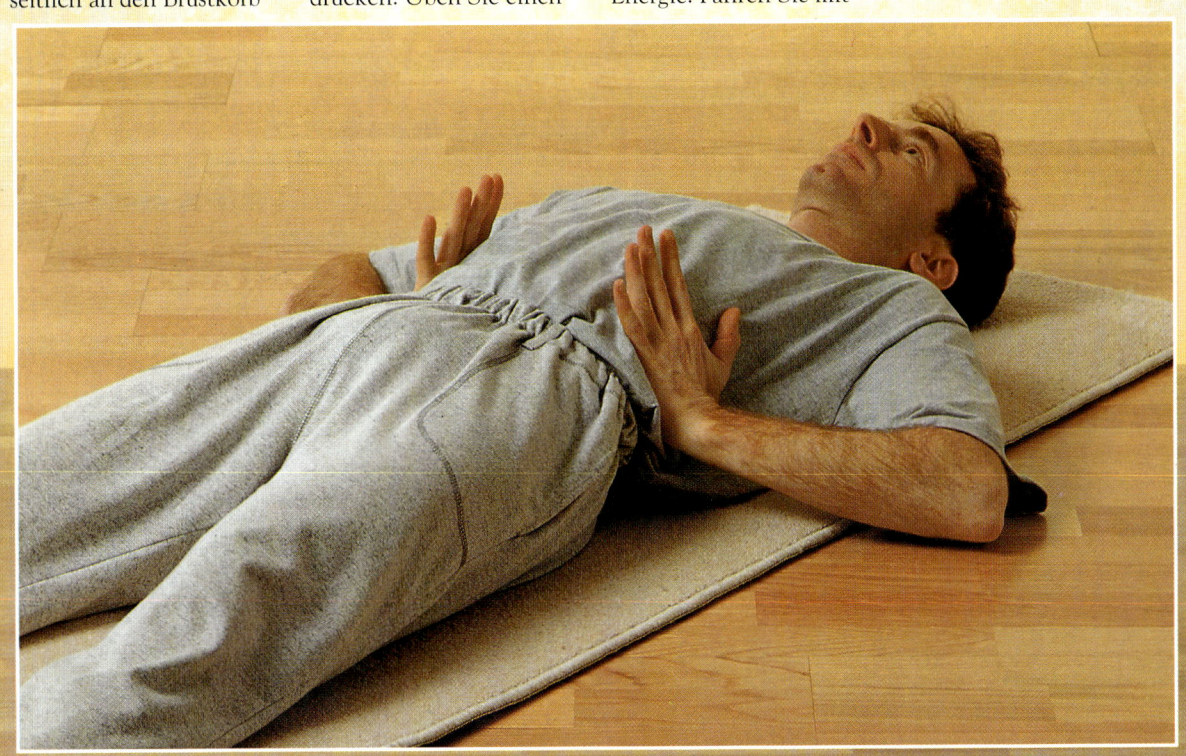

STÄRKUNG DER BAUCHMUSKULATUR

Außer einer kräftigen, dehnbaren Wirbelsäule bedarf es auch einer funktionstüchtigen Bauchmuskulatur. Diese fördert die Atmung und die Funktion der inneren Organe und Drüsen.

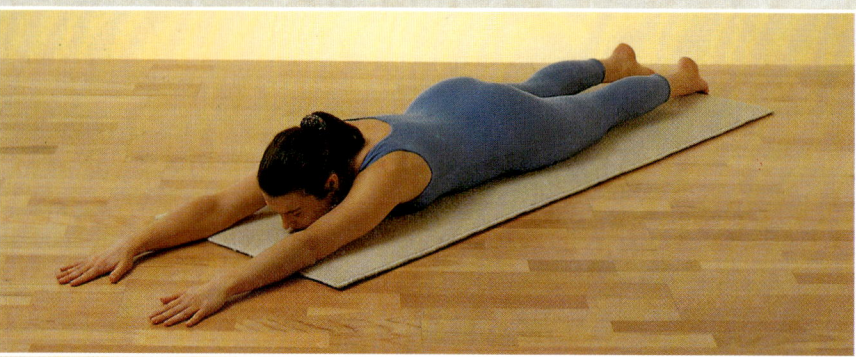

1 **Das Kanu.** Mit ausgestreckten Armen auf den Bauch legen, Kinn gegen den Boden drükken, Füße dicht beieinander legen.

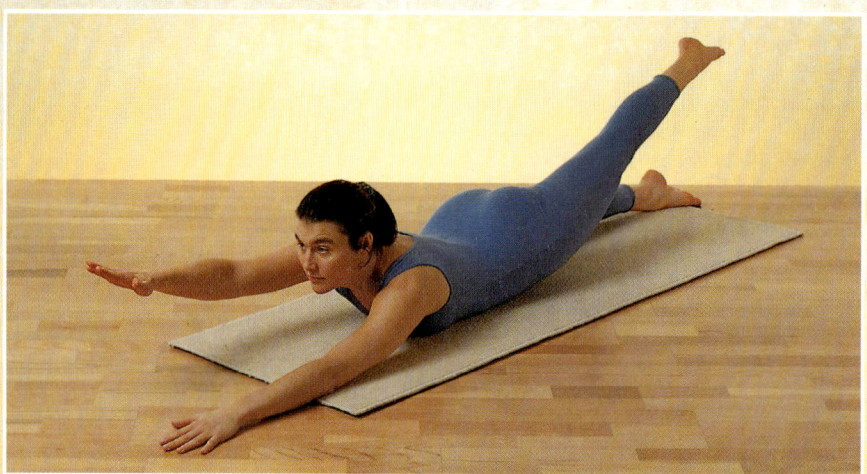

2 Ausatmen und beim erneuten Einatmen rechten Arm und linkes Bein hochstrecken. Beim Ausatmen wieder nach unten führen. Mit linkem Arm und rechten Bein entsprechend wiederholen. Jede Bewegung dreimal durchführen.

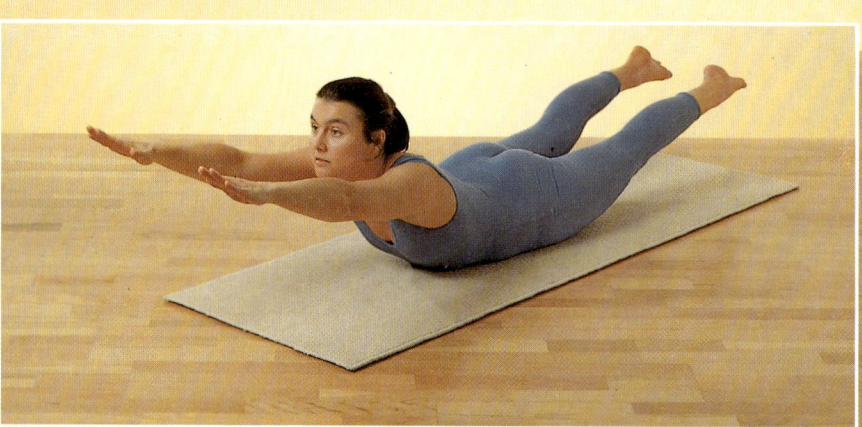

3 Abschließend die Atmung etwas intensivieren und beim Einatmen beide Arme und Beine hochstrecken, so daß nur der Bauch aufliegt. Dreimal wiederholen. Zuletzt eine bis zwei Minuten entspannen.

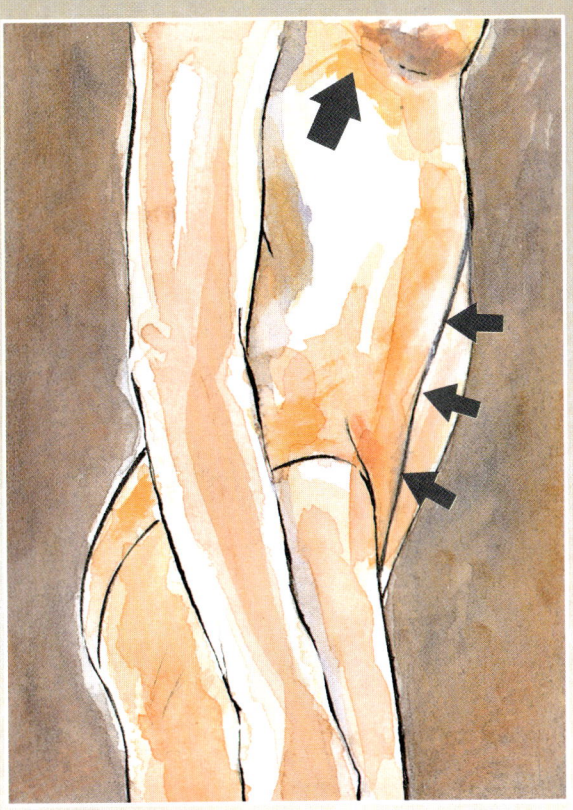

Zur Kräftigung der Bauch-
muskulatur rasch ausat-
men und gleichzeitig den
Bauch einziehen. Beim
Einatmen die Spannung
lösen. Diese Übung kann
mehrmals wiederholt wer-
den und ist eine geeignete
Vorbereitung für das *Um-
gedrehte Kanu.*

Bei guter geistiger und
körperlicher Gesundheit
sind die einzelnen
Rhythmen des menschli-
chen Körpers miteinan-
der im Einklang. Bei
uneinheitlichem Rhyth-
mus entstehen Dis-
sonanzen, und wir
erkranken an Geist und/
oder Körper. Die hier
dargestellten Körperhal-
tungen sollten eher
unter diesem Gesichts-
punkt gesehen und
nicht als bloße Übungen
betrachtet werden.

Umgedrehtes Kanu.
Mit geschlossenen Beinen
auf dem Rücken liegend,
die Hände über dem Kopf
in der Luft zusammenfüh-
ren. Ausatmen und beim
erneuten Einatmen Ar-
me, Kopf, Schultern und
Beine anheben (die Hän-
de und Füße maximal
40 Zentimeter über dem
Boden). Dies führt zu ei-
ner größtmöglichen An-
spannung der Bauchmu-
skulatur. Während des
Ausatmens langsam in die
Ausgangsposition zurück-
kehren. Übung dreimal
wiederholen. Abschlie-
ßend eine bis zwei Minu-
ten entspannen.

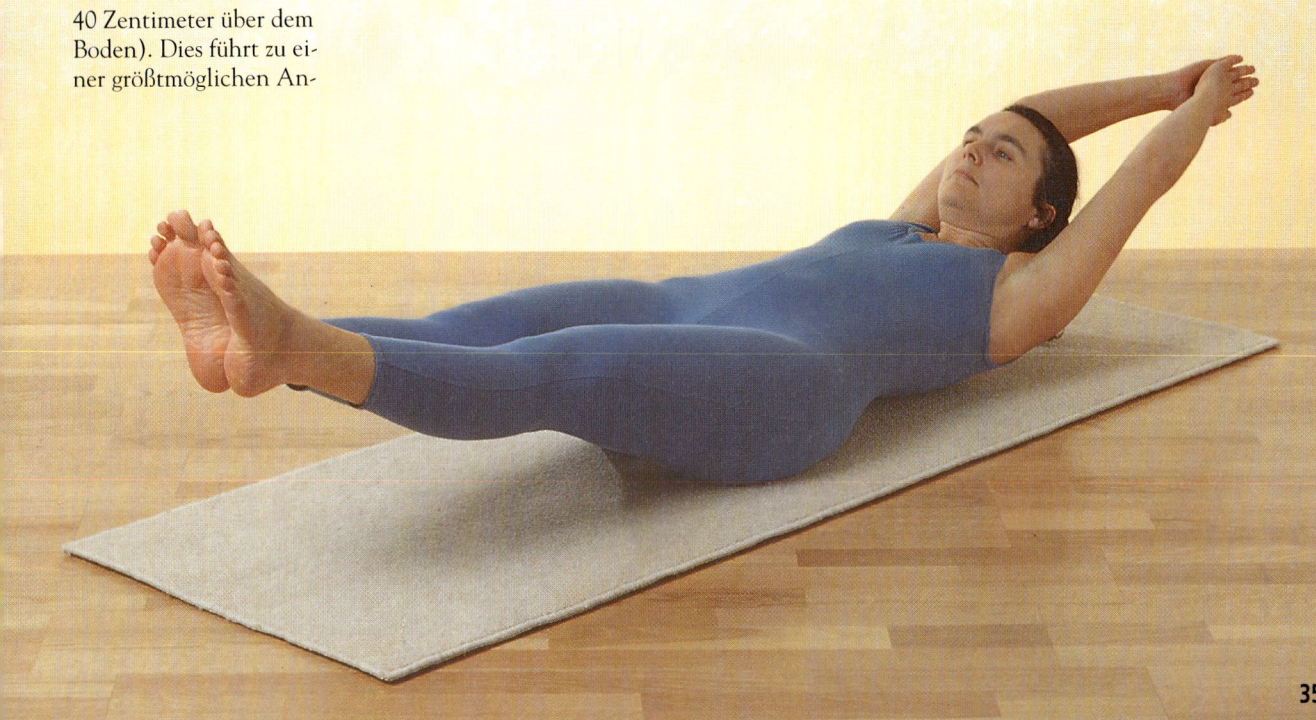

2

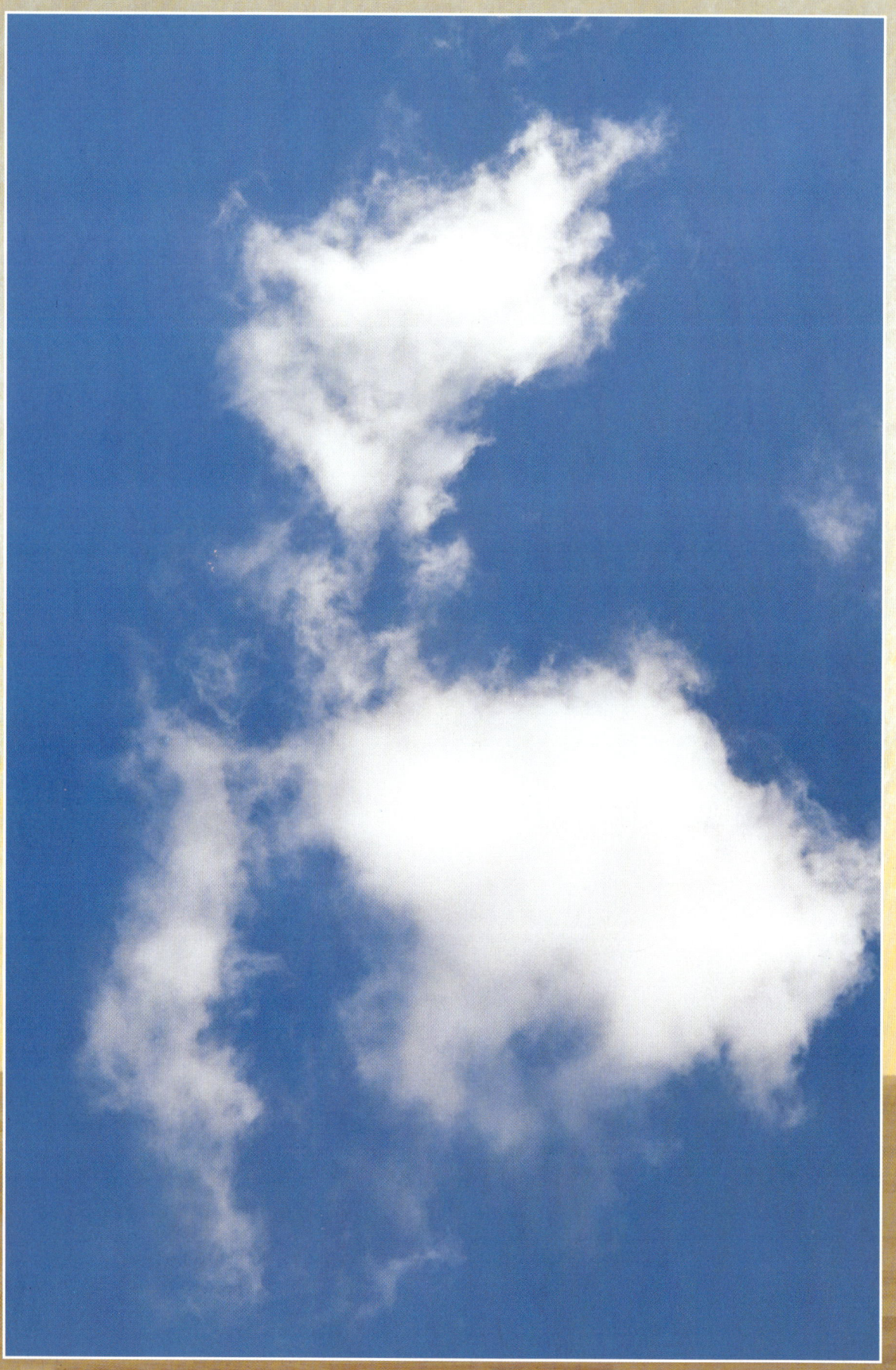

DER PROZESS DES VISUALISIERENS

Die Visualisierung ist ein zentraler Aspekt des menschlichen Lebens. Wir erzeugen ständig Bilder vor unserem geistigen Auge. Yoga lehrt uns, Nutzen aus dieser natürlichen Erscheinung zu ziehen. Bei konzentrierter Anwendung verfügt der Geist über eine bewundernswerte Kraft. Die Fähigkeit, ein einfaches geistiges Bild aufrechtzuerhalten, ist eine der wichtigsten Lebensleistungen. Swami Rama, ein berühmter indischer Yogi, konnte im Rahmen von Experimenten, die am amerikanischen Menninger Institute durchgeführt wurden, zeigen, daß er seine Herzfrequenz durch Visualisieren zu steuern vermag.

Ein bekannter Swami sagte einmal: »Der Mensch wird alles tun, um sich zu helfen – außer darauf hinarbeiten.« Wenn Sie einmal begriffen haben, daß Visualisierung einen natürlichen inneren Prozeß darstellt, können Sie beschließen, sie zu einem Teil Ihres Lebens zu machen. Sobald Sie eine wirkliche geistige Kontrolle erworben haben, wird Ihr Leben davon profitieren.

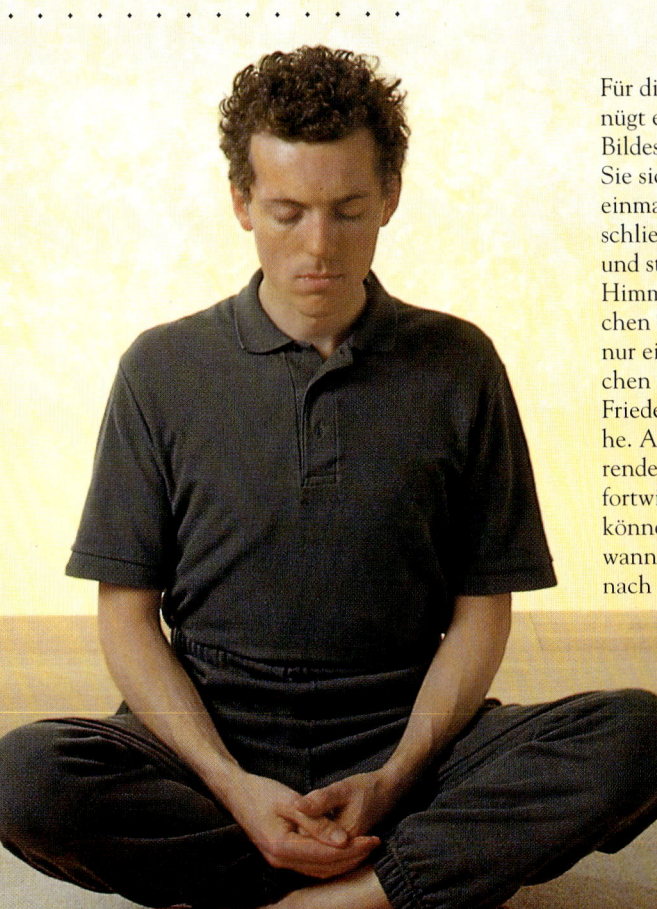

Swami Rama visualisierte einfach einen blauen Himmel mit flauschigen, nahezu bewegungslosen Wölkchen. Dank seiner Konzentration akzeptierte das Gehirn diese Vorstellung als real, und sämtliche Körperfunktionen verlangsamten sich entsprechend.

Für die Visualisierung genügt es, das Gefühl eines Bildes zu schaffen. Setzen Sie sich übungshalber einmal aufrecht hin, schließen Sie die Augen, und stellen Sie sich einen Himmel an einem herrlichen Sommertag vor, mit nur einigen hellen Wölkchen und dem Gefühl von Frieden, Wärme und Ruhe. Aufkommende störende Gedanken *sanft* fortwischen. Diese Übung können Sie wiederholen, wann immer Ihnen danach ist.

DIE REGELN DES VISUALISIERENS

Um erfolgreich visualisieren zu können, sollten Sie die spezielle menschliche Anatomie berücksichtigen. Beim Sitzen balancieren wir auf der Wirbelsäule, und unsere Muskeln müssen harmonisiert werden. Das Rückgrat ist außerdem für die Tätigkeit des Nervensystems von Bedeutung. Erfolgreiches Visualisieren ist in einer schiefen Haltung nicht möglich.

2

1 Setzen Sie sich auf einen Stuhl, falls Sie einen korrekten und bequemen Bodensitz noch nicht beherrschen. Nicht gegen eine schräge Stuhllehne lehnen. Die Augen schließen und den Kopf in bequemer Balance über den Schultern halten. Leicht mit den Schultern rollen, um eventuelle Verspannungen zu lösen. Die Hände auf dem Schoß zusammenführen. Lauschen Sie dem sanften Geräusch Ihres Atems, fühlen Sie den kühlen Luftzug an den Nasenlöchern beim Einatmen und den warmen Luftstrom beim Ausatmen.

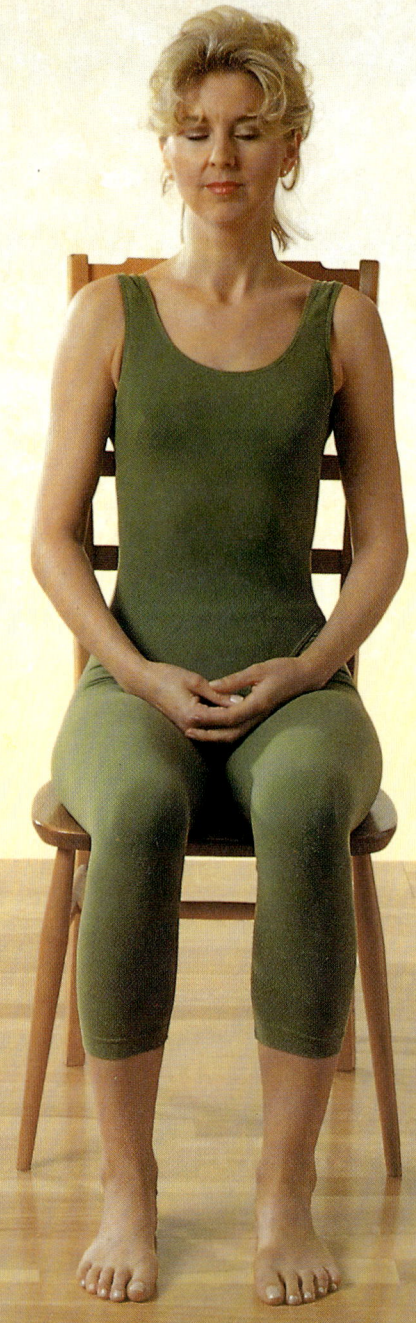

2 Die Zeit ist nun ohne Belang. Der langsame Rhythmus Ihres Atems gleicht dem beruhigenden Ticken einer alten Uhr – er lenkt nicht von der Ruhe ab, sondern fördert sie vielmehr. Sagen Sie sich beim Ausatmen immer wieder: »Ich bin in Frieden«. Sobald Sie sich wirklich wohlfühlen, sollten Sie die gewünschte Visualisierung einleiten. Lassen Sie sich von dem Gefühl einfangen und umströmen. Es soll zu Ihrer Realität werden: Sie sind in Ihre ureigene Welt eingetaucht und leben nun ganz in ihr.

EINFACHES VISUALISIEREN

*J*eder Atemzug bedeutet die Aufnahme von Energie – nicht nur durch das Fließen von Sauerstoff durch die Lungen, sondern durch die Stimulierung der elektromagnetischen Kräfte des Körpers. Im Yoga wird dies als *prana* bezeichnet. Es fließt durch das Nervensystem, stimuliert den ständigen Neuaufbau von Knochensubstanz, steuert den Herzrhythmus und sendet Botschaften durch das Gehirn. Jede Körperzelle verfügt über ein eigenes elektrisches Feld, während das Zwerchfell in dem gesamten System als Pumpe wirkt.

*S*etzen Sie sich hin, überprüfen Sie Ihre Haltung, und konzentrieren Sie sich auf eine langsame, rhythmische und harmonische Atmung. Visualisieren Sie Ihren Atem beim Einatmen durch die Nase als einen warmen, wohltuenden Nebel, der sich als ein wärmender Strom bis oben in den Kopf verbreitet. Fühlen Sie, während Sie langsam ausatmen, wie der Atem jeden Teil Ihres Körpers bis zu den Zehenspitzen durchströmt.

*M*achen Sie anfangs fünf Minuten weiter (später bis zu 20 Minuten). Lassen Sie das Bild dann langsam verblassen, bis nur noch das Gefühl einer wärmenden Energie übrigbleibt.

. . . .

EIN BILD WÄHLEN

In den frühen Phasen der Visualisierung können Sie die richtige Atmosphäre erzeugen, indem Sie sich an eine Zeit der Hochstimmung erinnern, etwa an einen Ausflug, wo die Stille der Natur und die Wärme der Sonne dafür sorgten, daß Sie sich in vollkommener Harmonie fühlten. Derartige Erinnerungen können Sie dabei unterstützen, eigene Bilder zu schaffen.

EIN PROGRAMM ENTWERFEN

Es ist wichtig, die Yoga-Praxis mit ihren unterschiedlichen Facetten in den Alltag zu integrieren. Manche Menschen sagen: »Ich kann mir das zeitlich nicht leisten.« Hierauf lautet die Antwort: »Sie können es sich nicht leisten, es nicht zu tun.«

Ein Hauptvorteil der Yoga-Disziplin besteht darin, daß Sie Ihnen zu einem positiven Gefühl verhilft. Dieses Gefühl unterstützt sämtliche Körperfunktionen und führt darüber hinaus zu einem klareren, präziseren Denken. Eine halbe Stunde, die Sie für diese Übungen aufwenden, erspart Ihnen mindestens eine ganze Stunde angespannte Aktivitäten.

Die Notwendigkeit regelmäßigen Übens beschränkt sich nicht allein auf die Körperhaltungen. Die Atmung unterstützen, den Geist beruhigen, Frieden und Gesundheit fördern – auch diese Aspekte spielen eine zentrale Rolle.

Es spricht vieles dafür, sich täglich für die Übungen einen bestimmten Zeitraum zu reservieren. Sollte dies nicht möglich sein, dann versuchen Sie zumindest, die Übungen irgendwann im Laufe des Tages zu absolvieren. Beginnen Sie jedoch frühestens anderthalb Stunden nach dem letzten Imbiß oder zwei Stunden nach der letzten Mahlzeit. Dies gilt gleichermaßen für die Körper- und Atemübungen wie auch für die zahlreichen mentalen Praktiken.

HALTUNGEN
Strecken und Entspannen sind eine wichtige Voraussetzung für das Einüben der Haltungen. Streckungen sind stets durch entspannte Auflockerung auszugleichen. In jeder Sitzung sollten Sie Übungen für Nacken und Schultern durchführen.

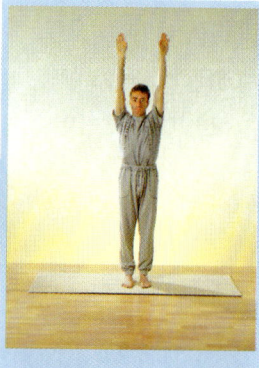

STRECKUNG　　　Seite 22

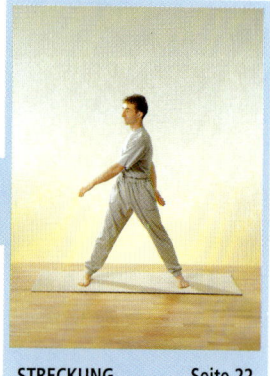

STRECKUNG　　　Seite 22

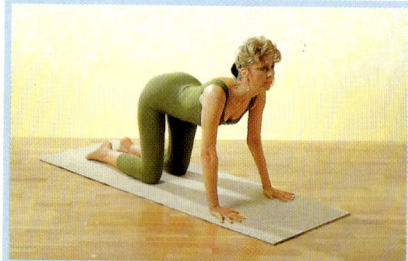

KATZE　　　Seite 24

Die *Katze* und der einfache *Halbe Drehsitz* sorgen für eine Tonisierung und fördern die Beweglichkeit der Wirbelsäule. Dies sollten die ersten Bewegungsübungen für die Wirbelsäule darstellen.

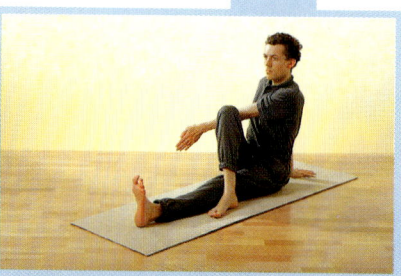

HALBER DREHSITZ　　　Seite 25

Der *Langsitz* hebt den Rumpf und streckt die Wirbelsäule. Vermeiden Sie bei der Streckung nach vorn einen Katzenbuckel, doch spannen Sie dabei den Rücken nicht zu stark an. Bei der *Kobra* auf die Balance von Armen und Rumpf achten, um den Rücken gut entspannen zu können.

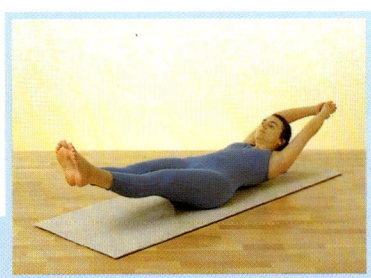

UMGEDREHTES KANU   Seite 35

ENTSPANNEN

Entspannen Sie sich wenigstens eine Minute zwischen allen Übungen mit anhaltender Muskelspannung. Entspannen Sie sich am Ende einer Haltungsserie wenigstens fünf Minuten. Viele Yoga-Sitzungen schließen mit einer Entspannungsphase von etwa 15 Minuten ab.

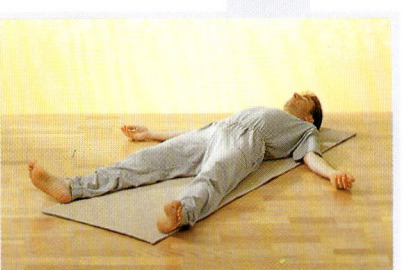

ENTSPANNEN   Seite 31

2

KANU   Seite 34

Beim *Kanu* werden Arme und Beine nach oben gestreckt (siehe Abbildung). Beim *Umgedrehten Kanu* ist auf die angegebene Einschränkung zu achten. Beobachten Sie sich anfangs in einem Spiegel, bis Sie sicher sind, daß Sie die Übung korrekt durchführen.

ATMEN

Achten Sie während der Körperübungen und auch tagsüber auf eine harmonische Atmung. Entspannen Sie den Brustkorb bis zur Dehnbarkeit, und freuen Sie sich über Ihre rhythmische Atmung. Machen Sie sich den gesamten Vorgang der Energisierung bewußt.

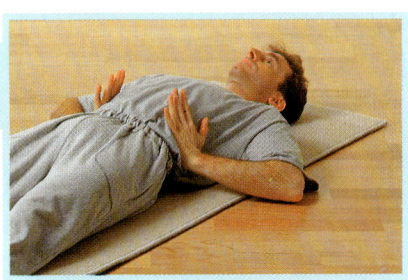

Seite 32

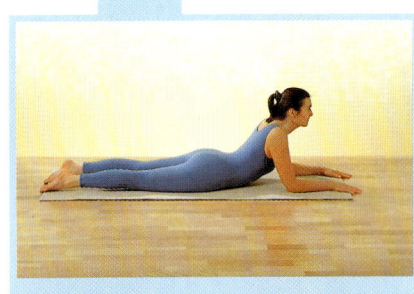

KOBRA (1)   Seite 28

VISUALISIEREN

Verweilen Sie nicht bei den streßreichen Aspekten des Lebens – dies bedeutet jedoch nicht, sie gänzlich zu verdrängen –, sondern fördern Sie statt dessen Gedanken der Harmonie, des Friedens und der Schönheit. Geist und Körper werden entsprechend darauf reagieren.

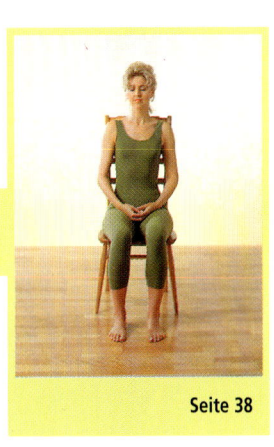

Seite 38

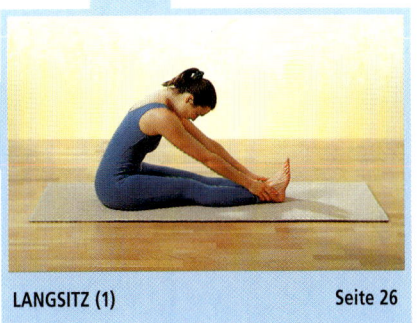

LANGSITZ (1)   Seite 26

YOGA IM MINUTENTAKT

MONATSZIELE

Yoga zu praktizieren bedeutet nicht allein, sich regelmäßig Zeit für die Übungen oder Entspannung zu nehmen. Yoga verkörpert vielmehr eine bestimmte Lebenseinstellung. Es hat wenig Sinn, sich für nützliche Aktivitäten etwas Zeit zu nehmen, wenn man später wieder seine alten Gewohnheiten annimmt. In den Monaten 1 und 2 wurde die Verzahnung von Körper und Geist hervorgehoben. In diesem Kapitel werden Sie mit der Integration weiter voranschreiten.

· · · · · · · · · ·

ENTSPANNEN ZU HAUSE

Das Wort »entspannen« wird oft in zwei unterschiedlichen Bedeutungen verwendet. Im Yoga bedeutet es loslassen durch richtigen Einsatz von Geist und Körper. Alltagssprachlich bedeutet es »sich gehenlassen«. Wir sagen zwar nicht: »Komm, wir lümmeln uns vor den Fernseher«, doch wir tun nichts anderes. Auch beim Essen sitzen wir nur allzuoft vornüber gebeugt.

· · · · · · · · · ·

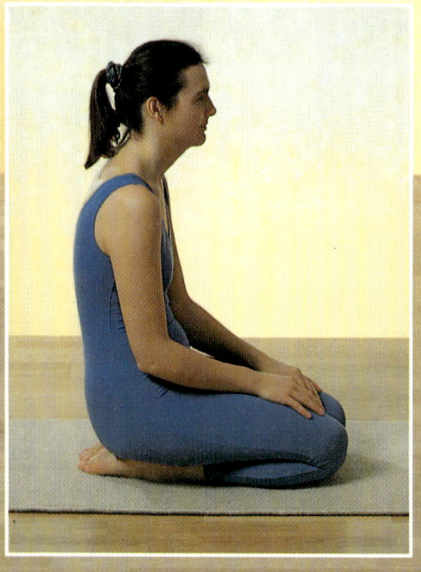

1 Eine eingefallene Haltung ist kräftezehrend: Rückenmuskulatur, Atmung und die Funktion der inneren Organe und des Verdauungssystems werden beeinträchtigt.

2 Das Sitzen mit vorgestreckter Brust ist ebenfalls nicht gut für die Rückenmuskeln. Es kann leicht dem Nervensystem schaden und führt zu einer flachen, ineffektiven Atmung.

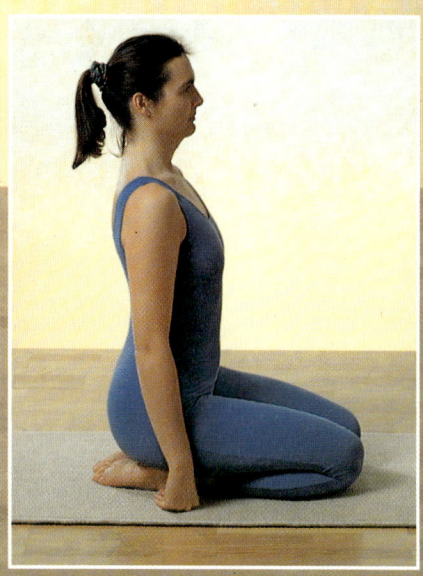

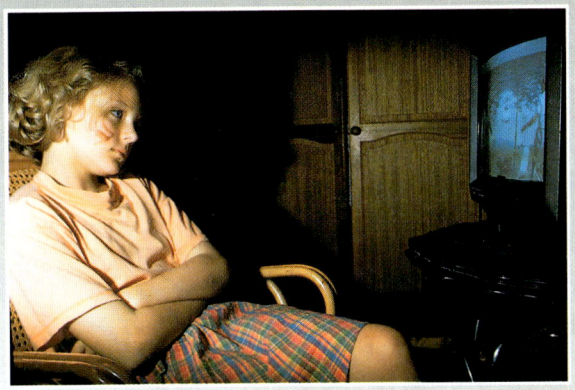

Selbstverständlich muß niemand immer richtig sitzen, doch korrektes Sitzen ist für effizientes Handeln und wohliges Entspannen von Bedeutung. Die Kunst des richtigen Sitzens ist im Yoga seit Jahrtausenden ein zentrales Anliegen, und zwar nicht allein zur Disziplinierung, sondern um Körper und Geist optimal zu nutzen. Nicht wenige Probleme haben in derartigen »entspannten« Fernsehabenden ihren Ursprung.

3 Die Notwendigkeit einer aufrechten, jedoch nicht starren Haltung kann nicht oft genug betont werden. Die Fotos veranschaulichen das korrekte Sitzen am Boden. Mit Bedacht kann dies auch auf einem Stuhl eingeübt werden. Richtiges Sitzen fördert die geistige Wachheit und den gesunden Einsatz des Körpers.

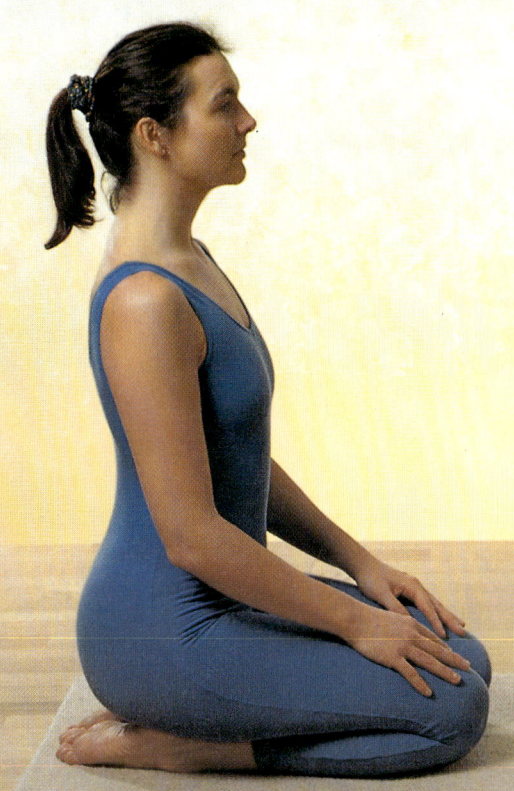

DAS UNTERSTE NACH OBEN

*D*ie meisten Menschen verbinden mit Yoga die
Vorstellung, daß die Ausübenden oft auf dem
Kopf stehen! Der Kopfstand wurde jedoch nicht
in dieses Programm aufgenommen, da er sorg-
fältiger Anleitung bedarf. Andere Umkehrstellungen jedoch sind leichter erlernbar und
bieten einen echten Gewinn. So etwa verbessert
die Halbe Kerze die Kreislauffunktion, regt die
Schilddrüse an und senkt den Blutdruck, wenn
sie im entspannten Zustand durchgeführt wird.

1 Die Halbe Kerze
Legen Sie sich auf den
Rücken, Beine zusammen,
Hände seitlich flach auf
dem Boden. Da die Schul-
tern einen Großteil des
Körpergewichts auffangen
werden, schütteln Sie sie
vor Beginn der Übung
gründlich aus, um sie zu
lockern. Machen Sie sich
bewußt, daß sie mit einem
leichten Schwung eines
entspannten Körpers in
die gewünschte Position
gelangen wollen.

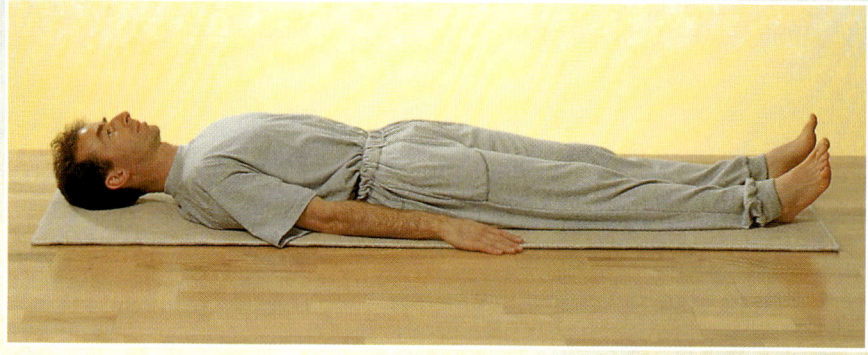

2 Ausatmen. Beim Ein-
atmen Beine *und
Rumpf* nach oben schwin-
gen (mit gebeugten oder
durchgedrückten Knien),
so als wollten Sie zu einer
Rolle rückwärts ansetzen.

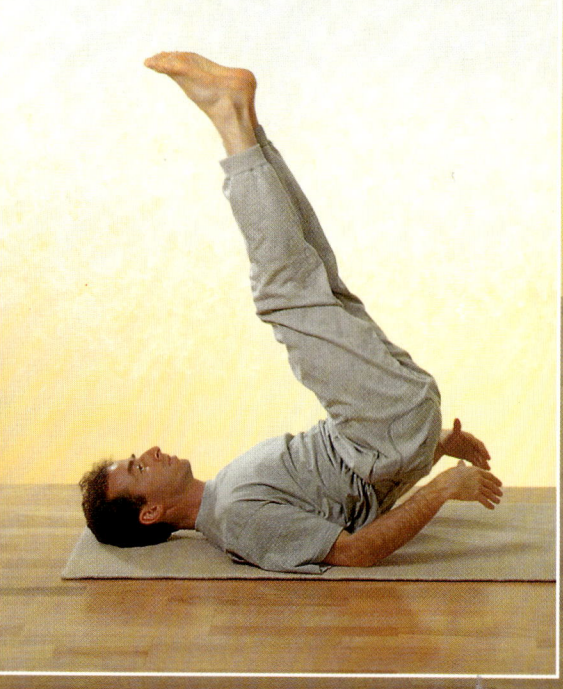

3 Sobald die Beine in einer senkrechten Position angelangt sind, die Lendenregion mit den Händen leicht abstützen. Der Körper soll stärker auf den Schultern als auf dem Nacken lasten. Die Zehen nach oben strekken, dann die Füße entspannen. Langsam und rhythmisch atmen. Anfangs etwa 30 Sekunden verharren. Mit zunehmender Praxis werden Sie diesen Zeitraum erheblich ausdehnen können.

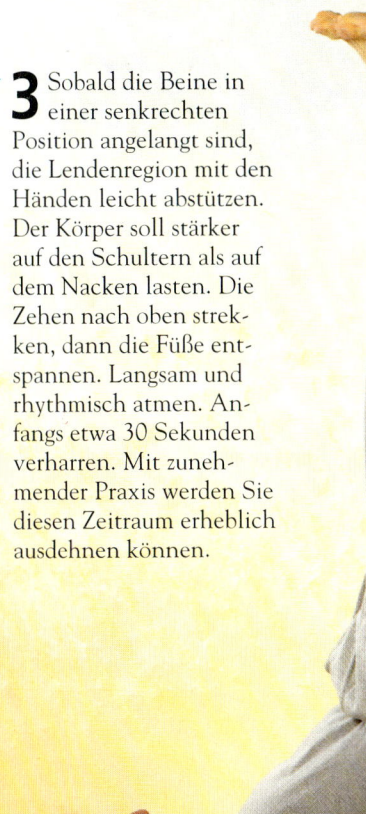

4 Zur Rückführung während des Ausatmens die Arme mit nach unten weisenden Handflächen ausstrecken, um das Gewicht aufzufangen; die Beine *langsam* herabsenken (mit gebeugten oder durchgedrückten Knien). Da der Körper unter jedem Aspekt des *asana* den Zustand der Ausgeglichenheit erreicht, wirkt die gesamte Position sehr anregend und beruhigend zugleich. Nach Abschluß der Übung sollten Sie eine oder zwei Minuten völlig entspannen.

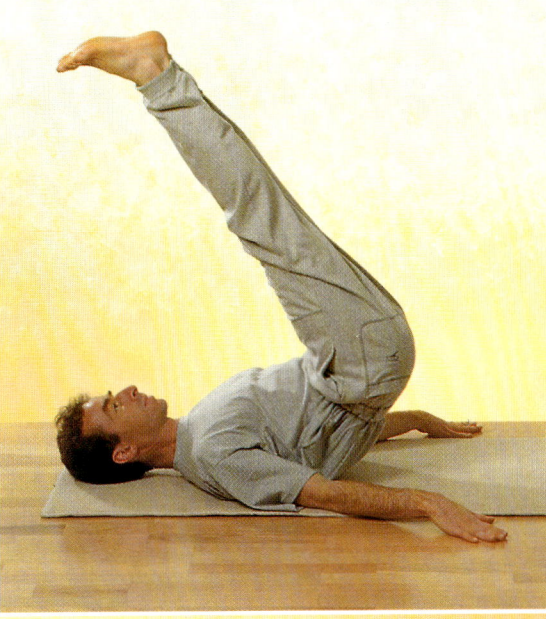

KÖRPER-BEWUSSTSEIN VERBESSERN

Die *Halbe* und die *Volle Kerze* eignen sich hervorragend zur Verbesserung des Körperbewußtseins. Es ist wichtig, jenen Überschwang wiederzugewinnen, den wir als Kinder empfanden. Kinder haben vor allem deshalb so viel Energie, weil sie sie ungehindert fließen lassen. Als Erwachsene tendieren wir dazu, die Energie zu blockieren oder ungenutzt abfließen zu lassen. Richtig durchgeführt, ist die Kerze ein wahrer Kraftquell.

DER FISCH

Dies ist die Ausgleichshaltung *zur* Halben Kerze, *da sie die Halswirbel zusammendrückt, nachdem diese gedehnt wurden. Außerdem wird der Brustraum voll geöffnet.*

1 Mit geschlossenen Beinen auf den Boden legen. Den Oberkörper auf den Ellbogen abstützen, die Brust vorwölben und den Kopf nach hinten fallenlassen.

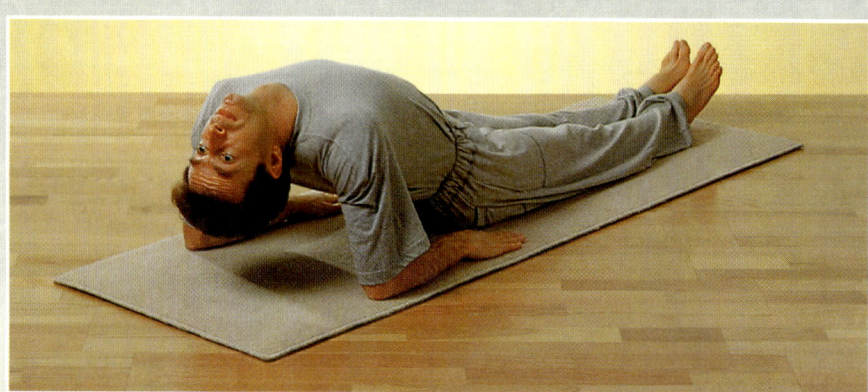

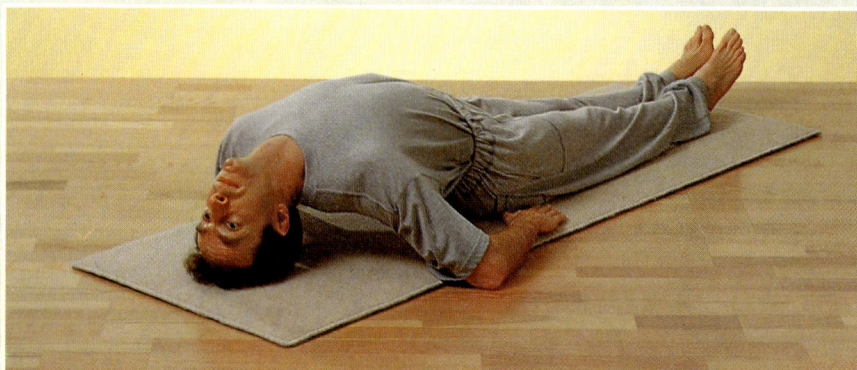

2 Die Ellbogen zur Seite abspreizen, bis der Scheitel den Boden berührt und der Brustraum gedehnt wird.

3 Die Hände vor der Brust zur Gebetsstellung *(namaste)* zusammenführen. Langsam und tief atmen. Etwa 30 Sekunden innehalten.

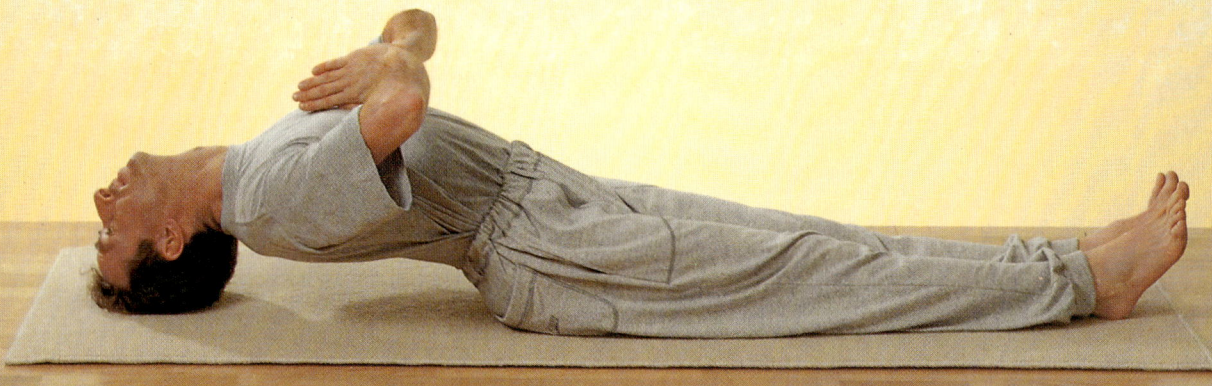

VISUALISIEREN WÄHREND
DER ÜBUNGEN

*D*ie asanas *wurden weitgehend anhand medi-tativer Praktiken entwickelt. Wenn Sie den Körper in einer ausgeglichenen Position halten oder einsetzen und dann mit Ihren Gedanken bei positiven Dingen verweilen, wird sich der Körper von sich aus darauf einstellen und entspannter und beweglicher werden.*

*E*in regelmäßiges Üben der Körperhaltungen führt dazu, daß sie mit einem Minimum an Anspannung und ohne Energieverschwendung durchgeführt werden. Hier kann der Aspekt des Visualisierens eingebracht werden. Einige Haltungen, die Sie bereits geübt haben, dürften Sie nun recht gut beherrschen. Nehmen Sie eine Position ein, in der Sie sich behaglich und ausgeglichen fühlen. Stellen Sie sich einen wunderschönen Sonnenaufgang vor, und fühlen Sie, welch ein herrliches Gefühl des Wohlbeha-gens dies erzeugt. Sie werden feststellen, daß es Ihnen nun leichterfällt, länger bequem in dieser Stellung zu verweilen.*

EIGENE LEIT-LINIEN AUF-STELLEN

Arbeiten Sie stets mit Vorstellungen, die Sie als angenehm empfinden. Die meisten Menschen finden einen schönen Sonnenaufgang sehr in-spirierend. In Ausnahme-fällen kann es jedoch auch vorkommen, daß jemand damit ein unan-genehmes Erlebnis ver-bindet. Auf dem Weg des Yoga fortzuschreiten, ist immer ein zweigleisiger Vorgang: Vergessen Sie niemals, eine eigene Rolle zu spielen.

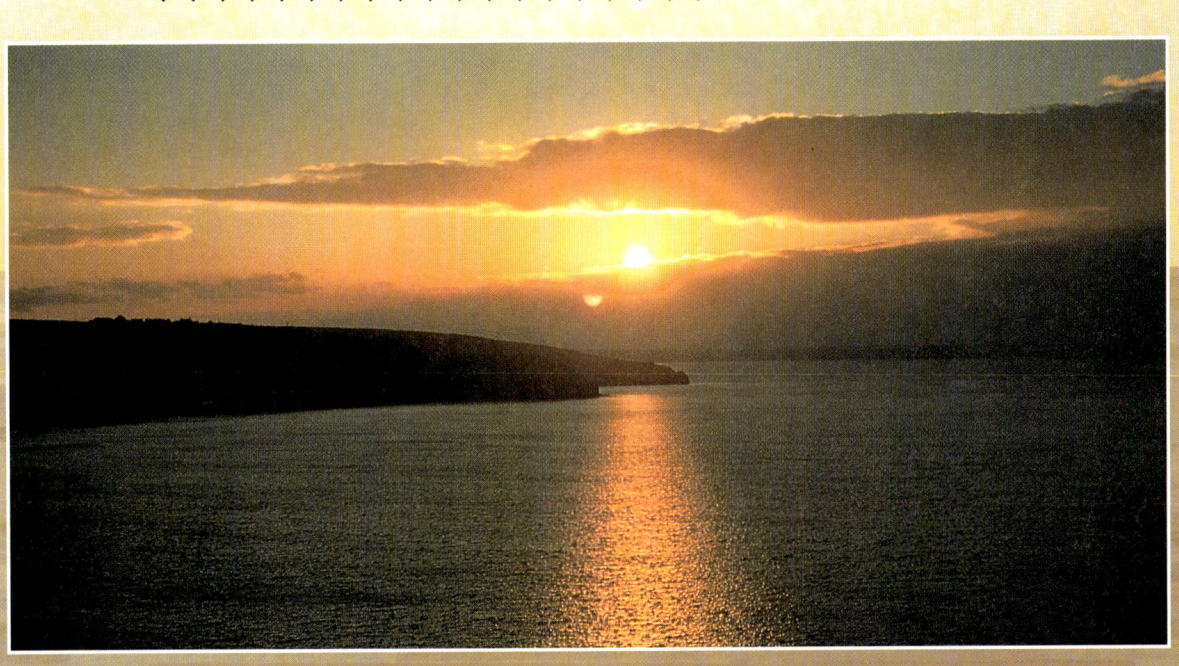

BESTANDSAUFNAHME

Denken Sie über die bisherigen Fortschritte nach, und fassen Sie die nächsten Schritte ins Auge. Zwar sind in jedem Monat einige neue asanas hinzugekommen, doch möglicherweise waren es Ihnen nicht genug. Die von den Yoga-Gelehrten verwendete Sprache war das Sanskrit. Dort gibt es ein wunderbares Wort: santosha. Es bedeutet, mit dem zufrieden zu sein, was man erreicht hat, und auf dieser Zufriedenheit aufzubauen. Das heißt nicht »sich abfinden«, sondern »als Grundlage nutzen«.

3

Die meisten Menschen entscheiden sich für den Pfad des Yoga, weil sie mehr aus ihrem Leben machen wollen. Wir alle sind auf Inspirationen angewiesen. Seit Jahrhunderten vergleichen die Yoga-Gelehrten das menschliche Leben mit dem Wachsen der Lotosblume, einem Seerosengewächs. Die Lotosblume zeichnet sich durch große Vollkommenheit aus: Ein Kreis wunderschöner Blütenblätter erglüht auf der gleißenden Oberfläche eines Sees. Die Buddhisten kennen folgenden Sinnspruch: »*Om mani padme hum*« – »Schaue den Edelstein in der Lotosblume«. Ihre Wurzel aber steckt tief im zähen Schlamm am Grunde des Sees. Die Lotoswurzel nutzt die Schlammpartikel als Nährstoffe und läßt ihre Triebe sprießen, bis sie die Wasseroberfläche erreicht haben. Dort – und nur dort – bildet sich eine Knospe, und die vollkommene Blüte tritt hervor.

Unser Leben und die Lotosblume

Vor allem in diesen unruhigen Zeiten scheint unser eigenes Leben gleich den Lotoswurzeln in den Tiefen zu versinken, und rasch haben wir das Gefühl, uns nicht über die uns umgebenden Probleme erheben zu können. Die Schwierigkeiten und Probleme, die auf uns lasten, sind Herausforderungen, die anzugehen und zu überwinden sind. Wie die Lotosblume können auch wir Triebe nach oben senden, die schließlich im Licht der Sonne erblühen werden.

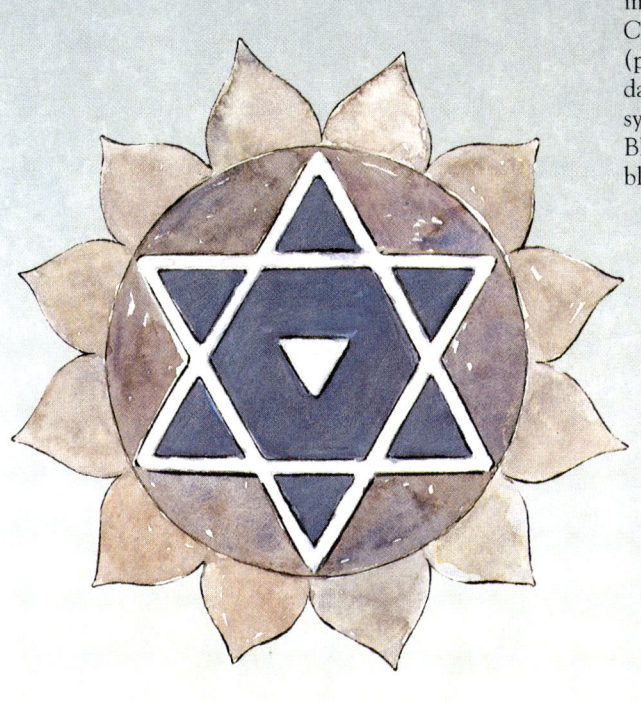

Das Herzzentrum heißt im Sanskrit *Anahata Chakra*. Es vereint das (positive) Sonnen- und das (negative) Mondsymbol mit den zwölf Blütenblättern der Lotosblume.

SICH KONZENTRIEREN

Es ist unwahr, daß wir mit sehr geringem Einsatz wichtige Dinge bewältigen können. Zwar können wir den Lernprozeß etwas erleichtern, doch wir benötigen *santosha*, und hierzu müssen wir die Kraft der Konzentration entwikkeln. Konzentration wird oft besprochen und propagiert, doch nur wenige Menschen haben eine Vorstellung davon, wie man sie erreicht. Die folgenden Ideen sollen Ihnen behilflich sein.

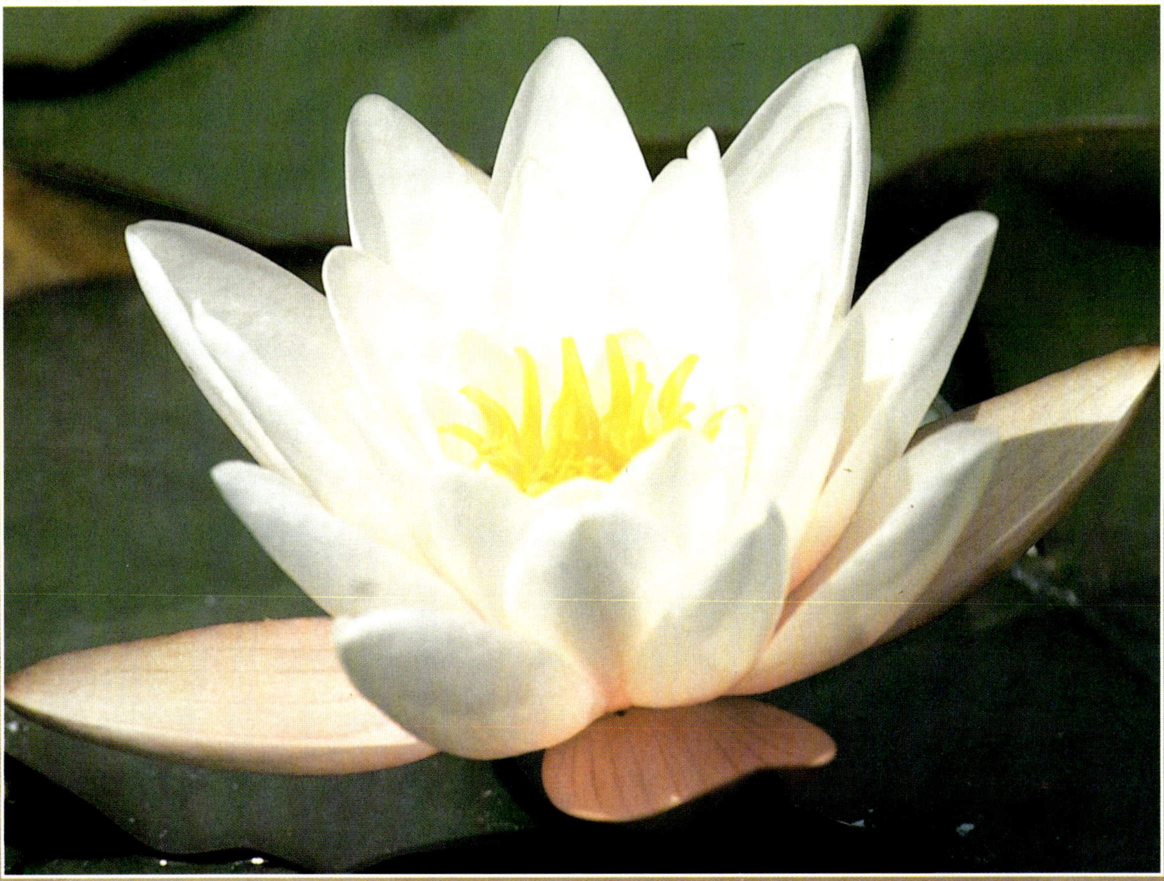

DAS PROGRAMM FORTSETZEN

Während Sie zunehmend mit den Yoga-Übungen vertraut werden, sollten Sie sich zugleich um ein tiefgreifenderes Verständnis bemühen, da die Gefahr besteht, die Übungen automatisch und gedankenlos zu vollziehen. Genau das Gegenteil ist jedoch von großer Bedeutung. Der Fortschritt erwächst aus dem »Mitgehen« und nicht aus der Erzeugung der falschen Anspannungen, seien sie geistiger oder körperlicher Natur. Die weit verbreitete Feststellung, Yoga sei kein Wetteifern, bedeutet nicht, daß Ihre Einstellung zu den Übungen ohne Belang wäre. Anders ausgedrückt heißt dies, daß Sie die ansehnlichsten Ergebnisse erzielen, wenn Sie eine Harmonie von Geist, Körper und Energie schaffen.

3

HALTUNGEN

So wie der Körper eines Hundes ein Glücksgefühl ausdrückt, wenn der Hund ausgeführt wird, freut sich auch der menschliche Körper, wenn ihm sinnvolle Streckübungen zuteil werden.

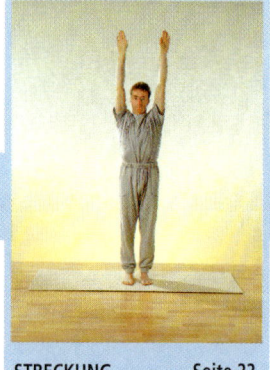

STRECKUNG   Seite 22

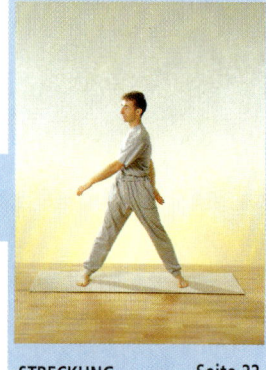

STRECKUNG   Seite 22

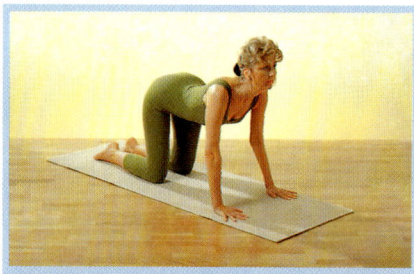

KATZE   Seite 24

Der Nutzen von Ausgleichshaltungen ist Ihnen allmählich bewußt geworden. So wird eine Streckung nach vorn stets durch eine Streckung nach hinten ausgeglichen.

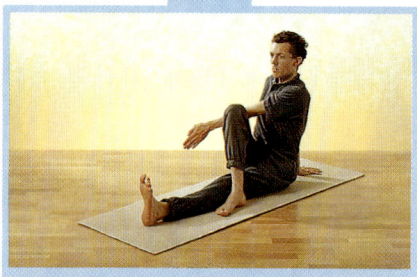

HALBER DREHSITZ   Seite 25

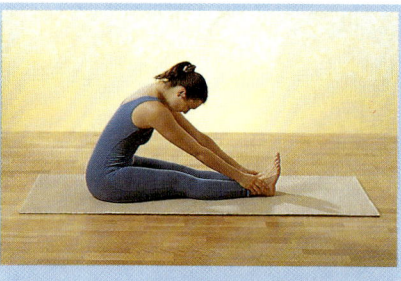

LANGSITZ (1)   Seite 26

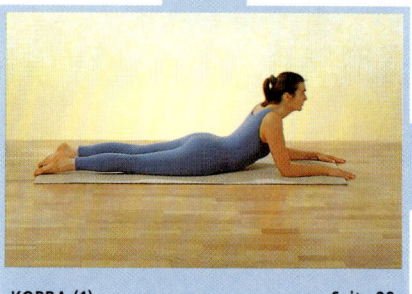

KOBRA (1)   Seite 28

ENTSPANNEN

Denken Sie daran, eine Serie von Körperübungen stets mit einer wenigstens fünfminütigen Entspannungsphase abzuschließen.

ATMEN UND VISUALISIEREN

Bewußtes Atmen ist wichtig, doch erst das Visualisieren verknüpft Geist und Atmung.

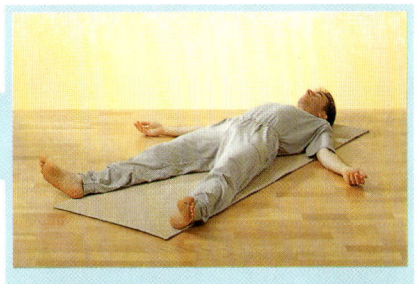

ENTSPANNEN Seite 30

Korrekte Haltung (siehe unten) birgt zahlreiche Vorteile, vor allem durch einen ausgleichenden Einfluß auf das überaus wichtige Nervensystem.

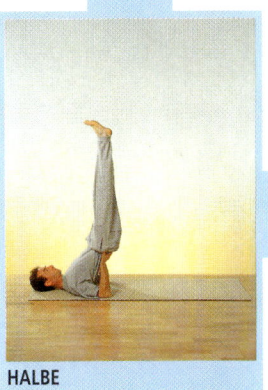

HALBE KERZE Seite 44

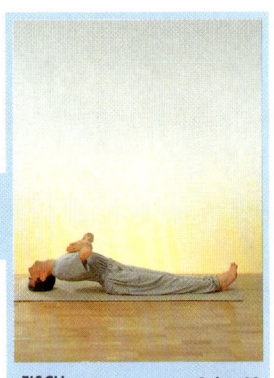

FISCH Seite 46

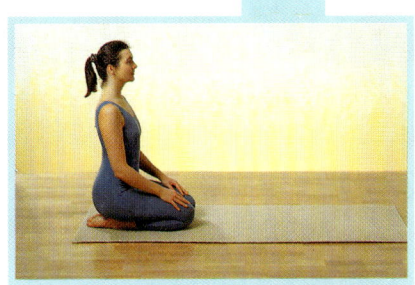

Seite 43

Die Vorteile der Ausgleichshaltungen und Umkehrstellungen werden Ihnen immer bewußter. Die Aktivitäten von Nacken und Schultern in den beiden folgenden Übungen liefern ein anschauliches Beispiel.

Harmonisches und rhythmisches Atmen führt Sie zu harmonischen und rhythmischen Gedanken, mithin zum Kernpunkt des Visualisierens.

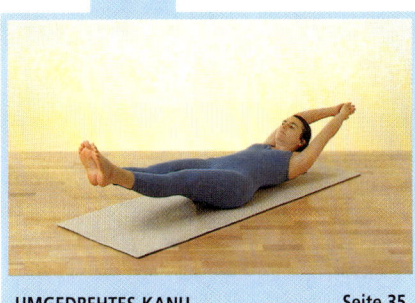

UMGEDREHTES KANU Seite 35

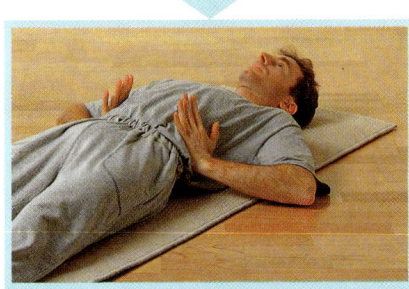

Seite 33

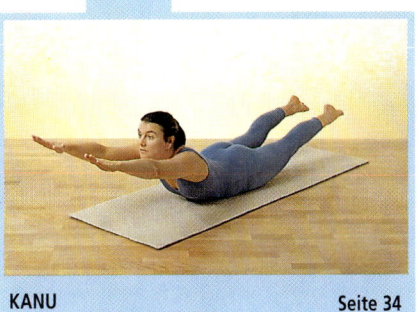

KANU Seite 34

Trainieren Sie eine verbesserte Atmung nicht nur in der Rückenlage, sondern auch im Sitzen. Mit dieser Übungsform lassen sich ebenfalls gute Resultate erzielen.

4

MEDITIEREN

MONATSZIELE

Die vier einander ergänzenden Aspekte des menschlichen Lebens sind Aktivierung, Entspannung, Visualisierung und Meditation. Bisher haben Sie Ihren Körper zusammen mit dem Geist und der Atemenergie eingesetzt. Sie stimulierten Ihr Leben durch Entspannung und Visualisierung. Der nächste wichtige Schritt besteht darin, den durch Meditation gewonnenen Frieden hinzuzufügen. In diesem Monat üben Sie mehr asanas als bisher; wichtiger aber ist, daß Sie das Verständnis für Ihren Körper nicht nur bei den Übungen, sondern in allen Lebenslagen vertiefen.

ERSTE SCHRITTE

Worin unterscheiden sich Entspannung, Visualisierung und Meditation? Beim Entspannen gestatten Sie Ihrem Körper, wie ein Motor im Leerlauf tätig zu sein; Sie beobachten, aber greifen nicht ein. Beim Visualisieren benutzen Sie die Bilderwelt, um die Körperfunktionen anzuregen. Beim Meditieren ziehen Sie den Geist vom Körper zurück (ohne ein Bewußtsein für seine Gegenwart zu verlieren) und verweilen bei einer bestimmten, nicht-körperlichen Vorstellung. Dies führt Sie über die üblichen Grenzen des Lebens hinaus und steigert Ihr Gefühl der geistigen Kontrolle.

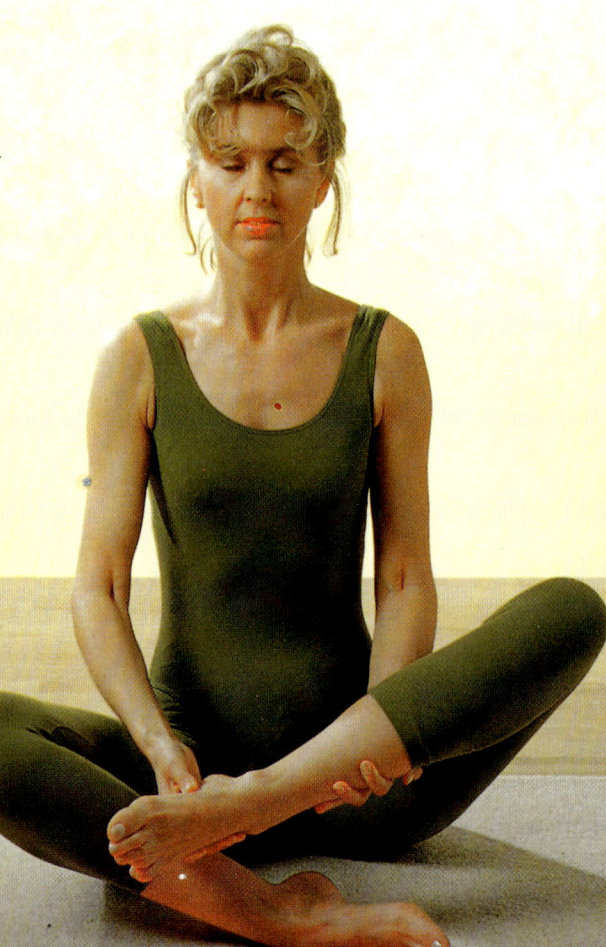

Beim Meditieren können Sie auf einem Stuhl oder auf dem Boden sitzen. Im Liegen zu meditieren, ist nicht ratsam. In diesem Zusammenhang gelten die bereits erläuterten Voraussetzungen (siehe Seiten 38–39): Oberkörper in bequeme, gerade Haltung bringen, Hände zusammenlegen (oder in der klassischen Position, in der sich Daumen und Zeigefinger jeder Hand berühren) und die Augen schließen. Einige Schulen befürworten das Meditieren mit halb geschlossenen Augen, doch die meisten Menschen finden dies extrem schwierig. Wichtig ist, daß sich der Körper wohlfühlt, sonst sendet er entsprechende Notsignale an das Gehirn, und eine geistige Ruhe wird unmöglich.

Da es unzählige Arten des Meditierens gibt, empfiehlt es sich, einige von ihnen auszuprobieren, bis Sie eine passende Methode gefunden haben.

Hamsa-Meditation

Die Wildgans oder der wilde Schwan sind in der indischen Meditationspraxis seit Jahrhunderten gebräuchliche Bilder. Da diese Geschöpfe sich auf dem Land, im Wasser und in der Luft zu Hause fühlen, gelten sie als Symbol der Ungebundenheit. Voraussetzung für erfolgreiches Meditieren ist eine korrekte Sitzhaltung in einem Raum, in dem man Sie nicht stören wird. Schließen Sie die Augen, und vergegenwärtigen Sie sich den Fluß und Klang Ihres Atmens. Visualisieren Sie nach ein bis zwei Minuten eine Gans oder einen Schwan im Flug. Das Sanskrit-Wort für den Vogel lautet *Hamsa*. Verweilen Sie für einige Minuten bei diesem Bild, und beginnen Sie damit, sich beim Einatmen »Ham« und beim Ausatmen »sa« zu sagen. »Ham ... sa.«

Lassen Sie nun die Vorstellung abklingen, doch wiederholen Sie weiterhin »Ham ... sa«, während Sie ein- und ausatmen. Drängen Sie störende Gedanken mit sanftem Nachdruck fort, und nehmen Sie den Sprechgesang wieder auf. Anfangs reichen ungefähr zehn Minuten. Diesen Zeitraum können Sie allmählich auf ideale 20 bis 30 Minuten ausdehnen, die Sie in näherer Zukunft erreichen sollten.

Mit zunehmender Gewöhnung an die Übung werden Sie nicht nur feststellen, daß Ihr Geist friedvoll und wachsam ist, sondern auch, daß sich Ihr Körper geschmeidig fühlt, denn die Meditation bringt auch einen körperlichen Nutzen mit sich.

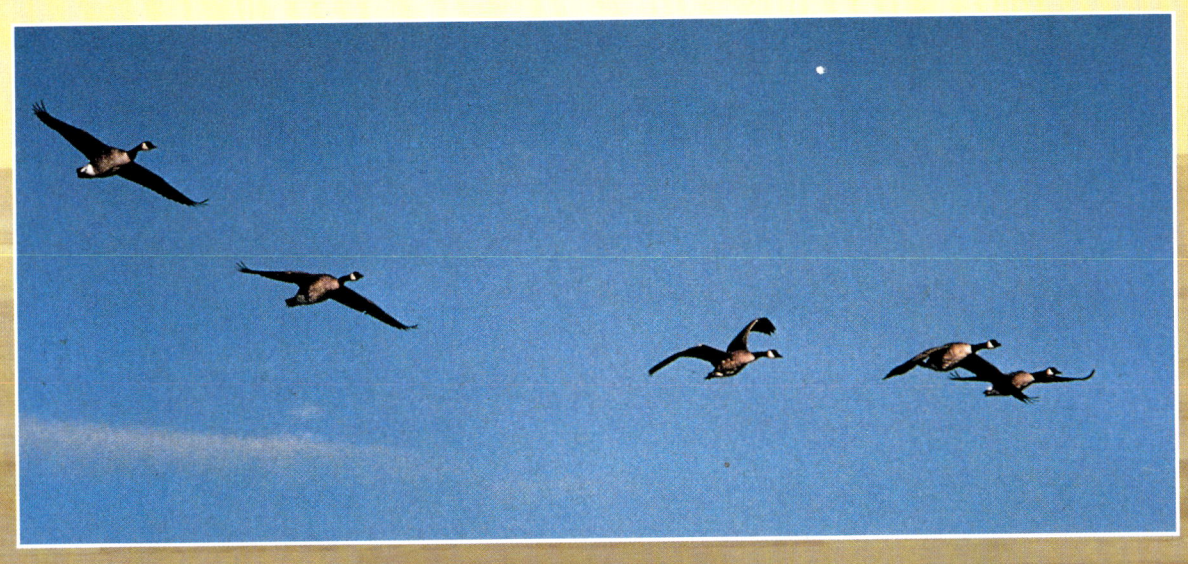

DIE BERG-ATMUNG

*Anfangs haben wir uns darauf konzentriert,
den natürlichen Prozeß des Atmens zu fördern,
da unsere Atmung oft durch unsere angespannte
Lebensweise belastet wird. Nun können Sie
einige Techniken einüben, die dem Geist wie der
Atmung nutzen und den Energiefluß anregen.
Als erste dieser Übungen erinnert uns die Berg-
Atmung daran, daß die Atmosphäre in Bergre-
gionen und in der Nähe reißender Flüsse stärker
mit negativen Ionen aufgeladen ist, die nachweislich für Körper und Geist heilsam sind.*

4

1 Mit herabhängenden Armen bequem aufrecht sitzen oder stehen. Eingefallene Haltung vermeiden. Anschließend langsam ausatmen.

2 Beim Einatmen die Arme etwas hinter der Schulterlinie seitlich ausstrecken, so daß die Rumpfmuskulatur beim Hochfahren der Arme gestreckt und angehoben wird.

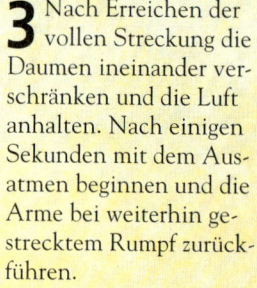

3 Nach Erreichen der vollen Streckung die Daumen ineinander verschränken und die Luft anhalten. Nach einigen Sekunden mit dem Ausatmen beginnen und die Arme bei weiterhin gestrecktem Rumpf zurückführen.

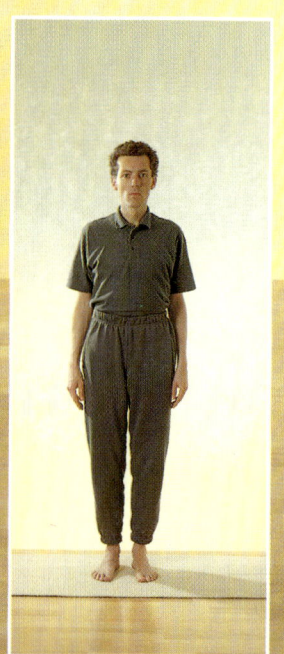
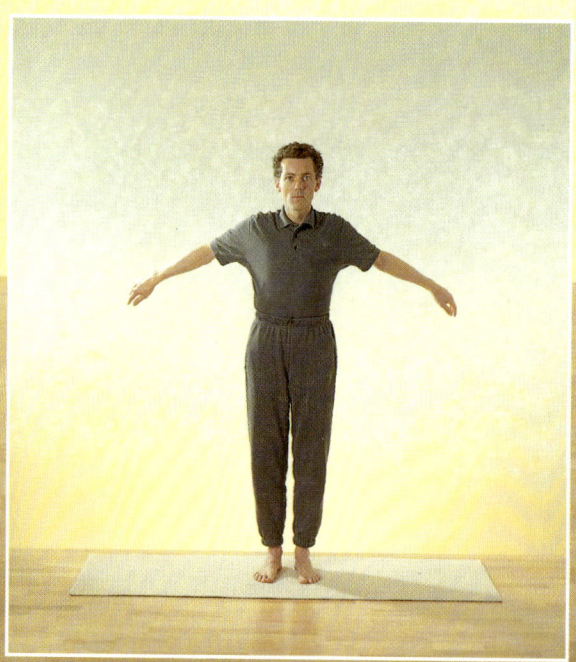
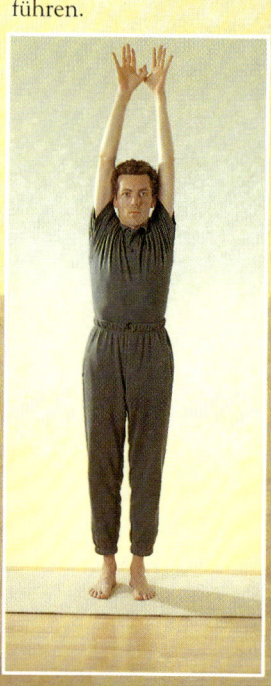

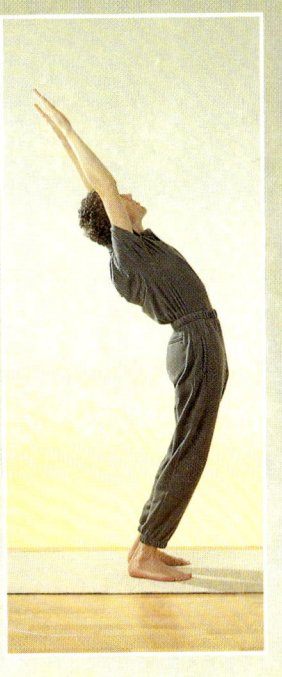

1 Ha-Atmung

Begegnen Sie einer flachen Atmung, indem Sie sich mit leicht gespreizten Beinen aufrecht hinstellen und mit geschlossenem Mund und leicht gebogenem Rücken die Arme nach oben schwingen.

2

Arme und Oberkörper nach vorn schwingen und durch den Mund mit einem kräftigen »Ha« ausatmen. Kopf und Arme locker halten. Die Ausatmung durch Einziehen der Bauchmuskeln unterstützen. Dreimal wiederholen.

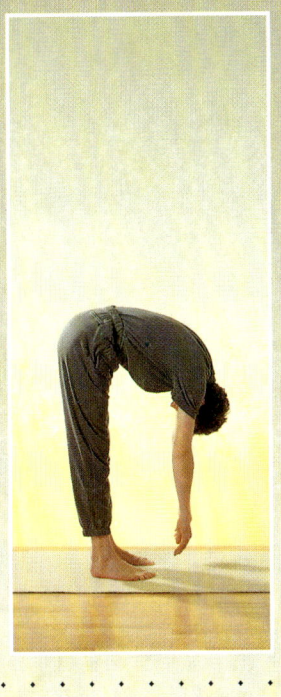

PRANA ERFAHREN

Die Bedeutung der Atmung wird leicht unterschätzt. Atmen ist gleich Leben und sollte daher entsprechende Achtung genießen. Wenn Sie sich auf die Atmung konzentrieren – um sie auf natürliche Weise oder mit Hilfe besonderer Übungen zu fördern –, sollte Ihr Denken dieser Lebenskraft, die im Yoga als *prana* bezeichnet wird, seine Aufwartung machen.

REINIGUNG DER LUNGE

Schadstoffe in der Luft, Rauchen und flache Atmung führen zu einer Verstopfung der Atemwege. Bei dieser Übung werden die gefüllten Lungen zusammengepreßt, um Schleim und Blockaden zu lösen. Personen mit stärkeren Beschwerden im Brustraum oder mit Emphysem sollten zuvor ihren Arzt zu Rate ziehen.

1

Berg-Stellung einnehmen, einatmen, Arme ausstrecken und abknikken; die Fingerspitzen auf die Schultern legen.

2

Mit angehaltenem Atem und auf den Schultern verweilenden Fingerspitzen die Ellbogen nach vorn führen.

3

Kopf senken, Oberkörper nach vorn beugen und mit angehaltenem Atem den Brustraum zusammenpressen. Einige Sekunden verharren. Beim Ausatmen aufrichten und in die Ausgangsposition zurückkehren. Dreimal wiederholen.

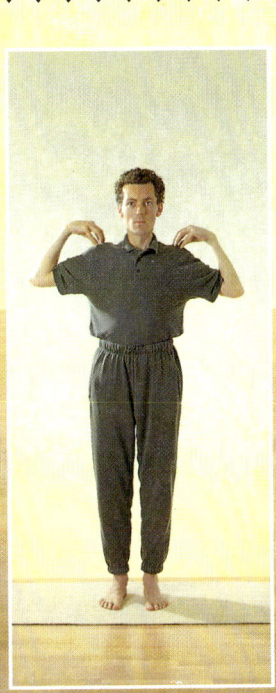

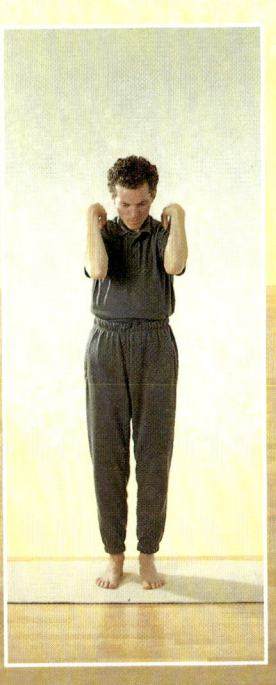

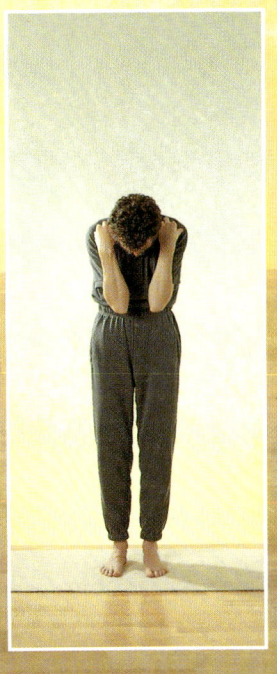

NOCHMALS KOPFUNTER

*Ist es natürlich, daß wir uns auf den Kopf
stellen? Um die Antwort zu finden, muß man
nur spielende Kinder beobachten, die große
Freude am Radschlagen und Hängen an Turn-
stangen haben. Die Umkehrstellungen des Yoga
nutzen diesen Instinkt bewußt zu unserem
geistigen und körperlichen Vorteil. Die Pose der
Ruhe ist eine körperlich anregende und zugleich
geistig beruhigende S-förmige Körperhaltung.
Zwar werden die asanas des Yoga mit einer
gewissen Kontrolle durchgeführt, doch sind
ebenso die Schwungkraft und das Gleich-
gewichtsgefühl wichtig, das wir als ungehemmte
Kinder besaßen.*

4

1 Pose der Ruhe
Mit geschlossenen
Beinen hinlegen, Arme
an den Seiten, Handflä-
chen nach unten. Recht
tief atmen. Einatmen, die
Beine nach oben schwin-
gen und mit dem Druck
von Händen und Armen
ausbalancieren.

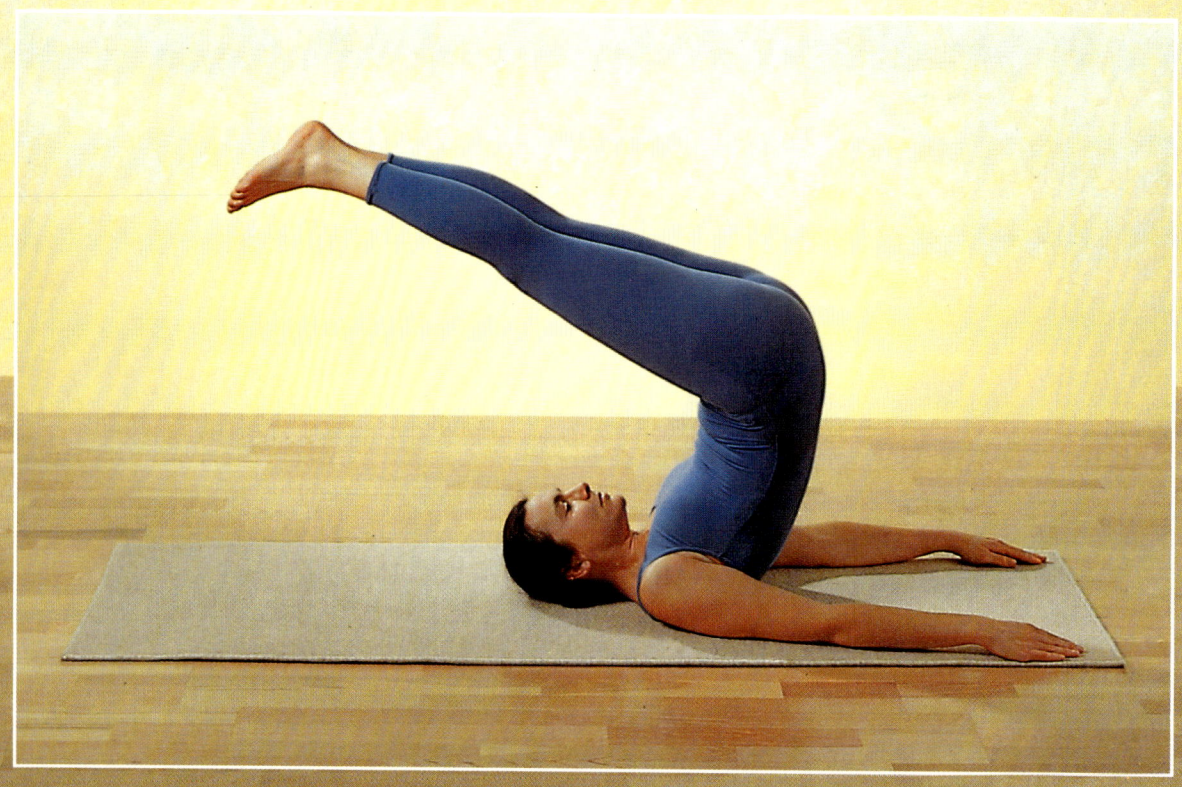

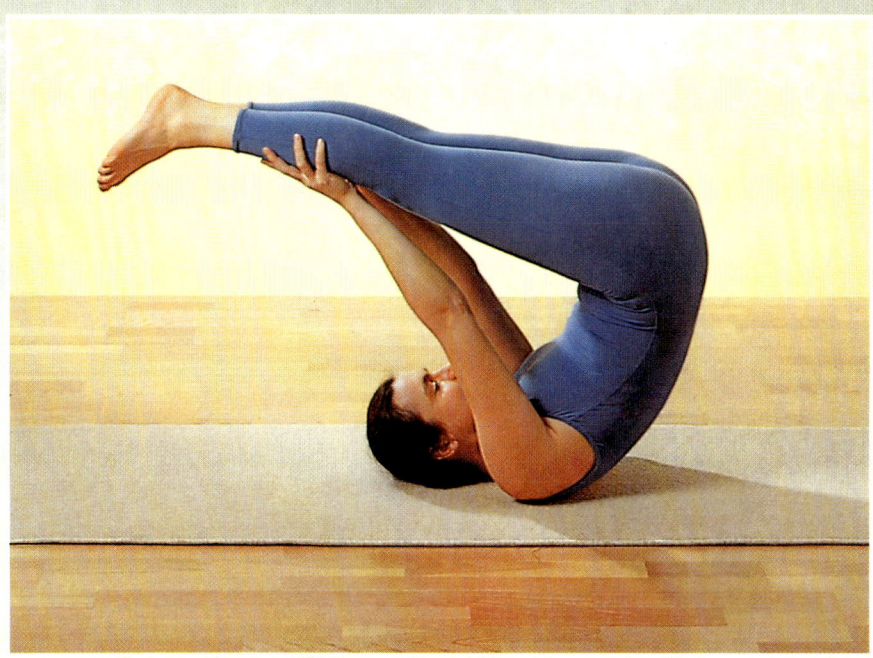

KINDLICHE
FREUDE WIE-
DERGEWINNEN

Die Rückbesinnung auf
die kindliche Lebensfreu-
de stellt einen wichtigen
Aspekt Ihrer Übungen
dar. Dieser Instinkt muß
mit der Nachdenklichkeit
des erwachsenen Men-
schen vereint werden.
Obwohl die langsame,
kontrollierte Ausführung
ein zentrales Anliegen des
Yoga ist, können Sie oft
gute Fortschritte erzielen,
indem Sie in die Rastlosig-
keit der Kindheit zu-
rückkehren.

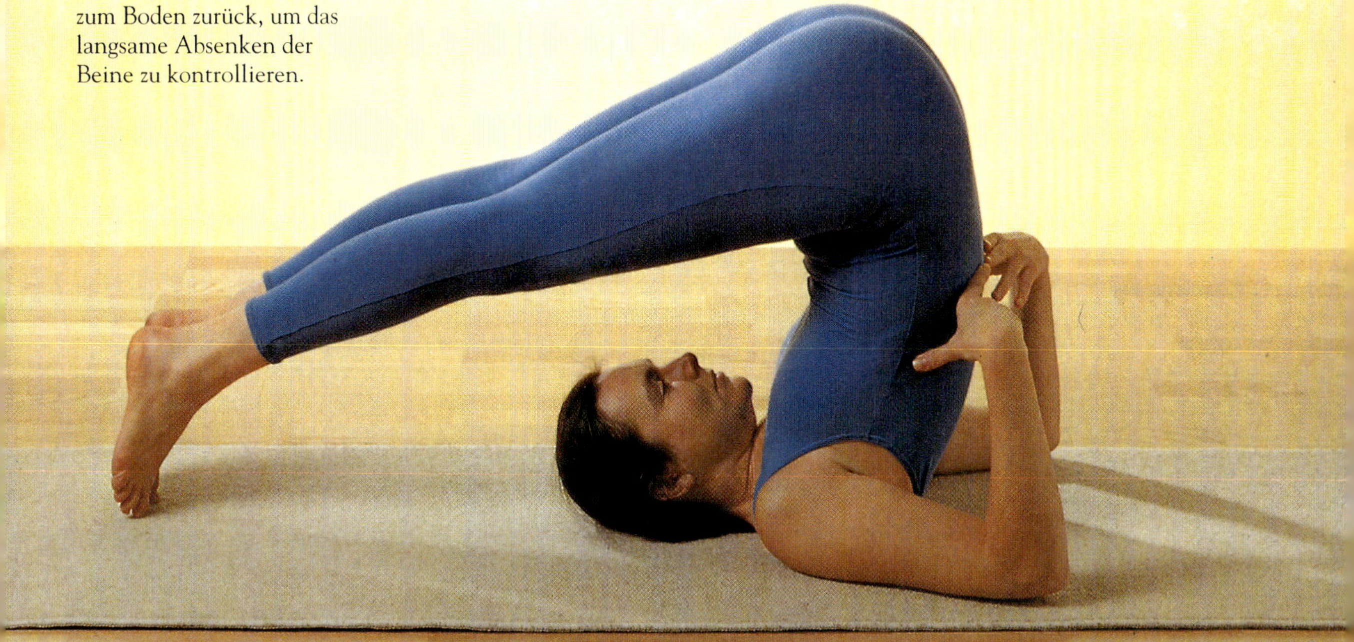

2 Sobald Sie auf den Schultern ruhen, sollten Sie die Hände an Knöchel oder Schienbein führen. Arme gerade halten und nicht abknikken. Verweilen Sie entspannt atmend möglichst mit geschlossenen Augen in dieser Stellung. Entwickeln Sie nach und nach das Gefühl zu treiben, und halten Sie so lange an ihm fest, wie es Ihnen bequem ist. Führen Sie zunächst die Arme zum Boden zurück, um das langsame Absenken der Beine zu kontrollieren.

3 Der Pflug
Von der Pose der Ruhe können Sie nun in den sogenannten *Pflug* übergehen. Führen Sie die Hände von den Beinen fort, und senken Sie die Beine, bis die Zehen den Boden berühren. Halten Sie das Gleichgewicht durch leichtes Abstützen des Rückens mit den Fingern. Führen Sie abschließend – wie bei der Pose der Ruhe – zunächst die Arme zum Boden zurück, die Sie einsetzen, um die langsame Rückstellung der Beine zu kontrollieren. Eine bis zwei Minuten entspannen.

4

REAKTIONEN KONTROLLIEREN

Das Leben besteht aus einer Reihe von Herausforderungen. Wie jemand mit ihnen im Laufe der Jahre fertig wird, spielt eine wichtige Rolle für Weltsicht und Gesundheit. Zwar kann niemand streßreiche Ereignisse vermeiden, doch können wir unsere entsprechenden Reaktionen kontrollieren. Die klassischen Yoga-Texte verlangen, daß man glücklichen wie unglücklichen Ereignissen gleichermaßen leidenschaftslos begegnen soll. Auch wenn hierzu kaum jemand in der Lage ist, kann man doch einige nützliche Veränderungen herbeiführen.

4

1 Schlechte Nachrichten beeinträchtigen die Atmung, was wiederum die Rumpfmuskulatur verspannt. Da auch der Energiefluß zum Gehirn gestört wird, fällt es schwer, einen klaren Gedanken zu fassen. Im Fall eines negativen Ereignisses ruhig hinsetzen, die Hände auf die Brust legen, kontrolliert ein- und ausatmen sowie die Atmung verlangsamen. Nach ein oder zwei Minuten werden Anspannung und Druck nachlassen.

2 Selbst gute Nachrichten können Sie aus dem Gleichgewicht bringen. Um gute Nachrichten ruhig anzunehmen, führen Sie die Hände mit nach unten weisenden Handflächen vor die Brust. Stellen Sie sich vor, daß Sie das aufkommende Gefühl der Vereinnahmung nach unten drücken. Lassen Sie die Hände beim Einatmen etwas nach oben und beim Ausatmen langsam nach unten fahren. Die Atmung verlangsamen.

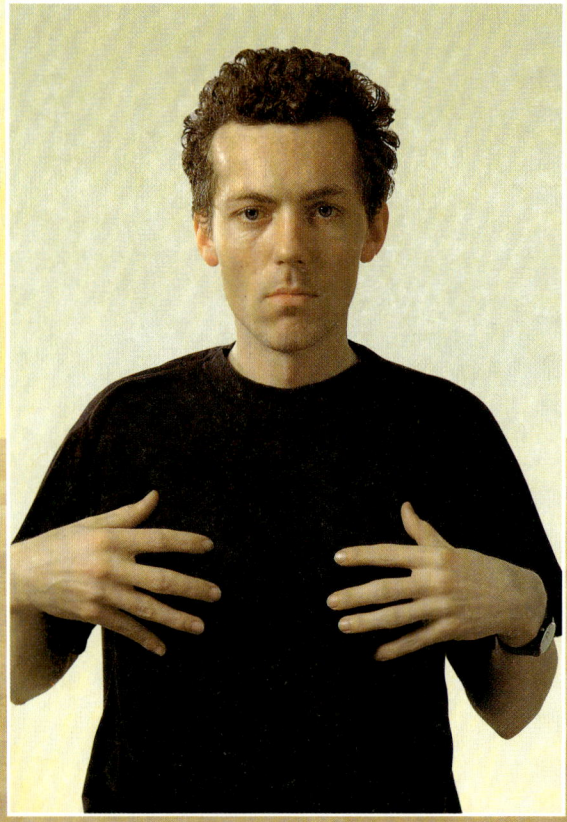

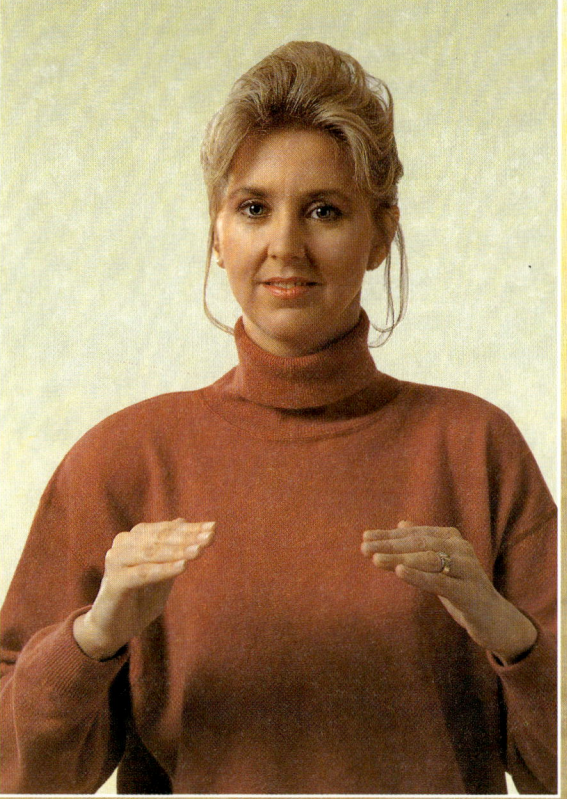

Unsere Reaktionen auf lebenswichtige Ereignisse werden zu starren Reflexen und sind daher schwer veränderbar. Doch ein Wandel *ist möglich*, und es ist wichtig, darauf hinzuarbeiten, falls diese Reaktionen einen Schaden anrichten. Wer etwa ständig auf die Uhr schaut und von einem Termin zum nächsten hetzt, kann einen farbigen Kreis auf das Uhrglas kleben. Jeder Blick auf die Uhr ermahnt nun, es langsamer angehen zu lassen.

3 Sorgen führen zu einem Gefühl, als würde sich alles im Kreis drehen und man könne nicht recht begreifen, was vor sich geht. Bei derartigen Emotionen kommt es darauf an, die Atmung bewußt zu beruhigen und zu verlangsamen. Um gegen das geistige Wirrwarr anzugehen, empfiehlt es sich, die Fingerspitzen ganz sanft auf die Stirn zu legen.

4 Aufregende oder verdrießliche Nachrichten können, wenn man ihnen nicht begegnet, zu schädlichen Reaktionen führen. Die Hände vor der Brust zur Gebetshaltung (*namaste*) zusammenzuführen, hat bereits als reine Geste eine beruhigende Wirkung. Arbeiten Sie darauf hin, Ihre Atmung zu verlangsamen, um Ärger und Verdruß zu lindern.

4

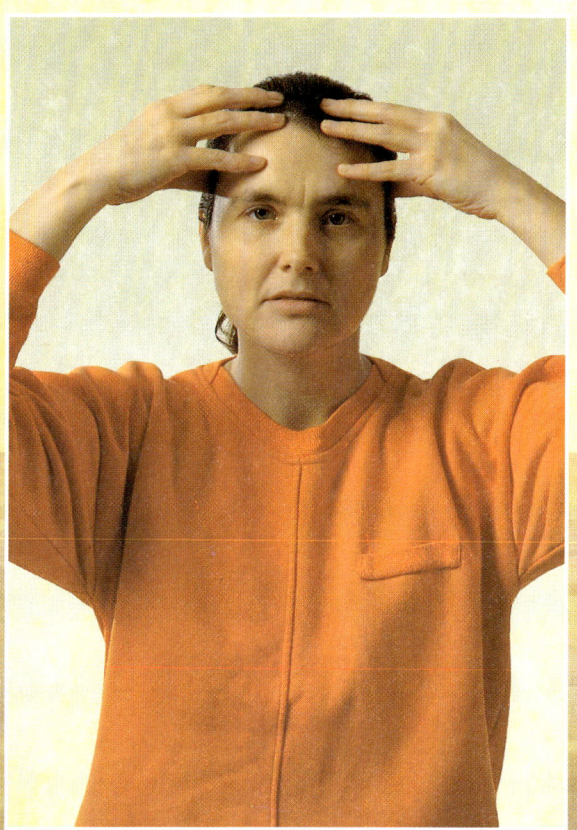

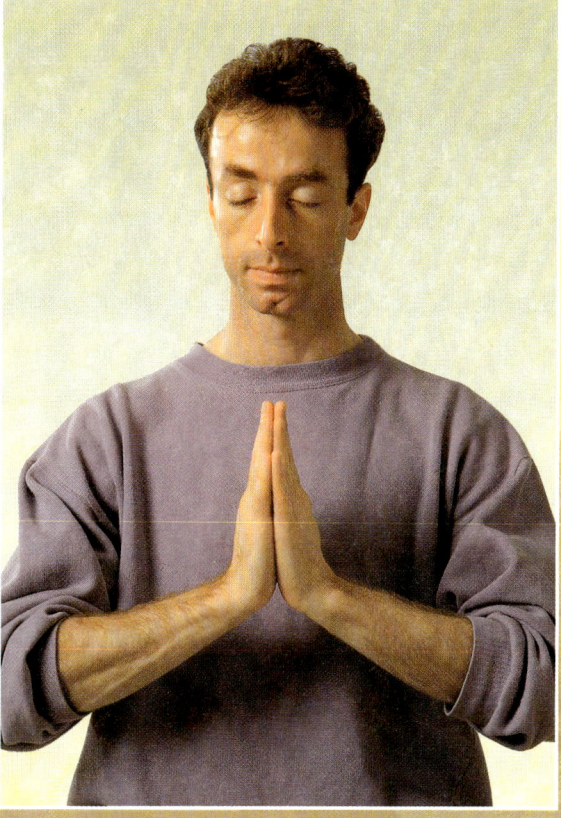

DAS PROGRAMM FORTSETZEN

Eine naturwissenschaftliche Gesetzmäßigkeit, die gleichzeitig der zentralen Denkweise des Yoga entspricht, heißt: Nichts wird geschaffen, nichts wird zerstört, alles befindet sich im Prozeß der Veränderung. Auch jedes Yoga-Programm muß sich entwickeln, reifen und sich verändern. Thematischer Schwerpunkt dieses Monats ist die Atmung. Vor allem wird der Wert erkundet, den eine effektive Atemkontrolle für das ganze Leben verkörpert.

Die Visualisierung spielt nunmehr jeden Tag eine wichtige Rolle in Ihrem Leben. Jetzt können Sie damit beginnen, die Wunder der Meditation zu ergründen. Das Wort »Wunder« ist tatsächlich angebracht, denn die Meditation kann Sie in bisher ungeahnte Sphären führen – vorausgesetzt, daß Sie es langsam angehen lassen, nichts Unmögliches erwarten und am Ende nicht die Geduld verlieren.

4

ATMEN
Auch wenn Sie im Yoga sehr gut vorankommen, gibt es stets einen Anlaß, die Atmung unter Einsatz der Hände zu kontrollieren.

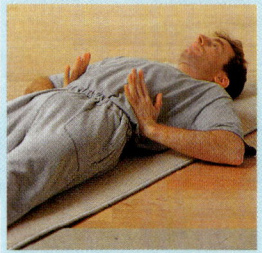

Seite 33

Die *Berg-Haltung* kombinierte den kräftigen Körpereinsatz mit der sinnvollen Entwicklung der Atmung; dies wiederum kann mit der »Ha«-Atmung verknüpft werden.

Dafür zu sorgen, daß Lungen und Atemwege frei sind, ist für jeden Menschen wichtig, nicht nur für Menschen mit Beschwerden im Brustraum.

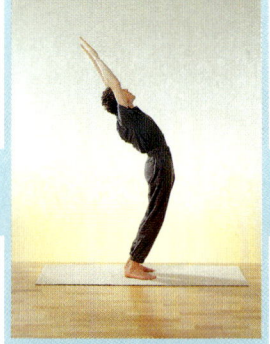

HA-ATMUNG   Seite 55

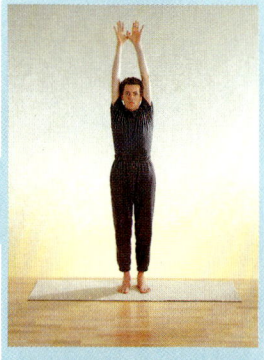

BERG-ATMUNG   Seite 54

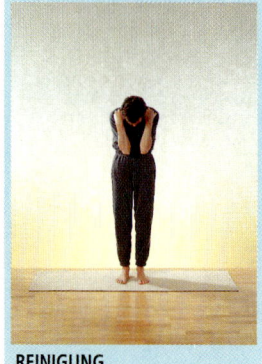

REINIGUNG
DER LUNGE   Seite 55

Anhand dieser Anregungen können Sie nun eine etwa zehnminütige Sequenz von Atemübungen entwickeln, die Ihnen in jeder Weise nutzt.

HALTUNGEN
Auf eine Sequenz von ausgeglichenen Haltungen (wie hier dargestellt) reagieren Körper, Energie und Geist entsprechend. In der Regel dauert eine solche Sitzung nicht länger als 15 oder 20 Minuten.

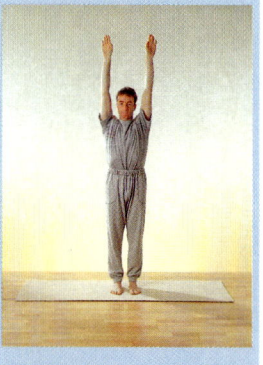

STRECKUNG   Seite 22

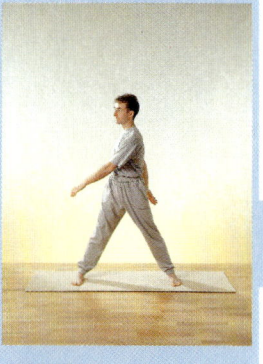

STRECKUNG   Seite 22

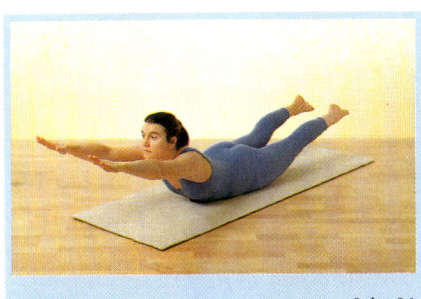

KANU   Seite 34

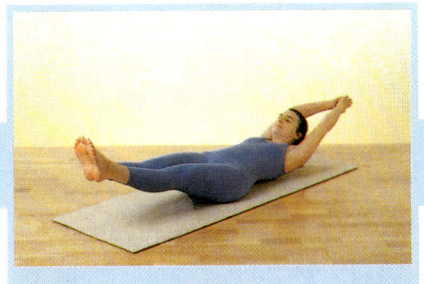

UMGEDREHTES KANU   Seite 35

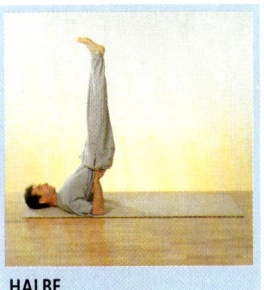

HALBE KERZE   Seite 44

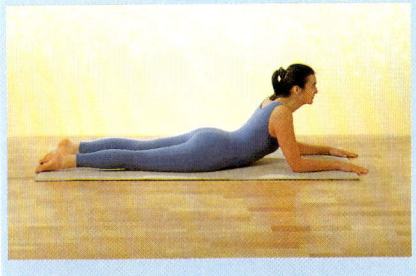

KOBRA (1)   Seite 28

Der *Pflug* ist in mancher Hinsicht die bisher anspruchsvollste Haltung. Ihre erfolgreiche Durchführung basiert nicht darauf, daß man danach ringt, sondern darauf, daß man sie zuläßt.

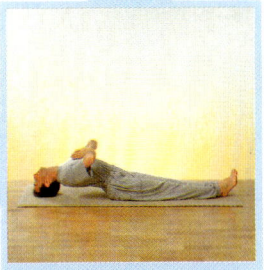

FISCH   Seite 46

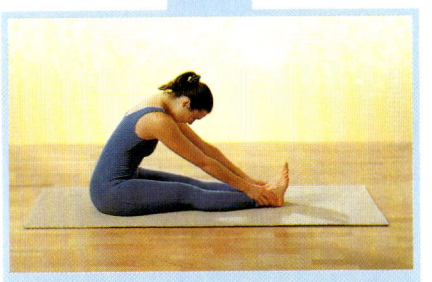

LANGSITZ (1)   Seite 26

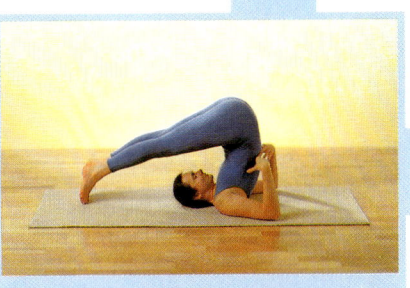

PFLUG   Seite 57

ENTSPANNEN

Das abschließende Entspannen wird im Zuge der immer anspruchsvolleren *asanas* zunehmend wichtiger.

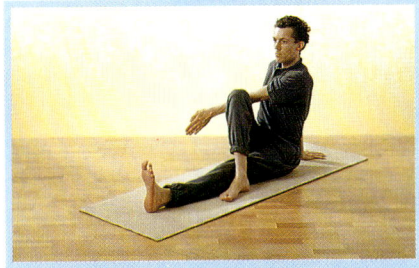

HALBER DREHSITZ   Seite 25

MEDITIEREN

Viele Menschen haben eine Abneigung gegen das Meditieren; dabei ist es ein vollkommen natürlicher Vorgang.

Spüren Sie dem Vergnügen nach, das entsteht, wenn sich Körper und Gehirn beruhigen und im Zustand der Ruhe tätig sind.

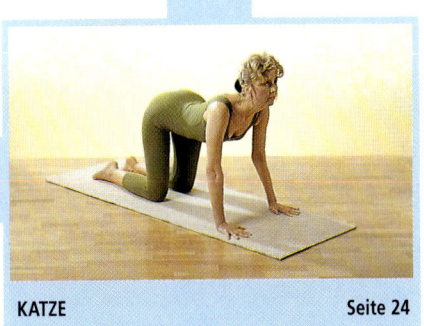

KATZE   Seite 24

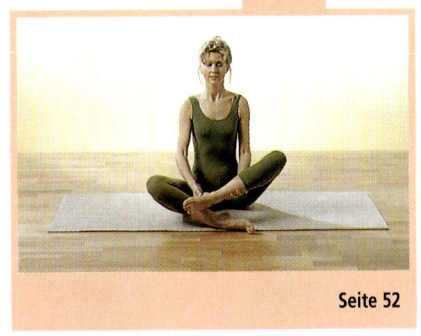

Seite 52

FÜNFTER

5

MONAT

KÖRPER UND GEIST

MONATSZIELE

Die meisten Yoga-Anfänger zeigen eine gewisse Steifheit und grö—ßere Vorbehalte, doch keine Sorge: Unser Körper reagiert, wenn er intelligent eingesetzt wird. In diesem Monat werden Sie etwas stärker auf das Erreichen eines körperlich-geistigen Gleichgewichts hinar—beiten. Wie Sie an die Durchführung der asanas herangehen, wird den Grad Ihres Erfolgs beeinflussen. Stellen Sie sich Bäume und Sträucher vor, die auf den Wind reagieren. Die graziöse Bewegung der Zweige suggeriert eine Bereitschaft, sich der Kraft anzupassen.

· ·

DIE SCHULTERBRÜCKE

Alle auf einer aktiven Wirbelsäule basierenden Körperhaltungen sind für die meisten anderen Körperpartien ebenfalls von Nutzen. So kann die Kombination von Bewegung und Atmung eine rhythmische Massage der Bauchorgane bewirken. Eine solche Massage wird wesentlich zum Erhalt einer guten Gesundheit beitragen. Eine biegsame Wirbelsäule kann derweil Ihren Körper vor potentiellen Schäden bewahren.

· ·

1 Auf den Rücken le-gen, Arme zur Seite, Handflächen nach unten. Die Fersen bis zum Gesäß anziehen. Ausatmen.

2 Beim Einatmen Rük-ken, Gesäß und die Schenkel anheben. Arme auf den Ellbogen auflegen und mit den Händen die Lendenregion abstützen. Atem anhalten und ab-schließend den Körper langsam zurückführen.

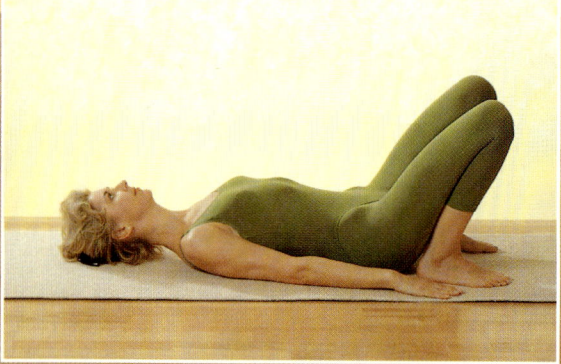

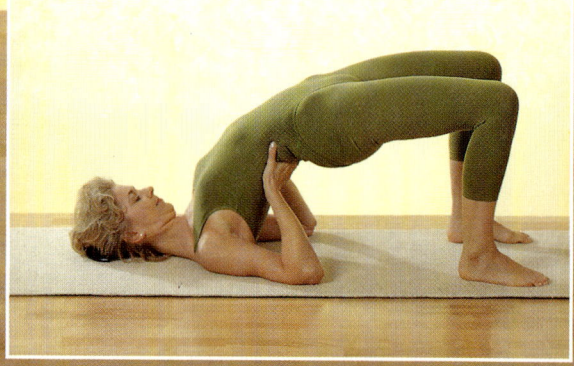

FORTGESCHRITTENER PFLUG

Bei zahlreichen Yoga-Stellungen gibt es Variationen. Sie bieten einen zusätzlichen Nutzen, ihre Ausführung ist jedoch freigestellt. Diese Variante des Pfluges, die Ohr-Knie-Stellung, gehört zu den anspruchsvolleren Übungen; sie sollte nicht gewaltsam durchgeführt werden.

1 Ohr-Knie-Stellung. Begeben Sie sich in die weiter vorn dargestellte Pflug-Stellung, und verharren Sie ruhig atmend eine oder zwei Minuten in dieser Position. Legen Sie alle Hast ab.

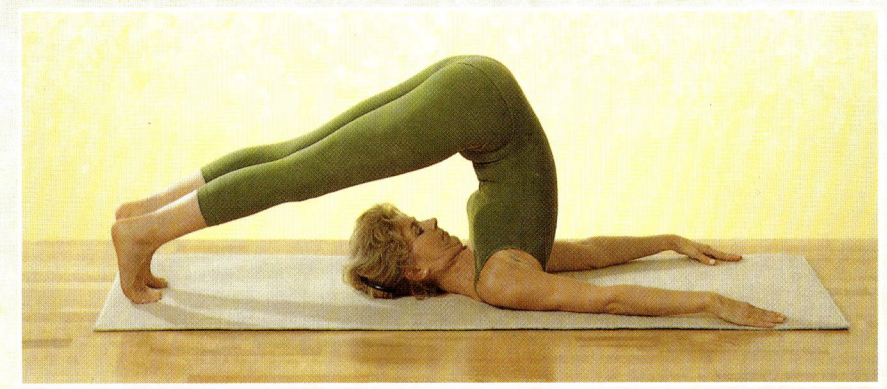

2 Beim Ausatmen die Knie beugen und sie hinter die Schultern zum Boden führen. Die Arme über den Waden zusammenführen und die Hände über dem Scheitel ineinander verschränken. Ruhig atmend in dieser Position verharren. Wenn Sie sich dazu bereit fühlen, gehen Sie in die normale Pflug-Stellung und dann langsam und kontrolliert ausatmend in die Bodenlage zurück. Entspannen Sie sich anschließend ausreichend.

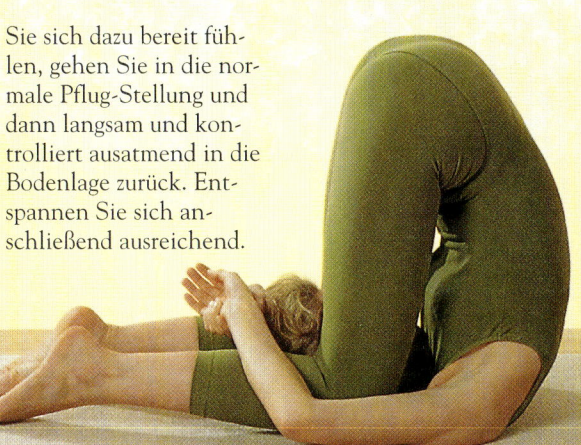

1 Mit gespreizten Beinen und gegen die Schenkel gedrückten Händen hinstellen.

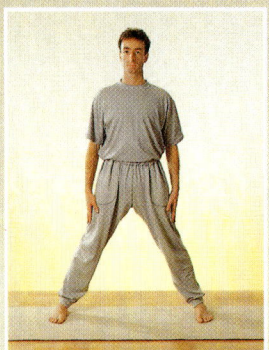

SEITLICHE BEUGE

*D*ie vier Grundbewegungen der Wirbelsäule sind die Beuge nach vorn, nach hinten, zur Seite und die Drehung. Die Seitliche Beuge ist nicht nur für das Rückgrat von Bedeutung, sondern auch für die abwechselnde Dehnung und Stauchung der beiden Brust- und Bauchseiten. Gleichzeitig beruhigt und konzentriert sich unser Denken auf die ausgreifenden Bewegungen; auch die geistige Gesundheit wird verbessert.

2 Beim Einatmen rechten Arm hochstrecken; Handfläche nach innen drehen, bis der Arm das Ohr berührt.

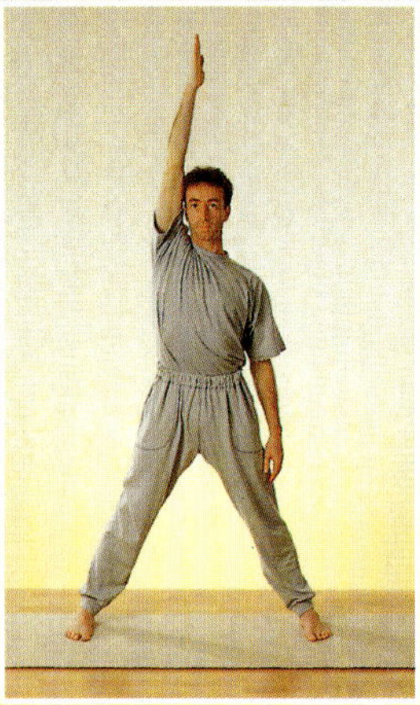

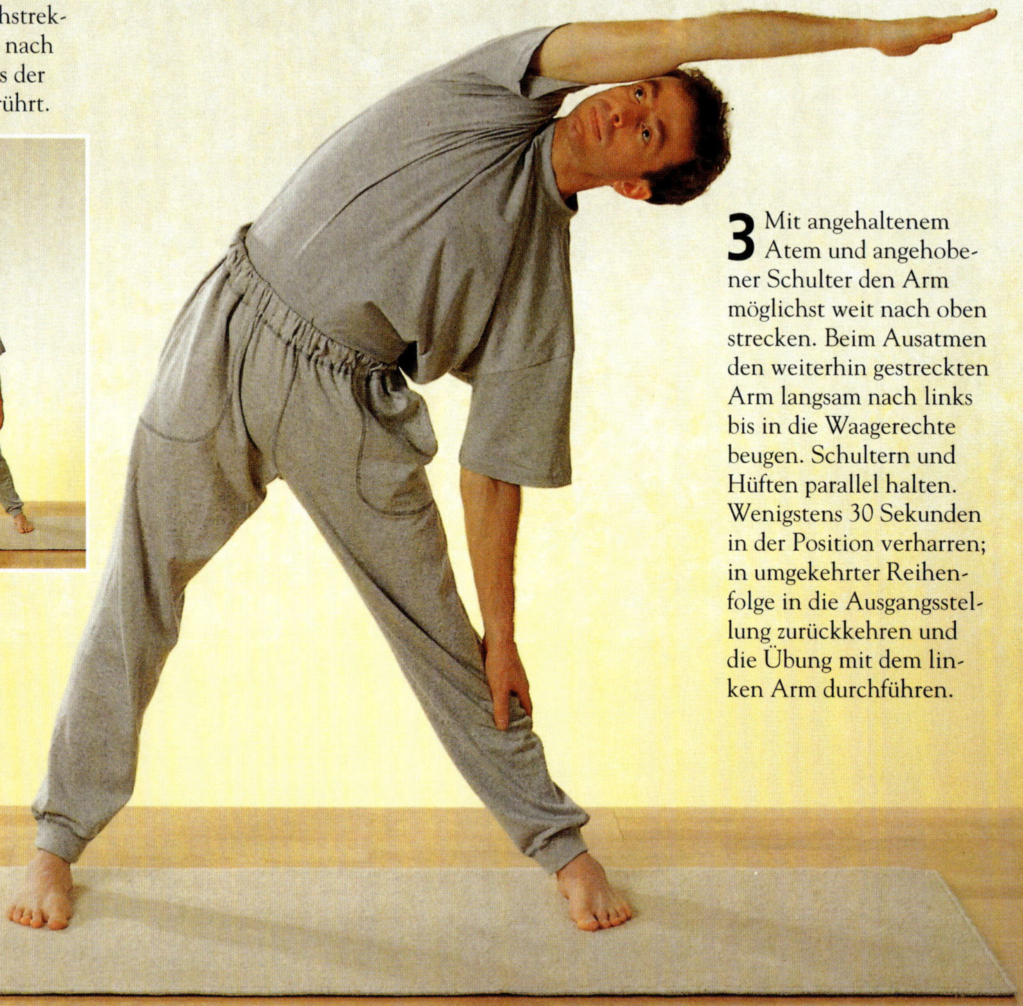

3 Mit angehaltenem Atem und angehobener Schulter den Arm möglichst weit nach oben strecken. Beim Ausatmen den weiterhin gestreckten Arm langsam nach links bis in die Waagerechte beugen. Schultern und Hüften parallel halten. Wenigstens 30 Sekunden in der Position verharren; in umgekehrter Reihenfolge in die Ausgangsstellung zurückkehren und die Übung mit dem linken Arm durchführen.

5

HALBER DREHSITZ (BEINE ANGEWINKELT)

Nachdem Sie den Halben Drehsitz mit gestrecktem Bein (siehe Seite 25) bereits durchgeführt haben, können Sie nun zu einer Variante übergehen.

Wenn Sie sich vergewissert haben, daß Sie die äußerlichen Details der Haltungen beherrschen, hängt die Durchführung fast nur noch von Ihrem Gemützustand ab. Konzentrieren Sie sich nicht übermäßig auf Ihren Körper, sondern verweilen Sie bei einfachen, beruhigenden und möglichst ruhigen Bildern. Lassen Sie es nicht zu, daß Ihnen ständig neue Gedanken die Sinne verwirren.

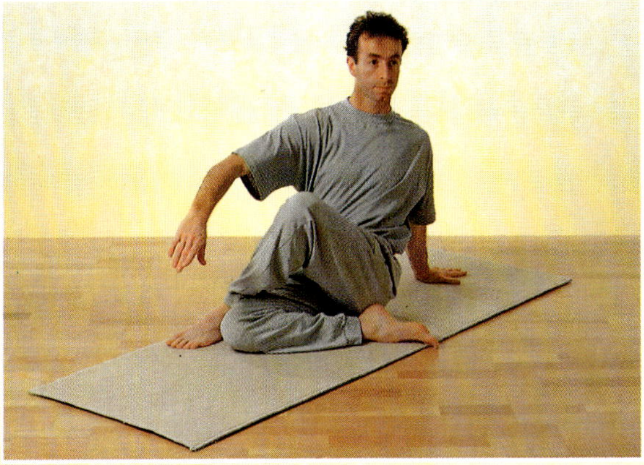

1 Auf den Boden setzen, das rechte Bein zur Leistenbeuge hin abwinkeln und das linke Bein über das rechte Knie führen. Die linke Hand liegt etwas hinter der Rückenmitte flach auf dem Boden. Nicht auf dem Arm abstützen.

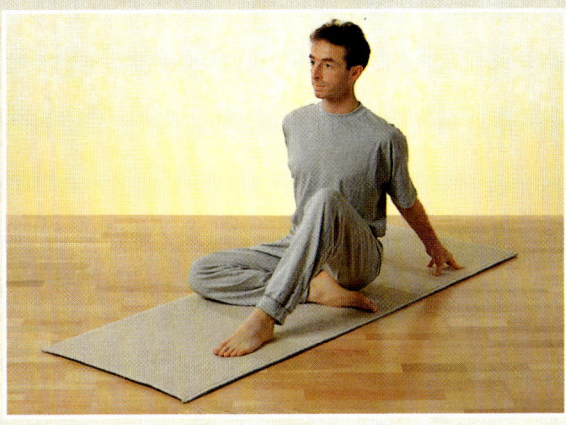

2 Den rechten Ellbogen vor das gebeugte linke Knie führen und dieses an die Flanke anschmiegen.

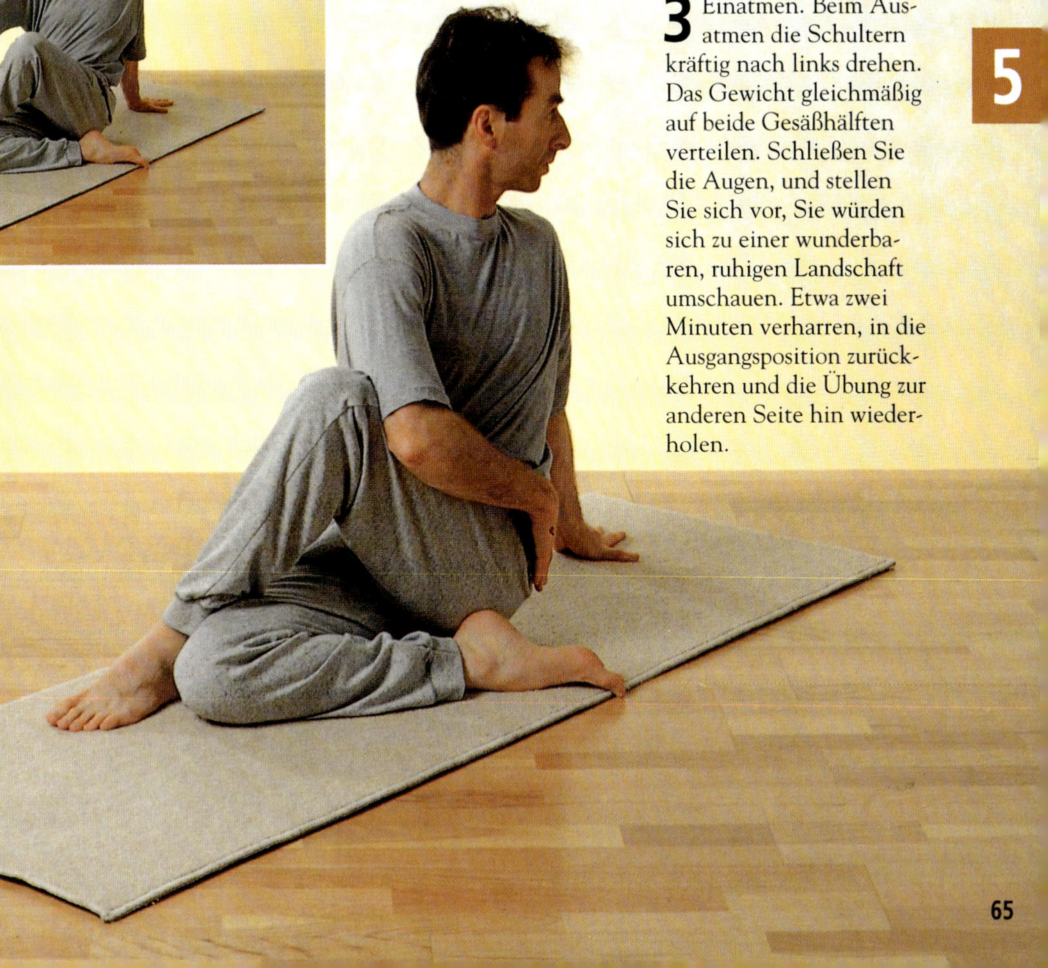

3 Einatmen. Beim Ausatmen die Schultern kräftig nach links drehen. Das Gewicht gleichmäßig auf beide Gesäßhälften verteilen. Schließen Sie die Augen, und stellen Sie sich vor, Sie würden sich zu einer wunderbaren, ruhigen Landschaft umschauen. Etwa zwei Minuten verharren, in die Ausgangsposition zurückkehren und die Übung zur anderen Seite hin wiederholen.

5

RÜCKEN-FORTSCHRITT

*Es geschieht leicht, daß man eine Körper-
übung regelmäßig durchführt, ohne jeglichen
mentalen oder körperlichen Fortschritt zu
spüren. Dabei ist langsames und bedächtiges
Fortschreiten ungemein wichtig. Dies gilt vor
allem für die asanas, die alle sich leicht ver-
spannenden Körperregionen lockern, haupt-
sächlich die Wirbelsäule, die Rumpfmuskulatur
und die Kniesehnen.*

Der Langsitz (2)
Die Steifheit der Lenden-
wirbelsäule ist weit ver-
breitet. Vergessen Sie
daher nicht, während der
Vorwärtsbewegung den
Rücken anzuheben, doch
versuchen Sie, die Strek-
kung zu halten, ohne daß
ein Gefühl der Anspan-
nung aufkommt. Lassen
Sie die Zeit vergehen.
Wenn Sie ausgeglichen
sind und Ihre Atmung
ruhig und kontrolliert
verläuft, werden Muskeln
und Gelenke positiv
darauf reagieren.

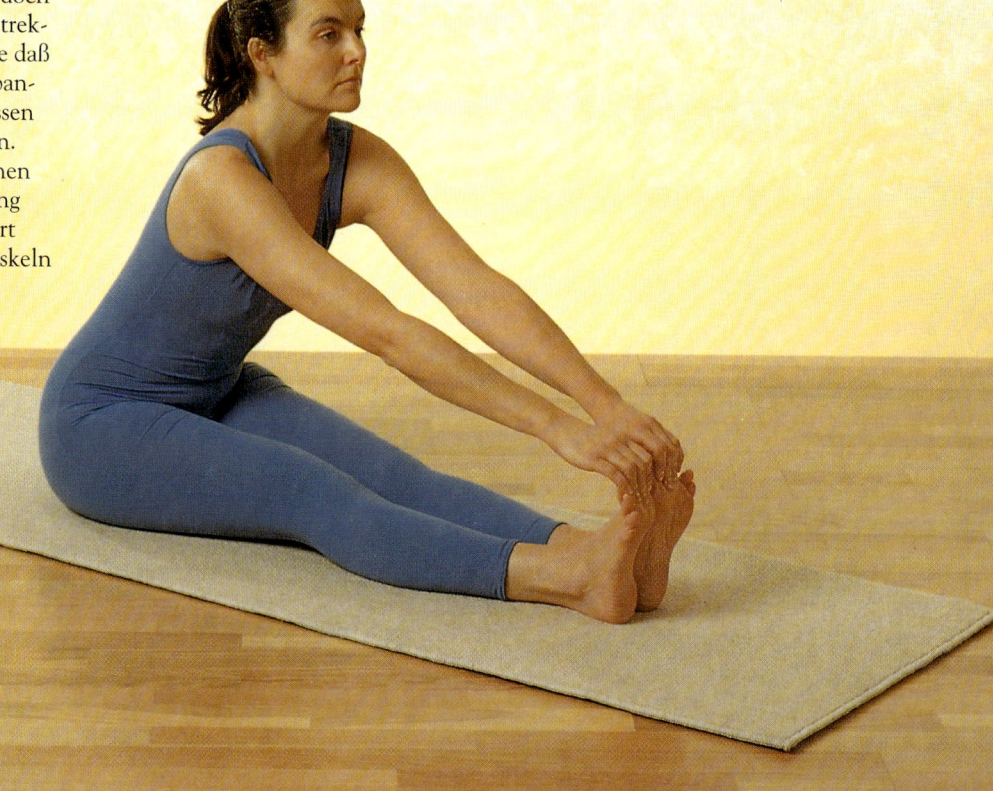

An dieser Stelle wollen wir uns dem Langsitz und der Kobra nochmals zuwenden. Falls Sie es beim Langsitz bisher geschafft haben sollten, Wade oder Knöchel zu umfassen, ist es nun an der Zeit, darauf hinzuarbeiten, die Zehen zu erreichen. Bei der Kobra sollen die gestreckten Arme nun dichter an den Körper herangeführt werden, um die Wirbelsäule stärker aufzurichten. In beiden Fällen können Sie diesen Fortschritt erzielen, indem Sie ihn zulassen. Konzentrieren Sie sich noch stärker, und sorgen Sie dafür, daß alle äußerlichen Störfaktoren ausgeschaltet sind.

· · · · · · · · · · · · · · · · · ·

DEN KOPF FREI MACHEN

Fangen Sie Ihre Übungen jeden Tag in neuer Frische an. Nur allzu leicht wird eine Routineübung mechanisch durchgeführt. Ein Hauptaspekt des *Hatha-Yoga* besteht darin, den Ausübenden einen intelligenten Kontakt mit ihrem Körper zu ermöglichen und wahres Bewußtsein zu schaffen. Dies ist weder eine bloße Ahnung noch eine Form des Narzißmus, sondern ein Gefühl der Zugehörigkeit, ohne das Sie sich nicht wirklich lebendig fühlen.

5

Die Kobra (2). Durch die gestreckten (also nicht im Ellbogen abgeknickten) Arme werden Arme und Oberkörper ausbalanciert, so daß keine übermäßige Belastung entsteht und die Position bequem gehalten werden kann. Die Hüften sollen möglichst dicht am Boden anliegen. Die Komprimierung der Lendenwirbelsäule gleicht die mit der vorangehenden Haltung bewirkte Streckung aus und kräftigt den unteren Rückenbereich.

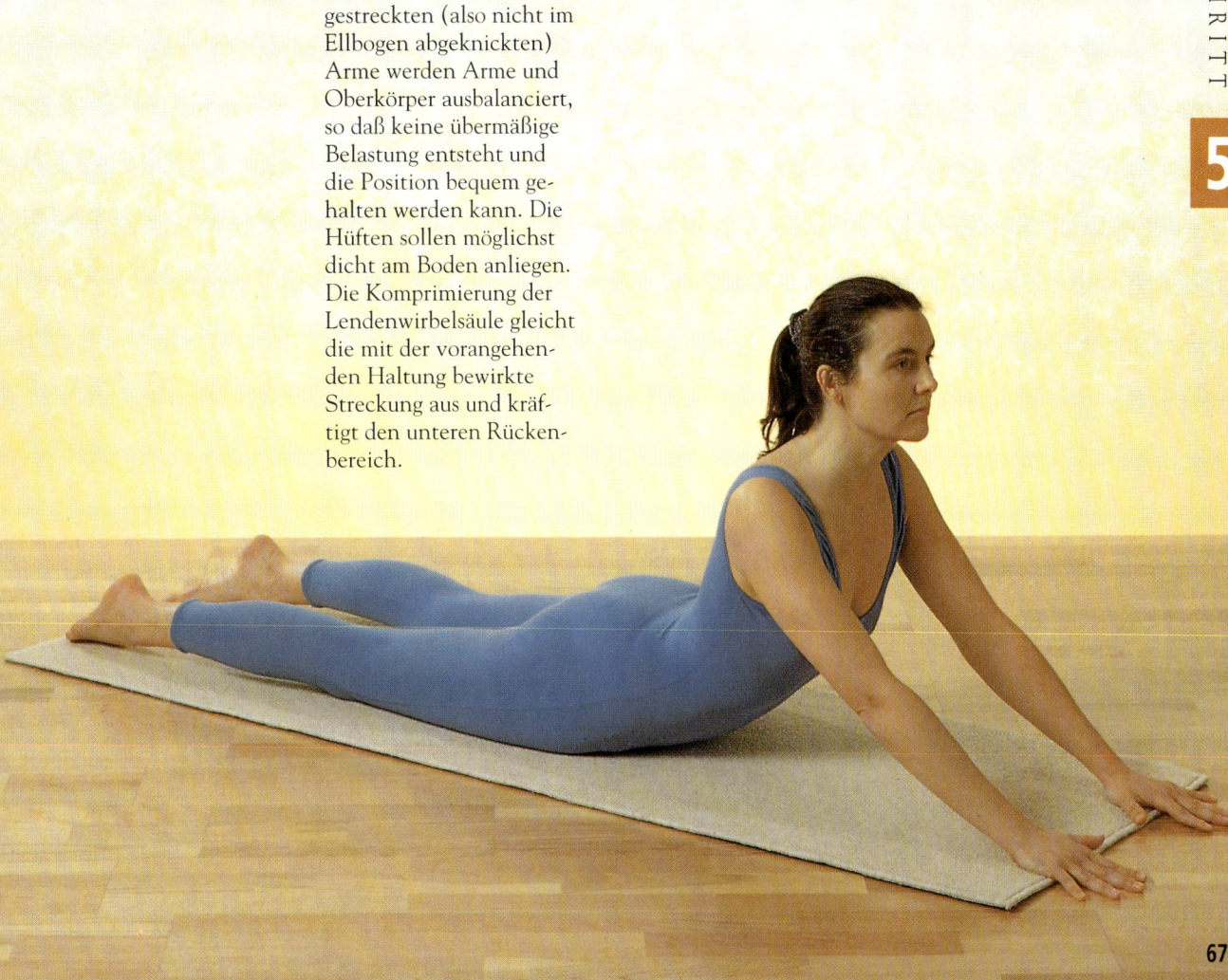

KERZEN·MEDITATION

Eine Grundvoraussetzung für das Meditieren
ist das Konzentrationsvermögen. Das Sanskrit-
Wort hierfür lautet darana. Das Ziel besteht
darin, unseren Geist dazu zu bringen, ausschließlich bei einem Thema zu verweilen.
Schon in der Schule werden Kinder angehalten,
sich zu konzentrieren. Im Alltag jedoch erfahren wir nur selten, wie wir uns konzentrieren
können. Die Meditation mit ihren
Konzentrationstechniken verkörpert daher in
allen Lebenslagen eine wertvolle Hilfe – von der
Erledigung belangloser Alltagsgeschäfte bis zum
Erreichen eines tiefen Seelenfriedens.

5

Das Meditieren vor einer angezündeten Kerze ist eine sehr alte Praxis. Dieser ruhige und beruhigende Vorgang stellt zugleich eine relativ einfache Einführung in die Kunst der Konzentration dar. Hierzu setzen Sie sich aufrecht auf den Boden oder auf einen Stuhl. Plazieren Sie eine Kerze in geringer Entfernung so, daß Sie sie deutlich erblicken können. Schauen Sie zwei oder drei Minuten lang ständig auf die Kerzenflamme; achten Sie zunächst auf den Umriß der Flamme (ihre Stetigkeit und ihr Flackern) und dann auf die Farben in

der Flamme. Bedecken Sie nun Ihre Augen mit den Händen, und erschauen Sie das bleibende Abbild der Kerze. Achten Sie weiterhin auf Bewegung und Farbe. Wenn das geistige Bild der Flamme zu verblassen beginnt, müssen Sie die Hände von den geschlossenen Augen entfernen; erhalten Sie die Vorstellung der Flamme, auch wenn Sie diese nicht mehr sehen können. Wenn auch diese Vorstellung abklingt, öffnen Sie langsam die Augen. Mit einiger Übung wird die abschließende Phase der Bewußtheit zunehmend länger.

DAS UNIVERSELLE OM

Die Kombination von Klang und Bild kann eine fundierte Grundlage für die Konzentration schaffen, wie wir bereits bei der *Hamsa*-Meditation gesehen haben (siehe Seite 53). Seit Jahrtausenden existiert die östliche Vorstellung, daß das »Om« (Auuu-m) der heiligste aller Klänge sei. Das »Om« wird auch heute noch täglich gesungen. Aus ihm ist angeblich das gesungene »Amen« hervorgegangen, das in der christlichen Meßfeier zum Abschluß von Gebeten, Fürbitten und Gesängen verwendet wird.

Im 17. Jahrhundert traf der Astronom Johannes Kepler die Feststellung, daß jeder Planet ein bestimmtes »Lied« besitze, deren Noten er niederschrieb. Vor einigen Jahren nahmen sich zwei amerikanische Professoren für Musik und Geologie Keplers Gesetze und Noten vor und wandten sie auf die Planetenbewegungen an. Die Daten wurden in einen Computer eingespeist, der mit einem Synthesizer verbunden war. Das Ergebnis war ein »Lied« der Planeten – genau, wie Kepler behauptet hatte! Wenn bei der Bewegung eines Planeten ein Klang entsteht, so muß die Summe aller bewegten Objekte des Universums natürlich ebenfalls zu einem Klang führen. Falls wir ihn eines Tages vielleicht aufzeichnen können, wird sich herausstellen, daß es das »Om« ist – der Klang des Weltalls.

Wie bei anderen Übungsformen gilt auch hier: Je häufiger Sie die Übung durchführen, desto länger werden die Phasen völliger Konzentration, die Sie erreichen können. Sie werden feststellen, daß die Schwingung dieses wunderbaren Klanges Ihnen ein bleibendes Gefühl der Harmonie vermittelt.

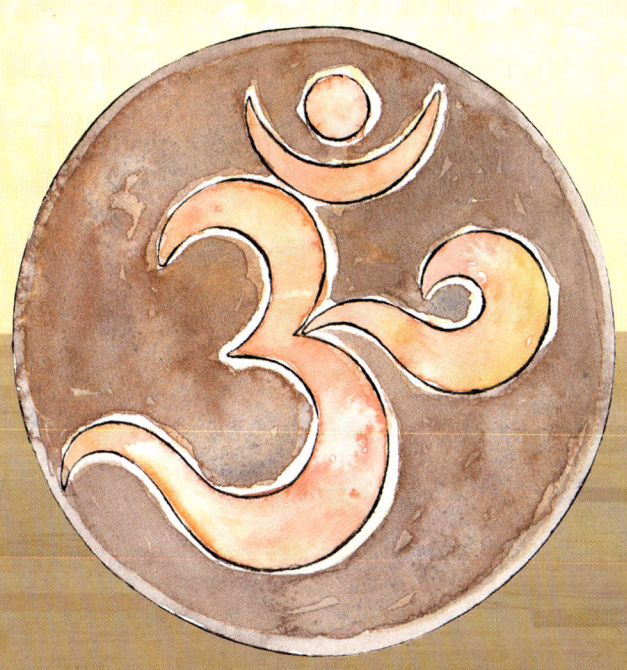

Nehmen Sie nochmals eine korrekte Sitzhaltung ein, und schließen Sie die Augen. Achten Sie zunächst auf den ruhigen, friedvollen Rhythmus Ihrer Atmung. Beginnen Sie nach ein bis zwei Minuten damit, bei jedem Ausatmen das Wort »Om« (Auuu-m) zu singen. Lassen Sie sich, Ihre Gedanken, Ihren Körper und den ganzen Raum – buchstäblich alles – von diesem Klang ausfüllen. Sollte Ihre Konzentration nachlassen, so achten Sie auf Ihre Atmung, und öffnen Sie nach ein bis zwei Minuten die Augen.

DAS PROGRAMM FORTSETZEN

Mit der Zeit werden Ihnen die Grundprinzipien immer deutlicher bewußt. Beim Yoga geht es niemals um rein mechanisches Lernen, sondern darum, zunehmend stärker in den Prozeß einzutauchen, damit Ihre persönlichen Bedürfnisse offenbar werden. All die verschiedenartigen Facetten spielen weiterhin eine Rolle: Haltungen, Atmen, Entspannen, Visualisieren, Meditieren – denn alle sind miteinander verknüpft. Yoga kann in keinem Fall auf eine bloße Abfolge von Übungen oder Techniken reduziert werden. Wie Sie diese Elemente zusammenfügen, ist jedoch Ihre persönliche Entscheidung und basiert auf Ihrem inneren Bewußtsein.

Setzen Sie sich für einige Minuten ruhig hin, bevor Sie Ihr tägliches Programm beginnen, und gewinnen Sie einen möglichst klaren Kopf. Nun werden Ihre Bedürfnisse langsam, aber sicher zutage treten.

5

HALTUNGEN
Die Weiterentwicklung, die Ihnen nun am Herzen liegt, erfolgt auf unterschiedliche Weise. Gelegentlich wird die neue Variante einer Körperhaltung die bisherige Durchführung ersetzen, in anderen Fällen jedoch wird sie diese nur ergänzen.

Beide Formen des *Halben Drehsitzes* sind sinnvoll. Obwohl die erste Variante leichter durchführbar ist, verkörpert sie bereits eine effektive Rückenübung. Die fortgeschrittene Version ist vor allem dann etwas anspruchsvoller, wenn beide Gesäßhälften fest am Boden bleiben.

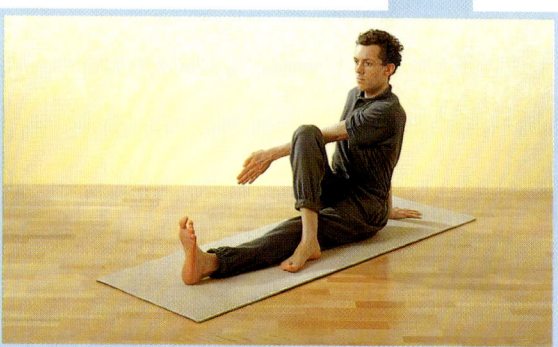

HALBER DREHSITZ (1)   Seite 25

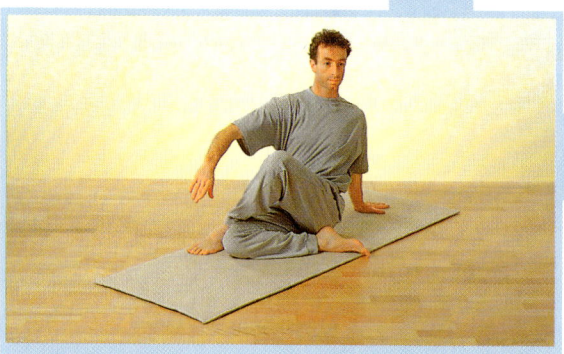

HALBER DREHSITZ (2)   Seite 65

Die *Ohr-Knie-Stellung* ist eine Variante des *Pfluges*. Obwohl die jeweiligen Vorteile bereits erwähnt wurden, werden Sie im Zuge des Voranschreitens persönlich verstehen, was diese Körperhaltung leistet (oder eben nicht leistet), indem Sie auf Ihren Körper hören. Viele Lebensaspekte können hiervon profitieren.

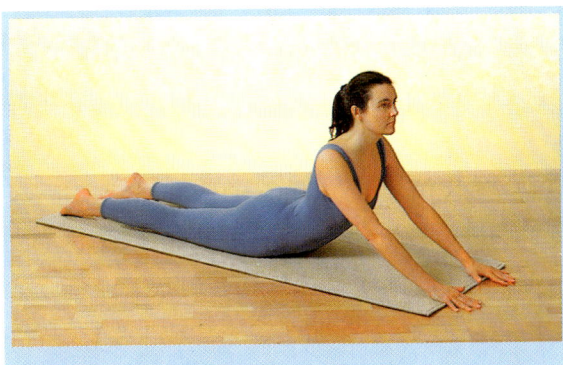

KOBRA (2)   Seite 67

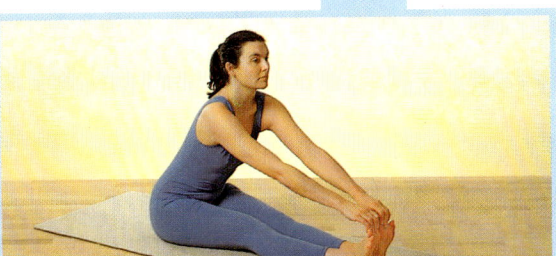

LANGSITZ (2)   Seite 66

Diese Varianten des *Langsitzes* und der *Kobra* verkörpern einen echten Fortschritt. Durch stetiges und korrektes Üben und bei der richtigen geistigen Einstellung nimmt der Körper ganz ohne Zwang eine zunehmend effektive Position ein.

MEDITIEREN
Meditieren Sie täglich zur gleichen Zeit und möglichst auch am gleichen Ort. Körper und Gehirn akzeptieren diese Gewohnheit, und es fällt leichter, den Zustand geistiger Ruhe zu erreichen. Falls sich dies schwierig oder unmöglich gestaltet, akzeptieren Sie einfach, daß der Vorgang etwas länger dauern wird. Es gibt viele Arten des Meditierens. Wichtig ist, daß Sie einen Mittelweg zwischen dem Ausprobieren und dem wahllosen Vermischen von Techniken finden. Gehen Sie umsichtig und bedachtsam vor.

5

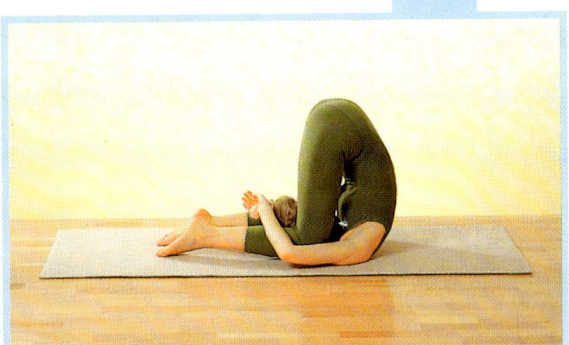

OHR-KNIE-STELLUNG   Seite 63

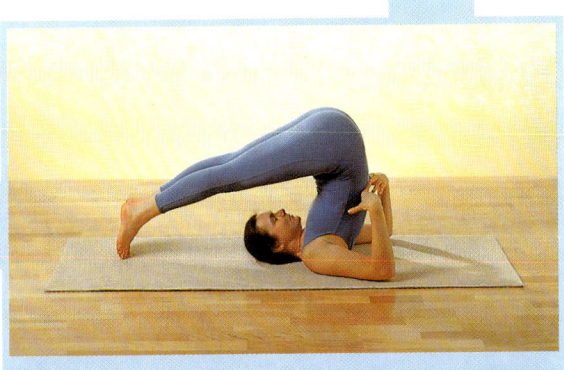

PFLUG   Seite 57

ATMEN
Sämtliche Aspekte sollen in Ihrem regelmäßigen Programm zum Tragen kommen. Doch auch die Förderung der natürlichen Atmung und das Einüben der einzelnen *asana*- und *pranayama*-Techniken sollten Sie in Ihren Alltag integrieren. Korrektes Üben liefert Ihnen zusätzliche Energie und sorgt für einen stetigen Energiefluß. Ein *pranayama* wie etwa die *Summ-Atmung* (siehe Seite 85) bietet einen mentalen Stimulus und kann eingesetzt werden, wann immer Sie etwas Zeit für sich haben.

SECHSTER

6

MONAT

KREATIVITÄT

MONATSZIELE

Niemand weiß, in welchem Maße der Mensch seine eigene Wirklichkeit schafft, doch es gibt nachweislich Menschen mit Stigmata, also mit blutenden Wunden an Händen oder Füßen, die durch vollkommene geistige Identifizierung mit der Kreuzigung entstehen. Wir wissen, daß sich die Verknüpfung von Körper und Geist negativ auswirken kann, doch oftmals erkennen wir nicht, daß ein ausgeprägter, positiver körperlich-geistiger Zusammenhalt ebenso stark sein kann.

. . . .

DEN FLUSS SPÜREN

Einstein wies nach, daß Masse und Energie äquivalent sind. Ohne Energie gibt es keine Existenz. Energie ist ein Fließen in jeder Hinsicht, das mal träge, mal rasant, mal in engen oder breiteren Bahnen verläuft. Unwohlsein oder Krankheit bedeuten ein Fehlen oder eine Blockierung des Energieflusses.

. . . .

1 Mit geschlossenen Augen aufrecht hinsetzen. Langsam und ruhig atmen. Beim Einatmen der bis ganz oben in den Kopf aufsteigenden Energie nachspüren.

2 Beim Ausatmen den Energiefluß durch alle Körperpartien bis in die Finger und Zehen nachempfinden.

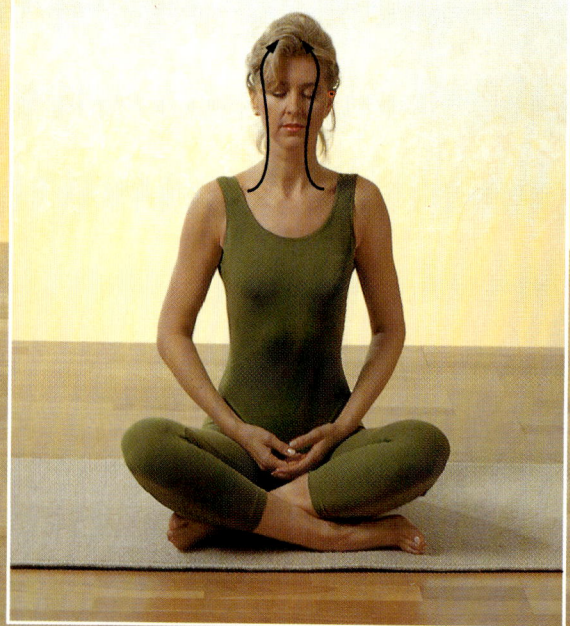

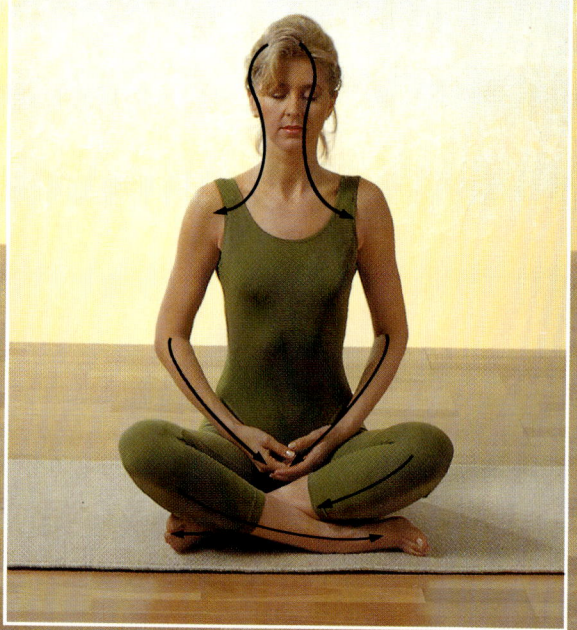

Im Kapitel über das Visualisieren (siehe Seite 37–39) wurde bereits angedeutet, wie man einen effektiven Energiefluß erzeugen kann. Tests zeigten, daß die Ausübenden in der Lage waren, ihre Körpertemperatur (gelegentlich in ausgewählten Körperregionen) zu verändern, den Blutdruck zu senken und sogar die Herzfrequenz zu steuern. Mit einiger Übung werden auch Sie einige körperliche Aspekte zum Positiven verändern können.

. . . .

Nutzen Sie die Visualisierung des Energieflusses, um Ihre ganze Person zu stärken, die Körperfunktionen zu fördern und die geistige Aktivität anzuregen. Dies erfolgt idealerweise im Sitzen, sei es auf dem Boden oder auf einem Stuhl. Den Rücken gerade halten, aber nicht versteifen. Hände vor dem Schoß zusammenführen.

Goldener Nebel
Schließen Sie die Augen, und achten Sie auf Ihre Atmung: recht langsam und vor allem rhythmisch atmen. Atmen Sie bewußt ein, und spüren Sie den kühlen Luftstrom durch Ihre Nase. Stellen Sie sich vor, die Luft sei ein sonnenähnlicher goldener Nebel. Beim Einatmen vereint sich dieser

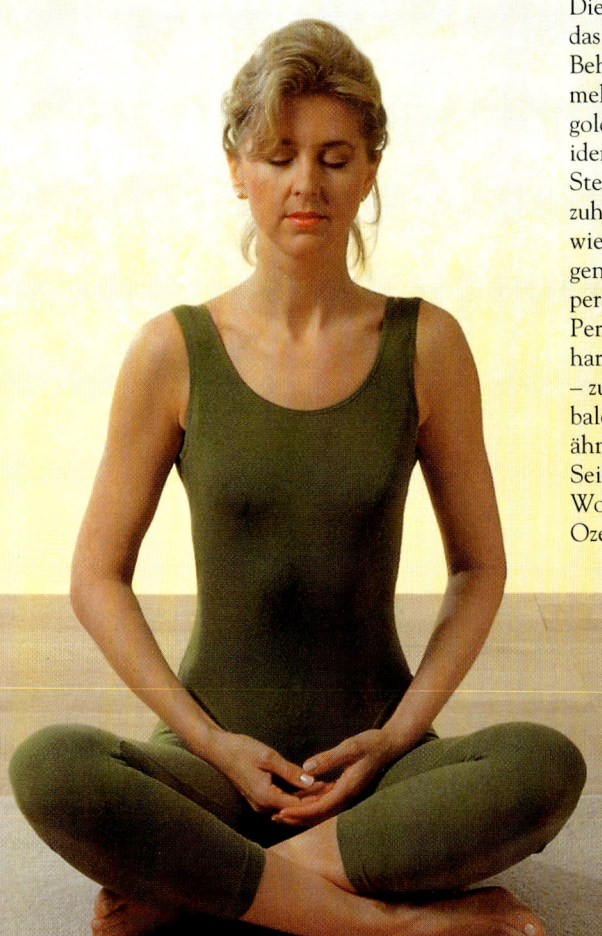

goldene Nebel mit der Wärme Ihres Körpers und steigt bis zum Scheitel auf. Beim Ausatmen fließt er durch den ganzen Körper bis zu den Fingern und Zehen hinab.

Dieses Vorgehen verfolgt das Ziel, sich durch ruhige Beharrlichkeit mehr und mehr mit dieser warmen, goldenen Strömung zu identifizieren, an ihrem Steigen und Sinken teilzuhaben und zu spüren, wie sie auch den entlegensten Winkel des Körpers erreicht. Ihre ganze Person wird so zu einem harmonischen Rhythmus – zu einer ergreifenden baletthaften Bewegung, ähnlich dem Wehen von Seide im Wind, oder dem Wogen einer Welle im Ozean.

6

RASCHES ENTSPANNEN

Meist lassen wir es zu, daß uns ein Ereignis Streß verursacht, dem wir hilflos gegenüberstehen. Viele gravierende Schwierigkeiten beginnen mit kleinen Problemen, die man nicht abstellt und die dann unentdeckt größer werden.

Am Anfang hatten wir bereits betont, wie wichtig es ist, den Körper zu strecken, Nacken und Schultern zu lockern und den Körper durch schwungvolles Bewegen mit Energie zu versorgen. Diese Übungen sollten immer dann zur Anwendung kommen, wenn der Körper Anspannung oder Energiemangel signalisiert.

Die nachstehenden, nicht weniger einfachen Übungen können im Büro und zu Hause in fast jeder Situation durchgeführt werden.

1 Viele Betätigungen verkrampfen den Körper, verlangsamen die Durchblutung und schränken die Muskelfunktion ein. Um dem zu begegnen, sollten Sie Schultern und Rücken ungefähr eine Minute lang bewegen, dann die Arme mit ausgefahrenen Ellbogen hinter dem Kopf verschränken.

2 Tief einatmen. Beim Ausatmen den Kopf nach unten drücken, das Kinn gegen den Hals führen und die Ellbogen einziehen. Spüren Sie der kräftigen Dehnung des Nackens nach. Verweilen Sie in dieser Stellung, bis Sie die Notwendigkeit verspüren, erneut einzuatmen. Anspannung lockern. Übung mindestens dreimal wiederholen.

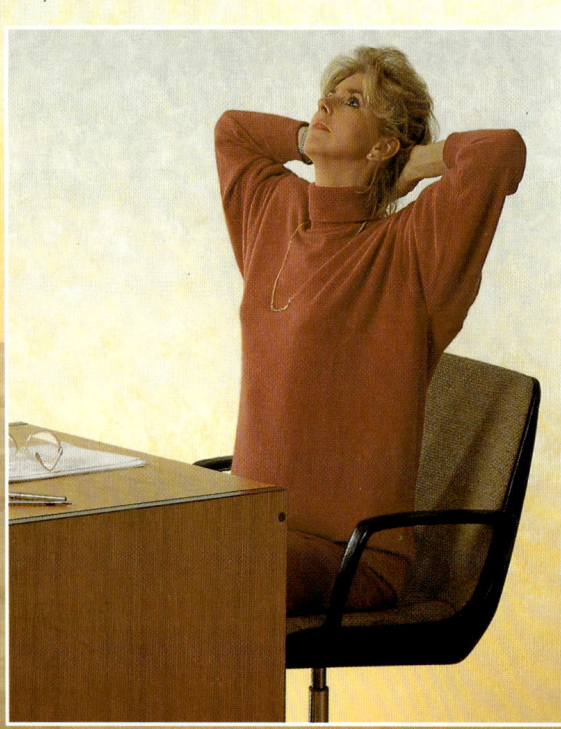
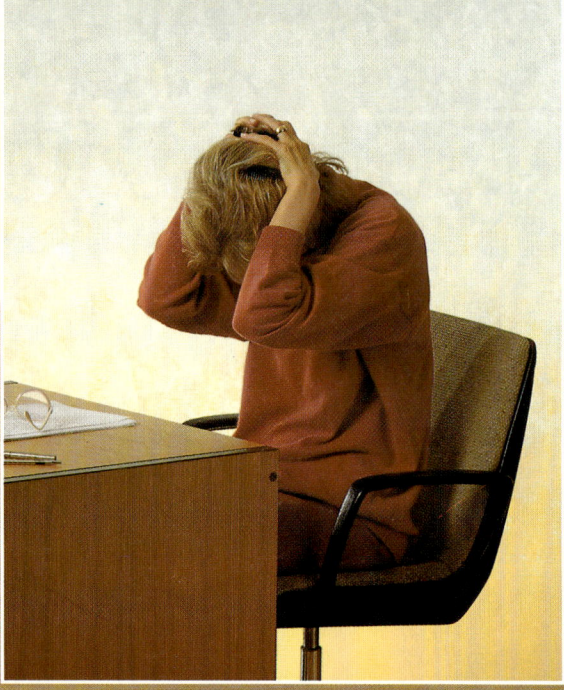

Viele Menschen sitzen einen Großteil ihres Berufslebens mit eingefallenem Oberkörper. Diese zunächst nur unbequeme Haltung kann sich mit der Zeit zu einem ernsten Problem auswachsen. Führen Sie die Streckübung im Sitzen und auch im Stehen (siehe Seite 22) durch, selbst wenn die gesamte Sequenz aus praktischen Gründen nicht realisierbar sein sollte.

• • • • • • • • • • • • • • • • • •

(siehe Seite 22)

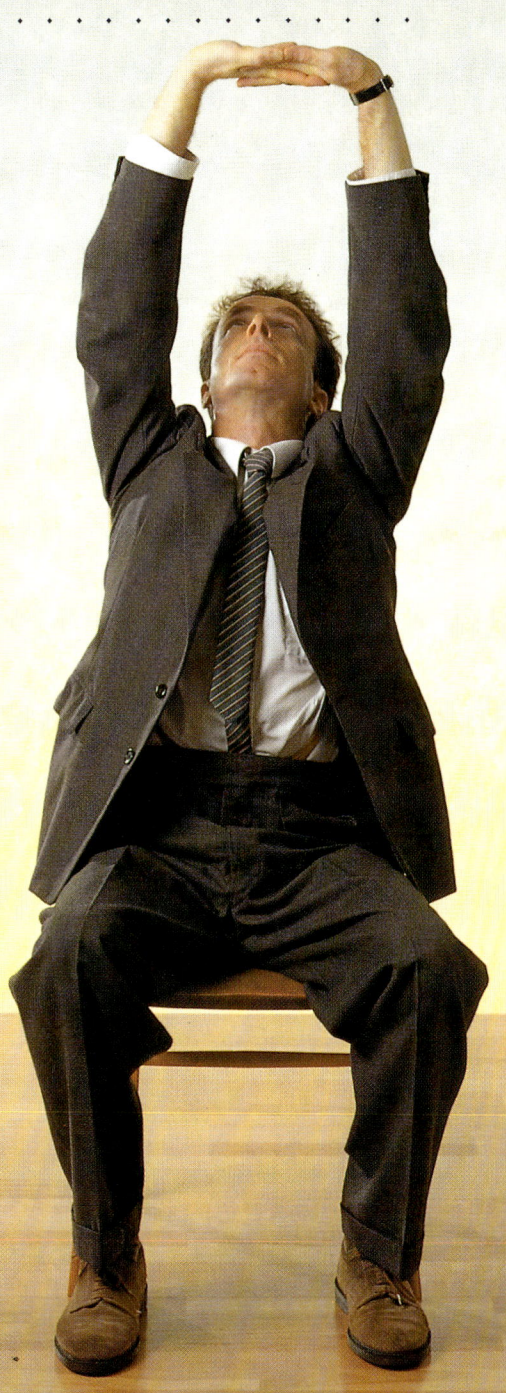

Es ist nicht in jeder Situation möglich, aufzustehen und sich zu bewegen. Eine wirksame Streckübung kann jedoch auch im Sitzen durchgeführt werden. Hierzu die Finger vor dem Schoß ineinander verschränken. Einatmen und die Arme so nach oben strecken, daß die Handflächen nach außen weisen. Die in Ohrebene gehaltenen Arme weiter ausfahren. So lange verweilen, bis Sie ausatmen müssen. Arme langsam nach unten führen. Mindestens dreimal wiederholen.

WOHLTUENDE REFLEXE ER- MÖGLICHEN

Bei den einfachen Streckungen besteht das größte Problem darin, daß man auch daran denkt, sie durchzuführen. Mit zunehmender Steifheit sinkt unsere Bereitschaft, etwas daran zu verändern. Ein Buch wie dieses sollten Sie daher in Reichweite haben. Blättern Sie es täglich durch, und beachten Sie alle Hinweise. Nach einiger Zeit bilden sich Reflexmuster aus, und Sie können erste Früchte ernten.

RASCHES ENTSPANNEN

6

KÖRPER UND GEIST

Der Einsatz des Körpers zur Beruhigung von Denken und Seele sowie zur Förderung des inneren Friedens und zugleich auch der Handlungsfähigkeit ist eine im Westen kaum verbreitete Vorstellung.

Hier gilt der Einsatz des Körpers alleinig als physischer Vorgang. Wenn Körper und Geist zusammengeführt werden, erschließt sich Ihnen eine völlig neue Lebensdimension. Die Beispiele in diesem Buch sind gleichsam nur Momentaufnahmen. Die folgende Übung ist eine Variante der üblichen Streckung.

6

1 Mit leicht gespreizten Beinen hinstellen und ausatmen. Beim Ausatmen Arme zur Seite und über den Kopf ausstrecken. Nach oben langen.

2 Zunächst den rechten Arm strecken und die ganze rechte Körperhälfte hochziehen.

3 Mit dem linken Arm entsprechend fortfahren. Die Übung mit jedem Arm mindestens zwölfmal durchführen. Abschließend beide Arme kräftig nach oben strecken. Ausatmen und die Arme nach unten führen. Lassen Sie während der Streckung ein Gefühl der Freude in sich aufkommen. Befreien Sie den gesamten Körper durch dieses freudige Gefühl.

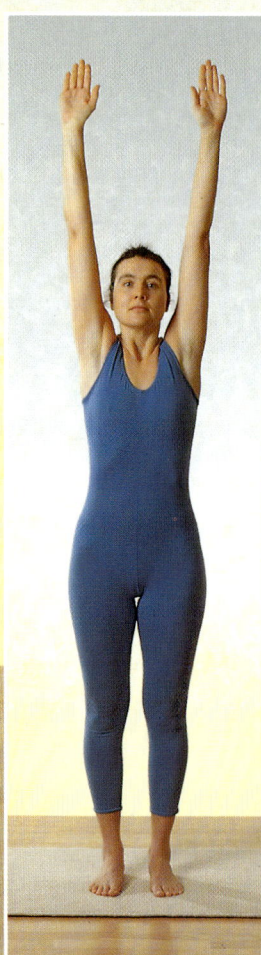
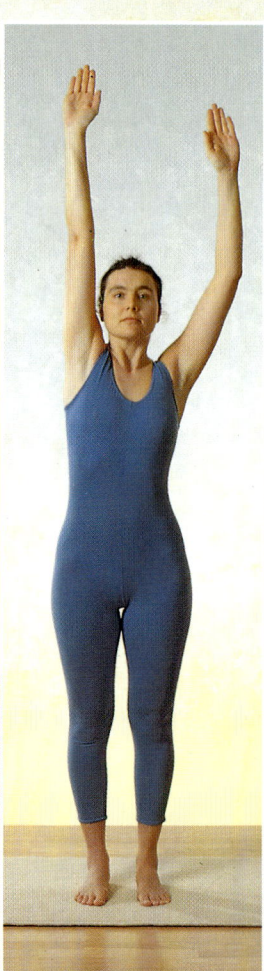
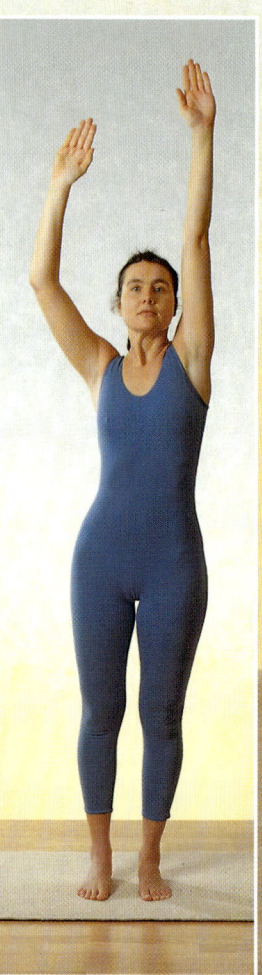

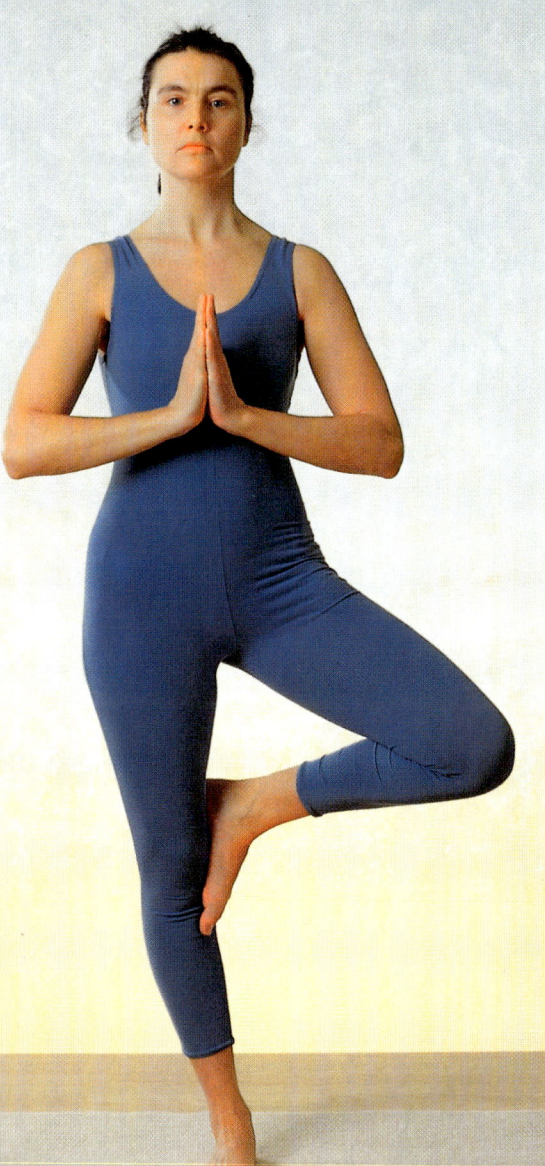

Der einfache Baum

Geistiges und körperliches Gleichgewicht gehen Hand in Hand – eine Tatsache, die nicht durchweg erkannt wird. In Indien wird ein Gebet oftmals mit Bewegungen kombiniert. Noch heute kann man an den Ufern des Ganges Betende beobachten, die auf einem Bein stehen und die Hände vor der Brust in der Gebetsstellung (*namaste*) halten. Mit geschlossenen Augen sprechen sie ihre Gebete.

Einen Fuß seitlich auf das gegenüberliegende Knie legen. Die Hände vor der Brust zusammenführen. Augen schließen. Wiederholen Sie für sich einen Gedanken oder Spruch, den Sie hilfreich finden, oder sprechen Sie ein Gebet. Mit zunehmender Praxis werden Sie immer länger in dieser Stellung verharren können. Die Übung mit dem anderen Bein wiederholen.

6

DAS PROGRAMM FORTSETZEN

Die Entwicklung einer konsequenten Lebenseinstellung ist von vorrangiger Bedeutung. Selbstverständlich kennen wir zahlreiche verschiedene Stimmungen, die aus den unterschiedlichsten Anlässen entstehen. Unsere Einstellung wird allerdings nicht nur durch solche äußeren Ereignisse beeinflußt, sondern auch durch Schwankungen der in uns fließenden Energie und zahlreiche weitere, in uns liegende Ursachen. Doch all diesen Faktoren liegt jener stete Prozeß zugrunde, den wir Bewußtsein nennen. Er ermöglicht uns positive Veränderungen, wenn die Alltagsfaktoren Mutlosigkeit, Wut, Lethargie oder Frustrationen in uns erzeugen.

Daher sollte das Tagesprogramm niemals auf eine bloße Abfolge von Übungen reduziert werden. Echter körperlicher Nutzen entstammt echtem geistigen Nutzen, und dieser wiederum ist eine Gesamtschau der einzelnen Faktoren, die das Leben ausmachen.

6

Obwohl die Vorgänge, auf denen das Leben beruht, für niemanden sichtbar sind, fließen diese Lebenskräfte *dennoch*. Dieser Fluß verbessert unser Leben, wenn wir geistig und körperlich »offen« sind.

VISUALISIEREN
Das Visualisieren dieser unsichtbaren Kräfte in Form eines goldenen Nebels, langsames und ruhiges Atmen sowie ruhiges, natürliches Sitzen fördert sämtliche Lebensaspekte. Es sollte auch für sich allein durchgeführt werden.

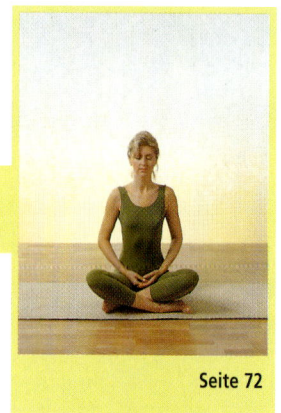

Seite 72

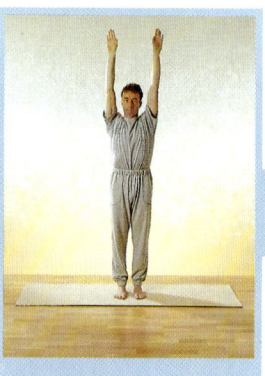

ALTERNIERENDE ARMSTRECKUNG   Seite 76

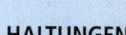

STRECKUNG   Seite 22

HALTUNGEN
Auch einfache Streckungen müssen ganzheitlich angelegt sein. Die bekannte Sequenz können Sie nun durch die *Alternierende Armstreckung* ergänzen. Versuchen Sie, die Bewegungen als einen Ausdruck der Vitalität zu empfinden.

Die *Baum-* und die *Berg-Haltung* haben vieles gemein. Stetes Balancieren auf einem Bein mit den Händen in Gebetshaltung lenkt Ihre Aufmerksamkeit nach oben. Die *Berg-Streckung* geht sogar noch weiter, da sie Himmel und Erde miteinander verknüpft.

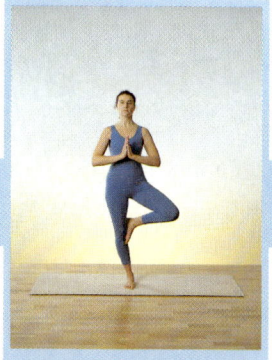

EINFACHER BAUM   Seite 77

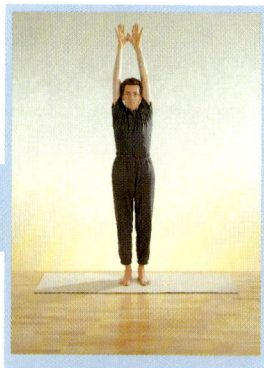

BERG-ATMUNG   Seite 54

Der Übergang von der stark luftbezogenen Pose der Ruhe in den erdnahen, Verwurzelung vermittelnden

Pflug bedeutet einen gewissen Stimmungswandel.

Die beiden folgenden Haltungen passen gut zusammen. Führen Sie zunächst die einfachen Kopf- und Schulter-Übungen durch, und stellen Sie sicher, daß die Schultern beweglich sind.

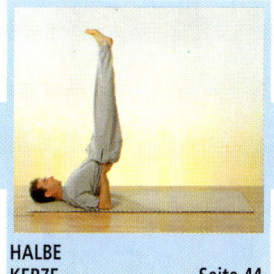

HALBE KERZE   Seite 44

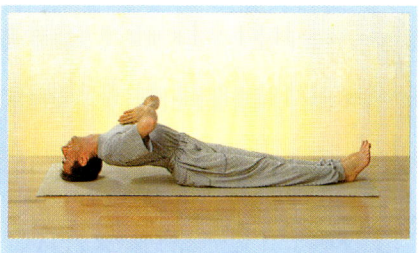

FISCH   Seite 46

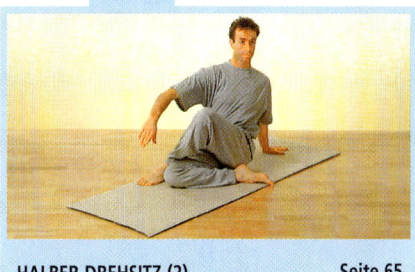

HALBER DREHSITZ (2)   Seite 65

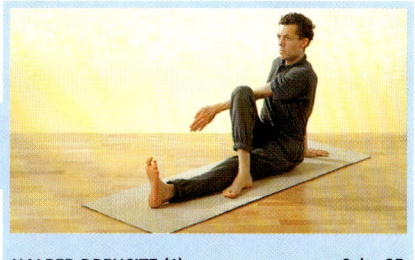

HALBER DREHSITZ (1)   Seite 25

Die beiden folgenden Haltungen passen ebenfalls gut zusammen. Hören Sie auf Ihren Körper: Er zeigt Ihnen, in welcher Weise er nicht ausgeglichen ist und in welcher Weise er einen Nutzen davonträgt.

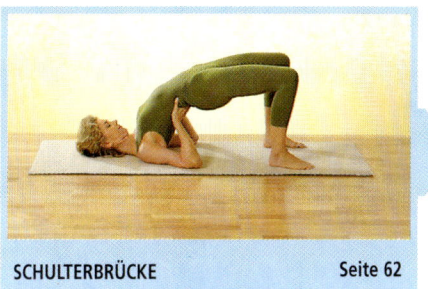

SCHULTERBRÜCKE   Seite 62

Die Durchführung der beiden Versionen des *Halben Drehsitzes* hilft Ihnen, sich der unterschiedlichen Wirkungen weitgehend ähnlicher Körperbewegungen bewußtzuwerden.

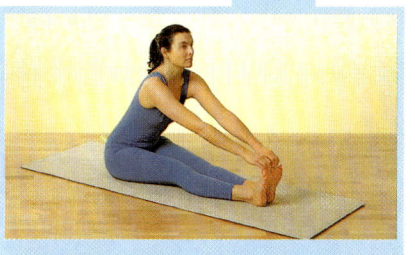

LANGSITZ (2)   Seite 66

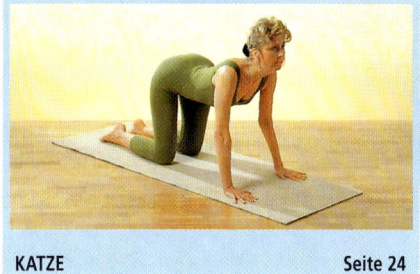

KATZE   Seite 24

Die durch die *Katze* erzielte Beweglichkeit des Rückens ist eine passende Vorbereitung für die *Schulterbrücke*.

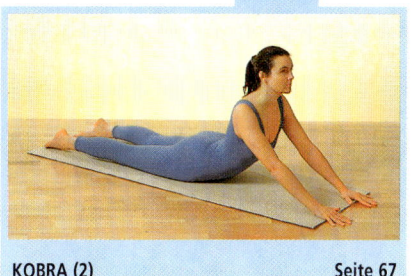

KOBRA (2)   Seite 67

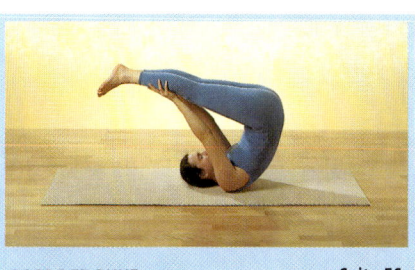

POSE DER RUHE   Seite 56

PFLUG   Seite 57

MEDITIEREN

Das Meditieren ist die höchste Übung, weil sie Sie über Ihren Körper hinausführt. Der Körper wird nicht etwa ignoriert, sondern akzeptiert.

DER YOGA-TAG

Yoga bringt eine höchst umfassende Einstellung
zum Leben mit sich – zum einen fundierte
Gedanken über die Existenz und das Universum, und zum anderen Methoden für das
Umschiffen jener Klippen, die zu Unglück und
Krankheit führen. Unser Unvermögen, auf
kleine Herausforderungen angemessen zu reagieren, kann sich auf körperlicher und geistiger
Ebene zu einem größeren, schädlichen Problem
auswachsen. Versuchen Sie, dem zu begegnen,
indem Sie Ihren Alltag bewußter gestalten.

6

FRÜHER MORGEN

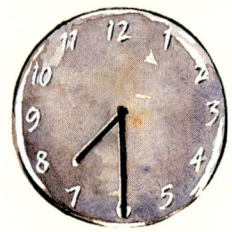

Denken Sie daran, wie wichtig freies Atmen, Entspannen und Strecken sind. Den Tag mit einem Gedanken
oder einer kurzen Lektüre einzuleiten, kann sich als
sehr nutzbringend erweisen. Erhöhen Sie Ihr Konzentrationsvermögen auch, indem Sie Routinetätigkeiten
wie das Waschen, Zähneputzen oder Kämmen mit Bedacht verrichten. Das eine zu tun und an etwas anderes
zu denken, führt nur zur Verwirrung.

VORMITTAG

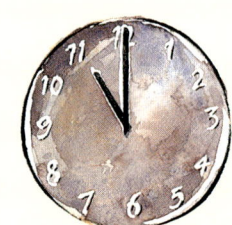

Die Konzentration läßt meist spätestens nach einer
Stunde nach. Machen Sie daher regelmäßig kürzere
Pausen. Wenige entspannte Minuten reichen schon,
um Auffassungsgabe und Merkfähigkeit zu erhöhen.
Zu sagen: »Ich habe jetzt keine Zeit für eine Pause«,
führt meist zu unansehnlichen Arbeitsergebnissen.
Überkonzentration geht nur allzuoft mit körperlicher
Anspannung einher. Bereits kurze Bewegungen von
Nacken und Schultern können einen großen Unter-
schied ausmachen. Achten Sie vor allem auf eine ru-
hige, natürliche Atmung.

MITTAG

Die Verdauung ist ein komplexer Vorgang. Einen Imbiß
hinunterzuschlingen, kann nachteilige Folgen haben,
und gebeugt über dem Teller zu sitzen, kann den Ver-
dauungsprozeß zu einer Tortur werden lassen. Machen
Sie sich bedachtsames Essen zur Gewohnheit. Ein ge-
schäftiger oder oberflächlicher Mensch kann sich durch
nachlässiges Eßverhalten den ganzen Tag ruinieren.

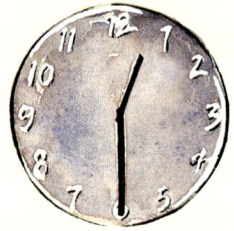

NACHMITTAG

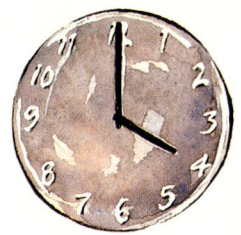

Der Nachmittag kann größere Gefahren in sich bergen! Die Verdauung ist ein langsamer Vorgang und erfordert eine gute Durchblutung des Bauchraums. Eine aufrechte Haltung ermöglicht eine angemessene Organfunktion. Wenn die geistige und körperliche Leistungsfähigkeit für eine Weile abnimmt, kann eine Pause, ein kleiner Spaziergang oder eine andere sinnvolle Form, den Körper in Ruhe arbeiten zu lassen, von großem Nutzen sein. Millionen von Menschen arbeiten heute an Computerbildschirmen oder ähnlichen Geräten. Haltung, vorhandene Energie und Muskelfunktion werden dadurch beeinträchtigt. Gute Haltung, ruhige Atmung und regelmäßige kurze Pausen sind von entscheidender Bedeutung.

FRÜHER ABEND

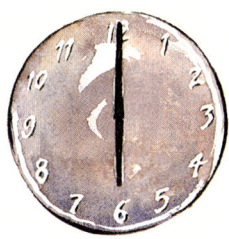

Für viele Menschen ist der frühe Abend ein Übergang von der Berufstätigkeit zu den abendlichen Aktivitäten. Dies ist eine der am besten geeignetsten Tageszeiten, um das Waschen, Baden oder Duschen zumindest mit einer kurzen *asana*-Sitzung zu kombinieren, gefolgt von Entspannung und bewußter Atmung. Nach einer solchen Unterbrechung fühlt man sich quasi wie »neugeboren«.

SCHLAFENSZEIT

Sehr viele Menschen lassen es zu, daß sich tagsüber geistige und körperliche Spannungen aufbauen. Sich auf die Bettruhe vorzubereiten, bedeutet, den Geist in einen entspannten Zustand zu bringen, damit der Schlaf wie von selbst darauf folgen kann. Zur Einleitung empfehlen sich einige leichte Streckungen; durch einige Minuten des ruhigen, rhythmischen Atmens kann dieser Vorgang unterstützt werden. Außerdem sollten Sie sich daran erinnern, daß die Fähigkeit, sich den Herausforderungen des kommenden Tages zu stellen, zumindest teilweise von einem guten nächtlichen Schlaf abhängt. Lauschen Sie, im Bett liegend, Ihrem Atem, und passen Sie ihn einer sanft ans Ufer schwappenden Welle an.

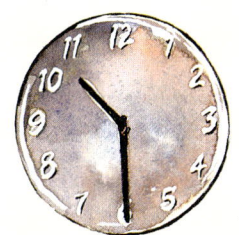

Viele Menschen meinen, solche Alltagsdinge können nicht mit Yoga in Verbindung gebracht werden. Aus traditionellen Schriften geht jedoch hervor, daß die Yogis seit jeher um die enge Verbindung zwischen den kleinen und den großen Lebensaspekten wissen. Wenn wir für unseren Alltag ein einfaches, wirkungsvolles Orientierungsgefüge schaffen, dann können wir auch den großen Aktivitäten und Herausforderungen weitaus erfolgreicher begegnen.

THEMA »ENERGIE«

MONATSZIELE

*D*er menschliche Körper kann als Ansammlung elektromagnetischer Felder in einer elektromagnetischen Welt beschrieben werden, die ein Teil des elektromagnetischen Universums ist. Wir alle haben Anteil an jener wunderbaren Mischung von Wellen, Schwingungen, Elektromagnetismus und Gasen, die wir als Luft oder Atmosphäre bezeichnen. Der gebräuchliche Begriff hierfür lautet prana (»Lebenskraft«). In diesem Monat wollen wir unsere Aufmerksamkeit auf diese Kraft richten, ohne die bisherigen Übungen zu vergessen.

DIE PSYCHOLOGIE DES ATMENS

*K*örperliche und geistige Anspannung und Belastung beeinträchtigen stets auch den Atemfluß. Daher werden wir niemals ein Stadium erreichen, in dem wir es uns leisten können, diesen allgegenwärtigen Vorgang zu ignorieren.

1 Die Atmung ist innig mit sämtlichen Lebensaspekten verknüpft. Wer unglücklich ist, atmet sehr flach, und die Lungen werden nur ungenügend mit Atemluft versorgt.

2 Der normale Vorgang des Ausatmens ist eine entspannte Bewegung, mit der die Luft aus dem Körper herausströmen kann. Nervöse Menschen haben große Probleme mit dem Ausatmen.

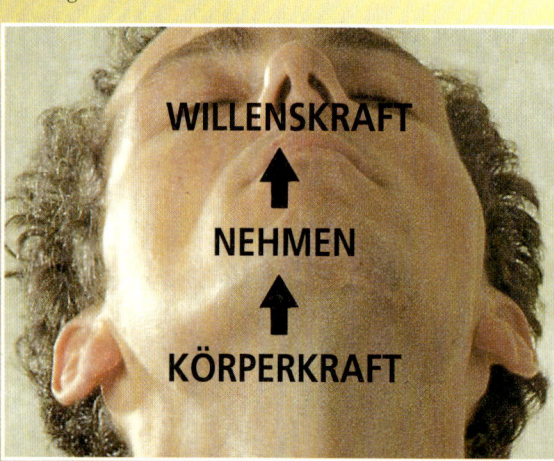

WILLENSKRAFT

↑

NEHMEN

↑

KÖRPERKRAFT

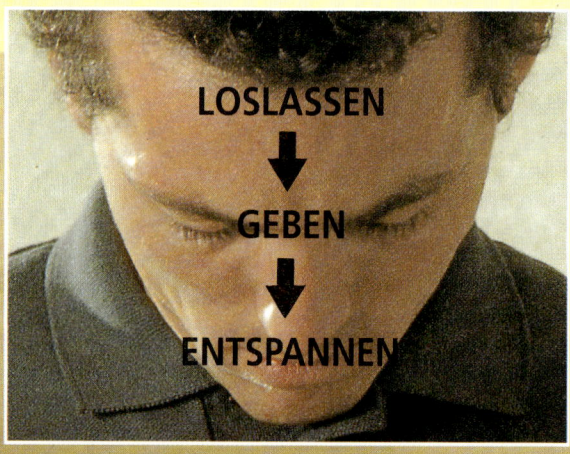

LOSLASSEN

↓

GEBEN

↓

ENTSPANNEN

ENERGIEZENTREN

Der den Körper durchziehende elektromagnetische Energiefluß entspricht dem chinesischen Konzept der Akupunktur, die heute auch im Westen anerkannt und von zahlreichen Ärzten eingesetzt wird. Die im Yoga gültige Vorstellung besagt, daß der Körper über eine Reihe von Energiezentren verfügt, die sogenannten *chakras*. (*Chakra* bedeutet Rad oder Wirbel). Diese liegen parallel zur Wirbelsäule. Es gibt immer mehr überzeugende Beweise für die tatsächliche Existenz dieser Zentren, auch wenn dieses Thema noch nicht gründlich genug erforscht ist.

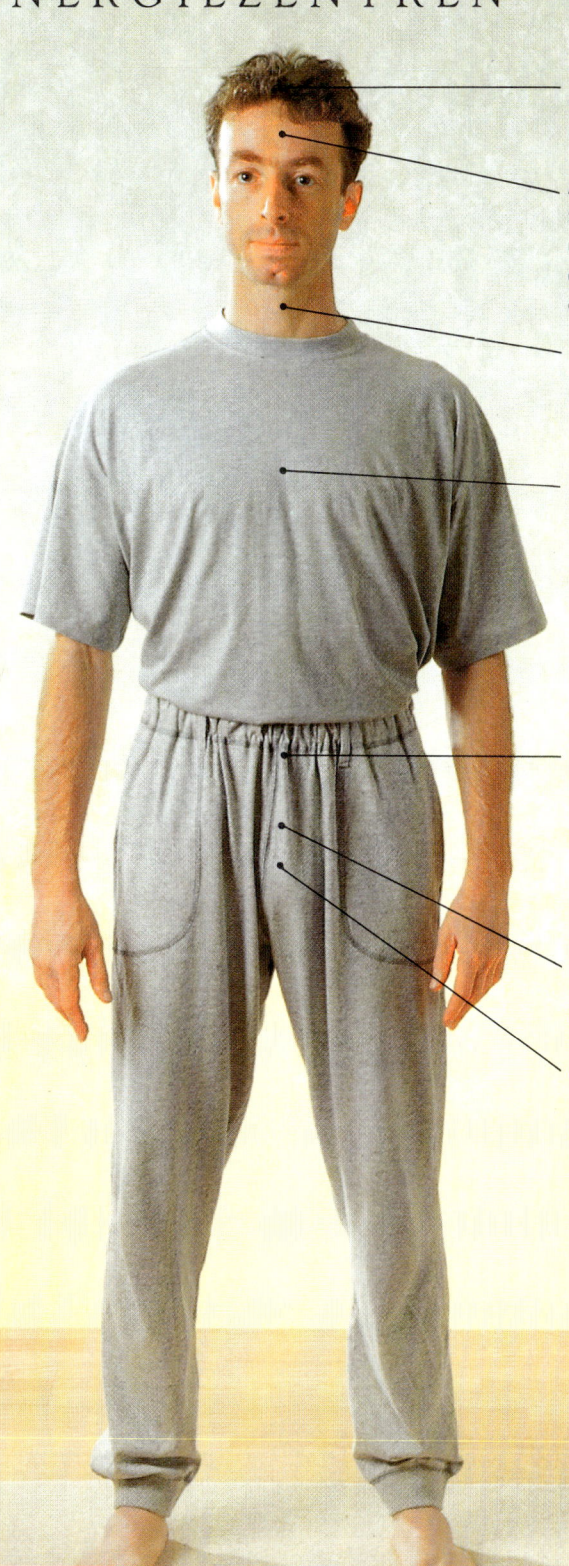

SAHASRARA CHAKRA ermöglicht die Verknüpfung des Individuellen mit dem Universellen.

AJNA CHAKRA, das *chakra* der Steuerung, ist mit Hypothalamus und Hirnanhangdrüse verknüpft, die viele unserer geistig-körperlichen Reaktionen regulieren.

VISHUDDA CHAKRA in der Zone des Kehlkopfgeflechts hat mit Stetigkeit und Ausgeglichenheit zu tun.

ANAHATA CHAKRA im Herzzentrum (Herzgeflecht) ist mit Emotionen über belebte Dinge verknüpft (»brachte mein Herz zum Flattern«).

MANIPURA CHAKRA im Solarplexus (Plexus coeliacus) ist mit dem Magenfeuer (»Feuer im Bauch«) und den Emotionen über »unbelebte« Lebensaspekte wie etwa Prüfungen verbunden.

SVADISHTHANA CHAKRA hat mit Wasser, sexuellem Fluß und Geschmacksempfindung zu tun.

MULADHARA CHAKRA hat in der Geschlechtszone Bezug zu den Ausscheidungen und zum Geschmackssinn.

7

DIE WECHSELATMUNG

Einige spezielle Atemtechniken des Yoga werden mit dem Sanskrit-Begriff pranayama bezeichnet. Wörtlich übersetzt bedeutet er »Unterbrechung des Atems«. Durch kontrolliertes Atmen sollen bestimmte Ziele erreicht werden. Meist atmen wir nur durch ein Nasenloch und nur ungefähr 20 Prozent der Zeit gleichzeitig durch beide Nasenlöcher. Das Atmen entspricht den positiven und negativen Aspekten im elektrischen Sinne. Die Wechselatmung gewährleistet eine effektive Funktion beider Nasenlöcher und unterstützt das energetische Gleichgewicht. Sie verkörpert eine der ältesten pranayama-Techniken.

7

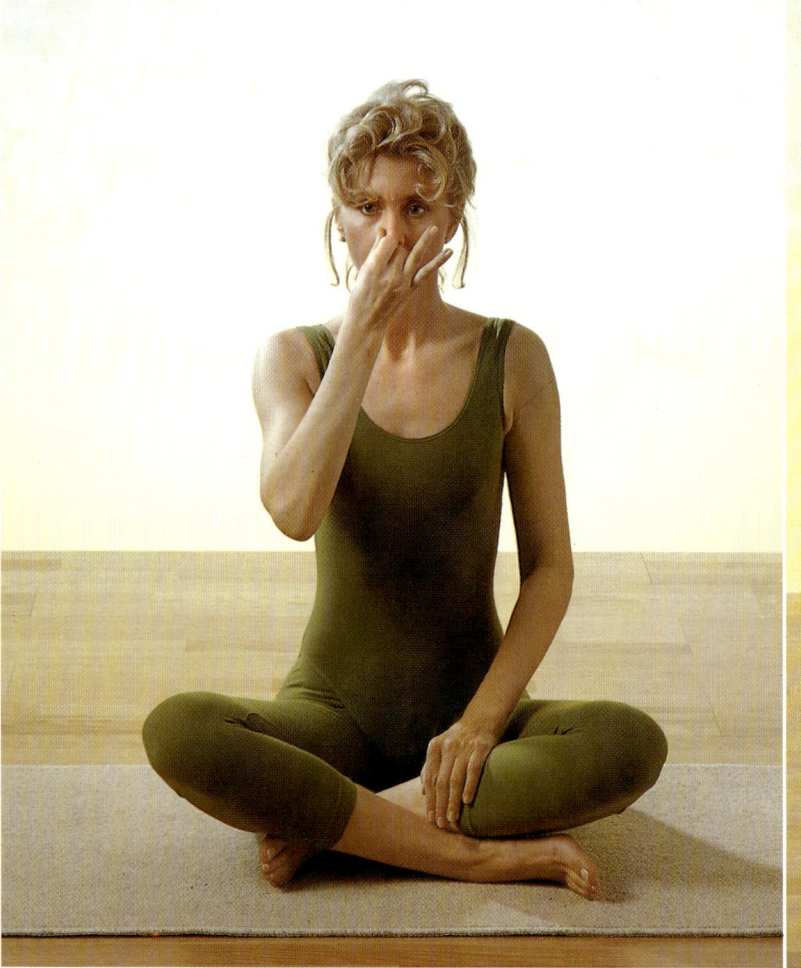

1 Die rechte Hand zur Nase führen und das rechte Nasenloch mit dem Daumen verschließen. Zeige- und Mittelfinger abknicken und den Ringfinger in der Nähe des linken Nasenlochs plazieren. Beim Einatmen bis vier zählen und dabei das rechte Nasenloch geschlossen halten.

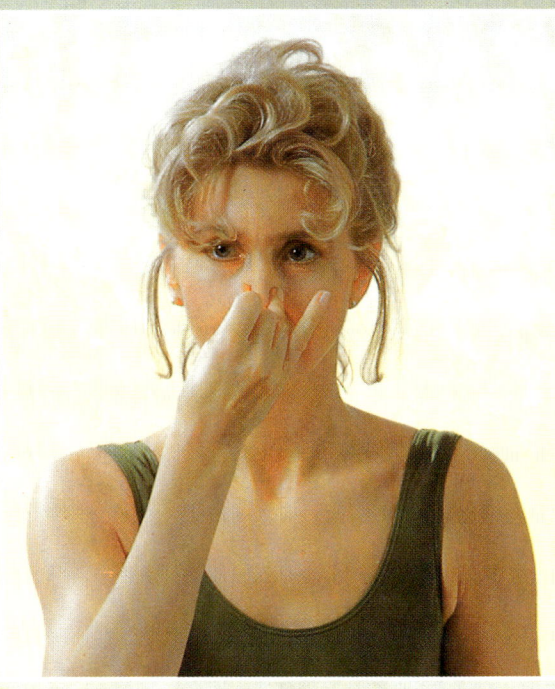

2 Das linke Nasenloch mit dem Ringfinger verschließen und bis 16 zählend den Atem anhalten.

Sehen Sie die Atemtechniken nicht als bloße Übungen an. Der Satz »Leben ist Atmen, Atmen ist Leben« soll Sie daran erinnern, daß Sie mit dem Urgrund des Lebens arbeiten. Atmen Sie genußvoll ein, und lassen Sie die Luft sanft wieder hinausströmen, so wie Sie Ihre Lieblingsspeise genießen würden. Unsere Atemluft ist leider oftmals verschmutzt. Denken Sie daran, durch die Nase zu atmen, und nicht durch den Mund.

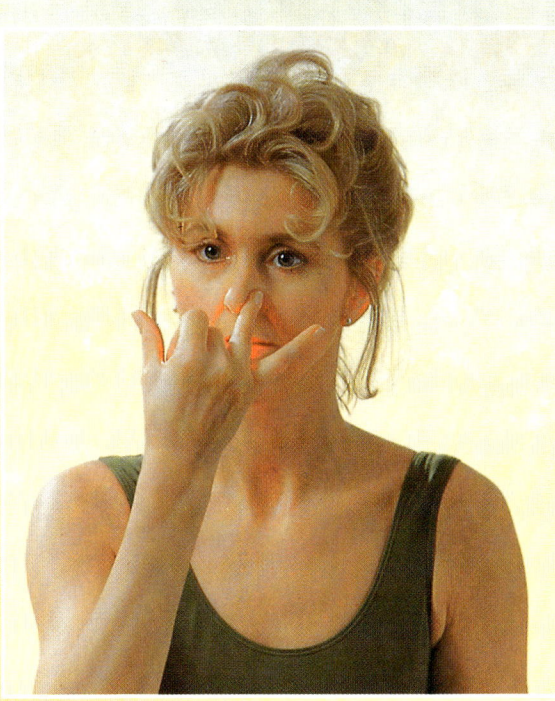

3 Den Daumen vom rechten Nasenloch entfernen und bis acht zählend langsam ausatmen. Dann umkehrt verfahren: Durch das rechte Nasenloch einatmen, Atem anhalten und durch das linke Nasenloch ausatmen. Beginnen Sie mit vier oder fünf solcher beidseitiger Serien, und üben Sie weiter, bis Sie wenigstens ein Dutzend Durchgänge bequem absolvieren können.

Ein weiteres, ebenso wertvolles *pranayama* ist die *Summ-Atmung*. Hierzu aufrecht hinsetzen, tief einatmen und den Atem kurz anhalten. Dann durch den geöffneten Mund ganz langsam ausatmen und dabei »ang« sprechen (wie in »Gang«). Dieser dem Summen einer Biene auffallend ähnelnde Klang erzeugt eine den ganzen Körper durchlaufende Schwingung. Die Übung wenigstens dreimal wiederholen.

DIE WECHSELATMUNG

7

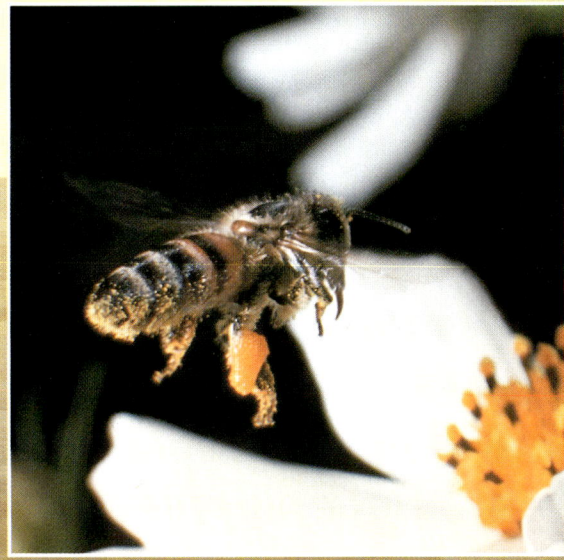

DIE BLASEBALG-ATMUNG

Vor langer Zeit entdeckte der Mensch, daß er ein Feuer durch Hineinblasen schüren konnte. Viele Jahre dürften sich unsere Vorfahren damit begnügt haben, hierzu ihre eigenen Muskeln einzusetzen. Auf entsprechenden Einsichten in die Funktion des menschlichen Körpers beruhend, wurde später der Blasebalg erfunden, der förderliche Kräfte kanalisiert. Das als *Blasebalg-Atmung* bezeichnete *pranayama* nutzt diese Kraft innerhalb des menschlichen Körpers, um den Organismus zu kräftigen.

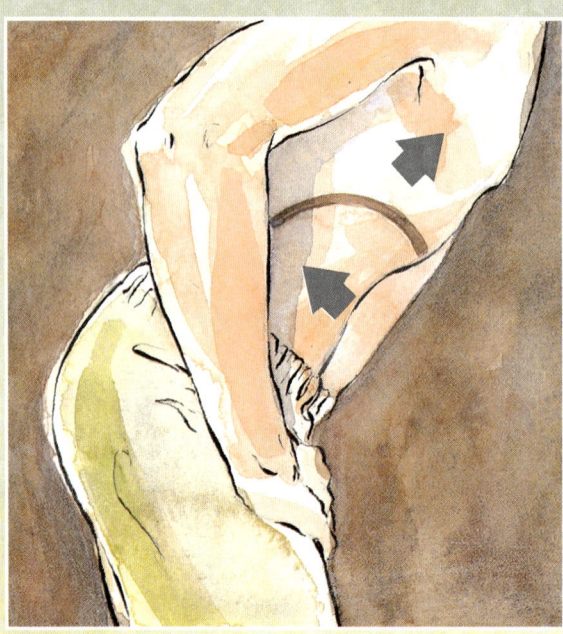

Den Körper energisieren

Bei der natürlichen Atmung werden die Muskeln angespannt, um Luft in die Lungen zu ziehen (dies ist meist ein automatischer Vorgang), und dann wieder entspannt, um die Luft hinausströmen zu lassen. Ein Blasebalg kehrt diesen Prozeß um: Er stößt die Luft kraftvoll hinaus und läßt sie passiv wieder hineinströmen. Merkwürdigerweise ähnelt dies dem Vorgang, der sich bei einem herzhaften Lachen vollzieht. Hier nämlich wird die Luft mit einem »Ha-ha« aus den Lungen gepreßt, und neue Luft kann wieder hineinströmen. Da der gesamte Prozeß rasch abläuft, erhält der Körper neue Energie. Nicht nur wird Sauerstoff kräftig in den Blutkreislauf gepumpt, auch das Zwerchfell vollzieht eine heftige Pumpbewegung, wodurch der elektromagnetische Körperstrom angeregt wird. Wie man festgestellt hat, ist Lachen aus diesem Grund auch eine erstklassige Therapie. Einige Krankenhäuser beschäftigen sogar Clowns und Komiker, um die Patienten zum Lachen zu bringen.

Das Gehirn anregen

Nicht nur der Körper, sondern auch das Gehirn wird auf diese Weise positiv beeinflußt. Oft wird übersehen, daß unser Gehirn durchaus beweglich angelegt ist, da es nämlich pulsiert. Dieses Pulsieren wird durch die Atmung beeinflußt und stimuliert die mentalen Funktionen unmittelbar. Herzliches Lachen – oder die Durchführung der *Blasebalg-Atmung* – beschleunigt den Atmungsvorgang erheblich, und dies wiederum stimuliert die mentalen Funktionen. Eine der *Blasebalg-Atmung* ähnelnde Übung wird als *Leuchtender Kopf* bezeichnet. Die erstgenannte Technik stimuliert den gesamten Körper, die zweite konzentriert sich speziell auf Kopf und Gehirn.

Die Blasebalg-Atmung
Diese Übung können Sie im Sitzen oder Stehen durchführen. Der gestreckte Rumpf kann leicht nach vorn geneigt werden, während die Hände auf den Schenkeln ruhen, um die Muskeltätigkeit nicht zu behindern. Einatmen und kräftig durch die Nase ausatmen. Hierbei die Bauchmuskeln zusammenziehen. Die Lungen erneut mit Luft füllen. Nach einiger Zeit können Sie diesen Vorgang beschleunigen und eine hohe Atemfrequenz erreichen. Der beim Ausatmen die Nase durchfließende Atemstrom erzeugt ein ähnliches Geräusch wie ein Blasebalg. Etwa 10 bis 20 solcher Atmungen bilden einen Durchgang. Abschließend langsam und tief einatmen, den Atem einige Sekunden anhalten und langsam ausatmen. Zwei oder drei Durchgänge sind auch für den Fortgeschrittenen ausreichend.

Pranayama kann auch für
sich genommen prakti-
ziert werden. Wenn Sie
jedoch Yoga in Ihren All-
tag integrieren möchten,
ist es wichtig für Sie, die
von den einzelnen Techni-
ken gebotenen speziellen
Vorteile zu kennen und
entsprechend zu nutzen.
Vergessen Sie nicht: Yoga
bietet Ihnen die Gelegen-
heit, Ihr Leben in erheb-
lichem Umfang selbst in
die Hand zu nehmen.
Gehen Sie gegen körper-
liche Symptome in geeig-
neter Weise vor.

Der Leuchtende Kopf

Der Unterschied gegen-
über der *Blasebalg-
Atmung* besteht darin,
daß sich die Bauchmus-
keln beim Blasebalg wäh-
rend des Einatmens zu-
sammenziehen, beim
Leuchtenden Kopf jedoch
ausdehnen. Beim schar-
fen Ausatmen wird die
Kraft folglich präziser
nach oben geleitet. Zwar
liegen die zahlreichen
Vorteile dieser Verfahren
auf der Hand, doch wie
auch bei den *asanas*
kommt es vornehmlich
darauf an, sich auf den
geistigen Nutzen zu kon-
zentrieren, in diesem Fall
auf die entstehende Klar-
heit des Denkens. Blut-
kreislauf, Lungenfunktion
und das gesamte neuro-
muskuläre System profi-
tieren davon.

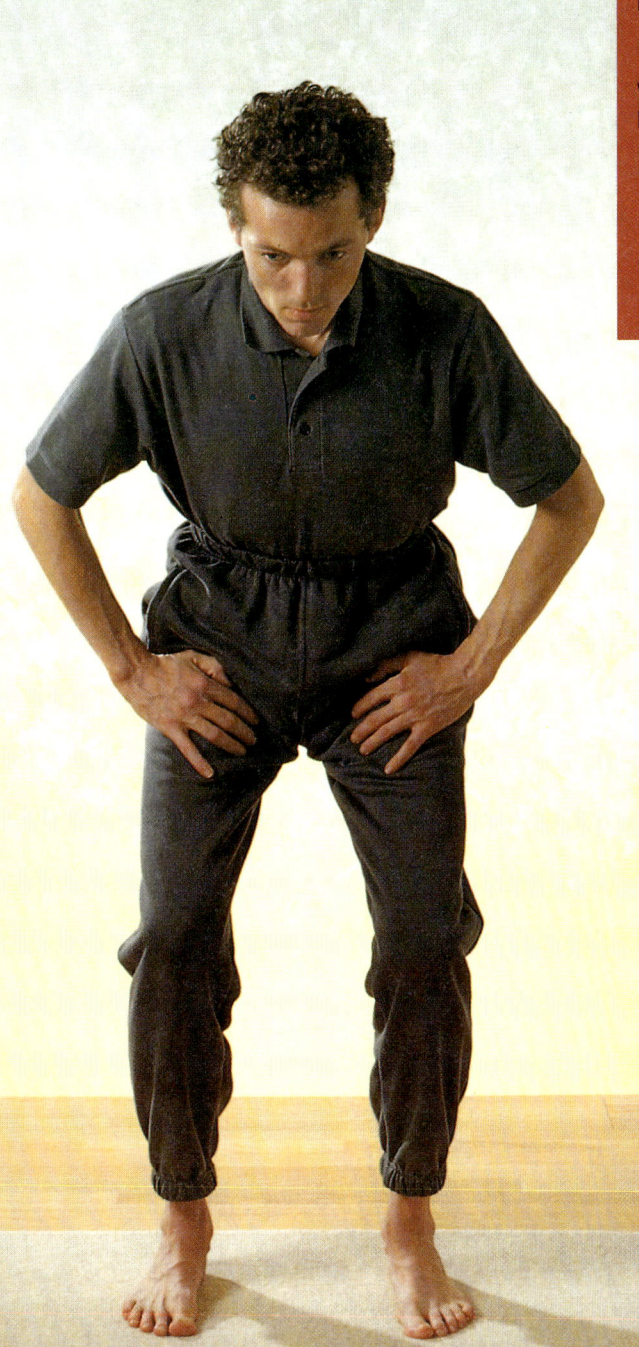

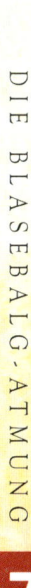

DIE BLASEBALG-ATMUNG

7

DAS KANINCHEN

Diese relativ neue Yoga-Übung verdankt ihren Namen der Tatsache, daß die in den beiden ersten Phasen eingenommene Haltung derjenigen eines hockenden und sich aufrichtenden Kaninchens ähnelt. Die dritte, gelegentlich als Hase bezeichnete Phase hat eine gewisse Ähnlichkeit mit einem aufgeregten Märzhasen. Die erste Bewegung öffnet den Bauchraum, die zweite den Brustkorb (Rippenraum) und die dritte die Schlüsselbeinregion (oberer Rumpf).

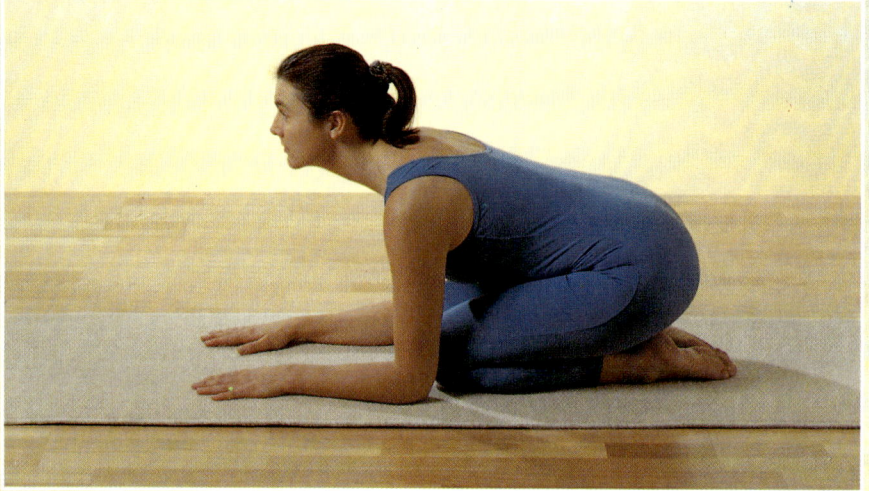

1 Auf die Fersen hocken. Unterarme vor den Knien auf den Boden legen, Handflächen nach unten. Nach vorn blicken. Beim Ausatmen die Bauchmuskeln recht langsam zusammenziehen und von den Oberschenkeln wegführen. Beim Einatmen den Bauch ausdehnen und gegen die Oberschenkel pressen. Übung mehrmals wiederholen.

7

2 Nun auf den Fersen sitzend aufrichten, Handflächen dicht vor den Knien. Nach vorn blicken. Beim Ausatmen wiederum die Bauchmuskeln zusammenziehen. Diesmal dehnen sich beim Einatmen allein die unteren Rippen. Übung mehrmals wiederholen.

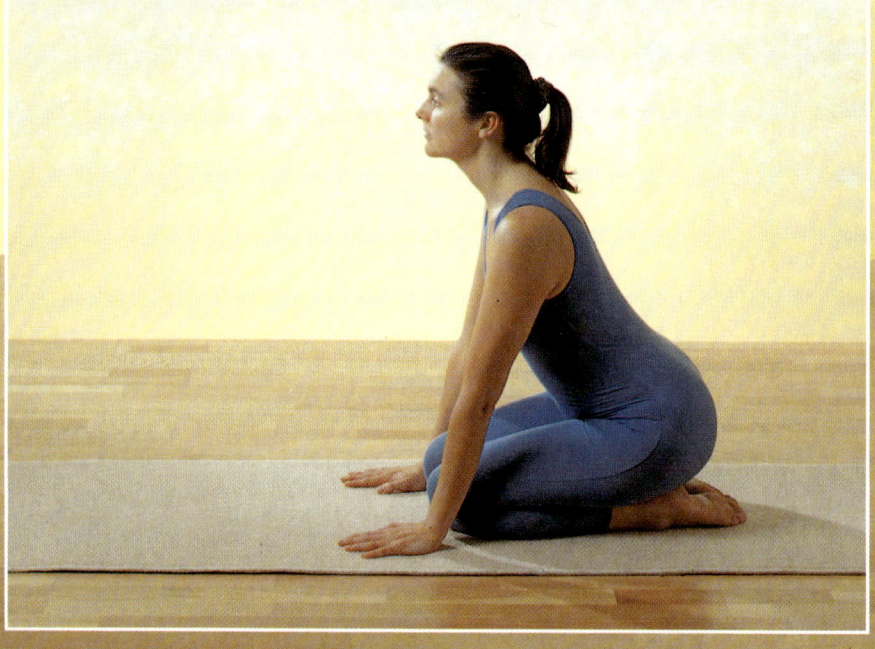

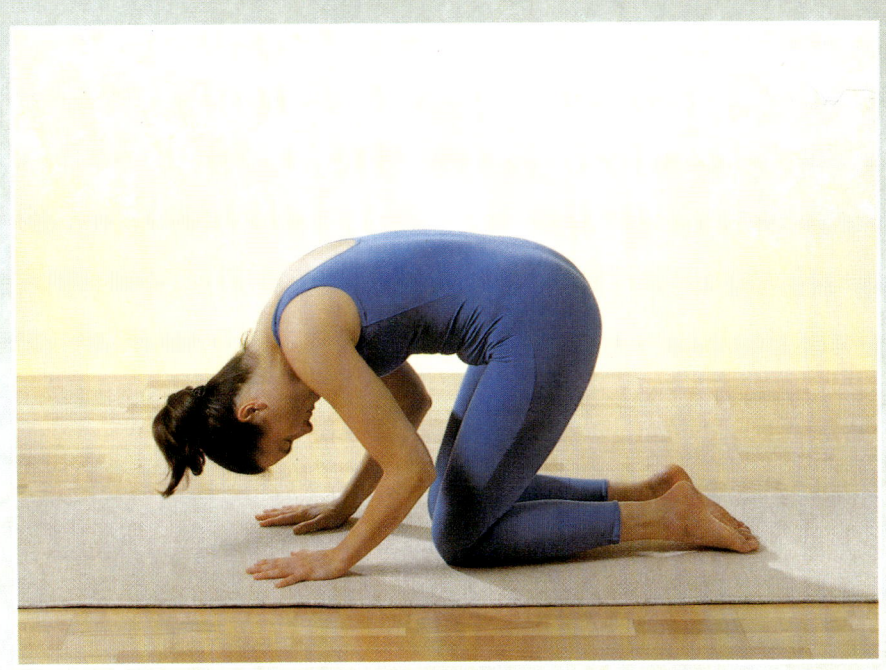

Die effektive Nutzung der Lungen und das Beseitigen von Blockaden ist von großer Bedeutung. Flache Atmung kann dazu führen, daß verbrauchte Luft in den Lungen verbleibt und die Atemwege verstopft werden. Das Freimachen der Atemwege wahrt die Funktionsfähigkeit des Lungengewebes und ist entscheidend für eine gute Versorgung des Blutes mit Sauerstoff.

3 Die Hände etwas weiter nach vorn legen, einatmen und beim Ausatmen den Kopf zum Boden führen, so daß die Scheitelpartie aufliegt.

4 Wenn der Kopf fest den Boden berührt, den Körper beim Einatmen nach vorn und beim Ausatmen nach hinten wiegen. Nach einigen Durchgängen einatmen und langsam aufrichten.

7

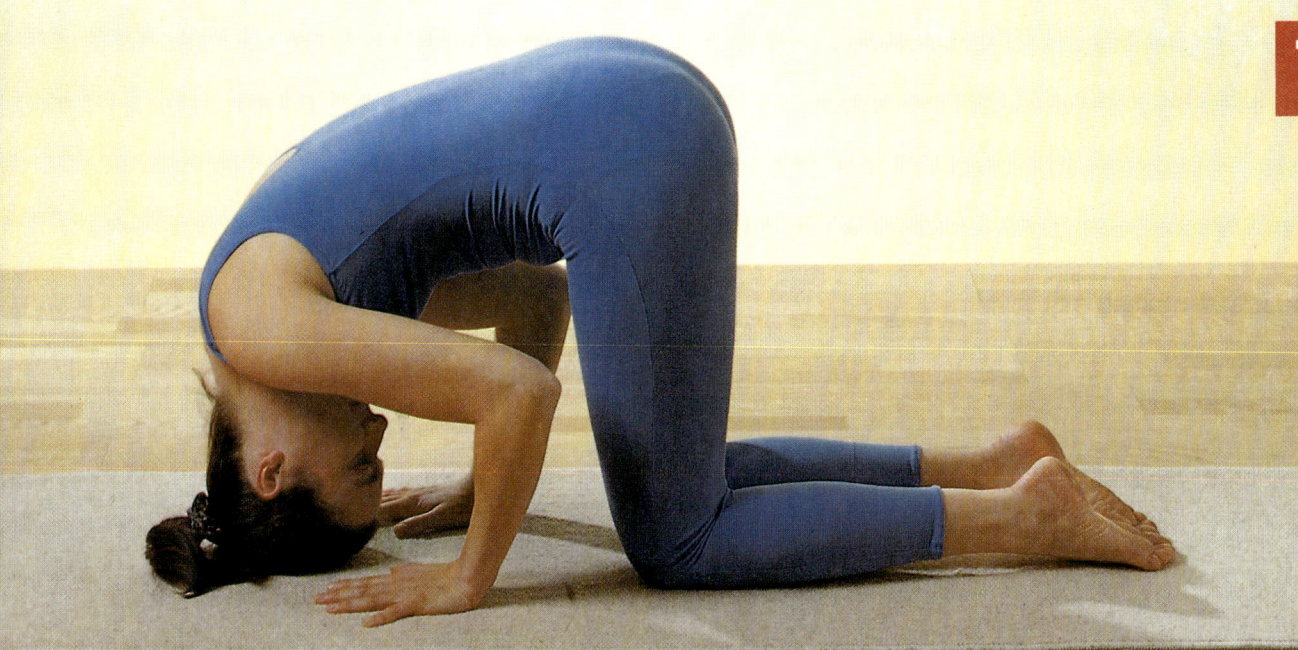

DEN ATEM ANHALTEN

Wir verfügen bereits bei der Geburt über
Reflexe, die es uns gestatten, die Atmung den
momentanen Erfordernissen anzupassen. Da
wir jedoch auch eine willentliche oder bewußte
Atemkontrolle besitzen, bietet sich uns die
Möglichkeit, korrigierend einzugreifen.

7

Durch ruhige Selbsteinkehr und Erfahrung erkann-
ten die Yogis bereits vor langer Zeit, daß bei der
Atemkontrolle nicht nur das Ein- und Ausatmen,
sondern auch das Anhalten des Atems eine Rolle
spielt. Diese Atemverhaltung nannten sie *kumbhaka*, und sie wiesen darauf hin, daß wir in der Lage
sind, unseren Atem nach dem Ein- oder Ausatmen
für kurze Zeit anzuhalten. Sie betonten außerdem,
daß die Atmung jederzeit angehalten werden kann;
dies betrachteten sie als die wichtigste Eigenschaft
überhaupt. Ein Hauptgrund für das Anhalten des
Atems sind die entsprechenden Auswirkungen auf
Gehirn und Geist.

Ein plötzlich eintretendes Ereignis, das eine unver-
zügliche Entscheidung erfordert, führt dazu, daß wir
den Atem anhalten. Wenn Ihnen beispielsweise jemand vor das Auto läuft, halten Sie Ihren Atem
ohne die geringste Verzögerung sofort an, da dies Ihr
Denken für eine kurze Zeit absolut konzentriert,
während Sie bremsen, ausweichen oder anderweitig
reagieren. Eine Verzögerung von auch nur einer Sekunde könnte fatale Folgen haben.

Dieses sofort eintretende *kumbhaka* konzentriert
unser Denken. Einatmen und den Atem anhalten
trägt dazu bei, den Geist zu beruhigen und in einen
Zustand der Ruhe zu überführen, der das Meditieren
unterstützt.

In korrekter Haltung auf
den Boden oder einen
Stuhl setzen und die Au-
gen schließen. Ein oder
zwei Minuten langsam
und natürlich atmen. Tief
einatmen und den Kopf
senken, so daß das Kinn
gegen die Brust drückt.
Rumpfmuskeln so weit
entspannen, bis Sie das
Gefühl haben, auf einem
Luftpolster zu sitzen.
Atem einhalten und bei
einem Gefühl der Ruhe
verweilen. Genießen Sie
diesen Zustand der völli-
gen Untätigkeit. Nach
einiger Zeit werden Sie
zunehmend das Bedürfnis
verspüren, zu atmen. Kopf
heben, Oberkörper auf-
richten und *sanft* ausatmen. Die Atmung paßt
sich von allein an.

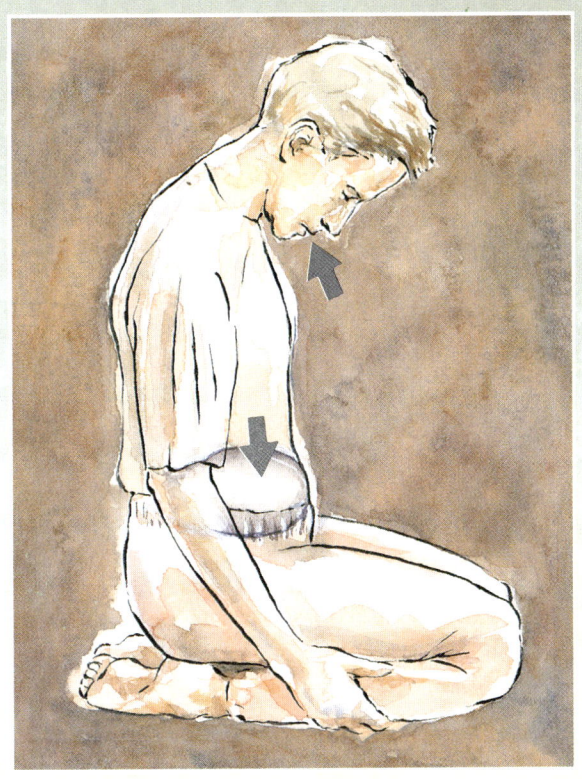

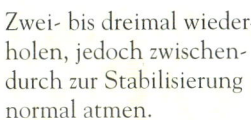

In den einzelnen Phasen
der Atmung spiegelt sich
die Dreiheit des Seins
wider: die Schöpfung beim
Einatmen, die Bewahrung
beim Einhalten des Atems
und das Ausatmen. Letzte-
res verkörpert, obwohl es
in bestimmtem Sinne auch
Zerstörung bedeutet,
letztlich allein den Prozeß
des Wandels. Atmen be-
deutet, sich des Lebens zu
erfreuen und die Verände-
rung anzunehmen.

Zwei- bis dreimal wieder-
holen, jedoch zwischen-
durch zur Stabilisierung
normal atmen.

Mit zunehmender Praxis
werden Sie den Atem im-
mer länger anhalten kön-
nen. Zunächst ist dies
anhand des Sekundenzei-
gers Ihrer Uhr nachprüf-
bar. Später jedoch sollten
Sie darauf verzichten.
Nach einiger Zeit werden
Sie Ihren Atem vermut-
lich für mehr als zwei Minuten anhalten können.

Dies ist wohlgemerkt kein
Ausdauertest, sondern ein
Prozeß, der Sie zu einer
größeren Kontrolle über
ihren Körper und Geist
führen soll.

Herzkranke und Men-
schen mit einem erhöh-
tem Blutdruck sollten auf
diese Übung unbedingt
verzichten.

7

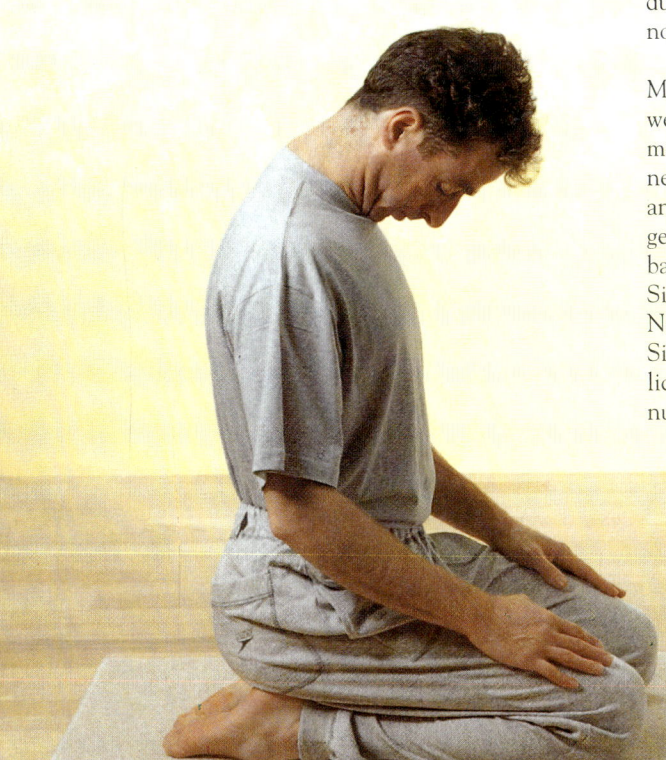

DAS PROGRAMM FORTSETZEN

Bewußter Umgang mit der Atmung hat mit drei unterschiedlichen Ansätzen zu tun. Zunächst muß dafür gesorgt sein, daß die Atmung natürlich verläuft. Nur so wird Energie durch Körper und Gehirn gepumpt, und der Organismus kann sich entspannen und loslassen. Die schiere Zahl der in unserer Zivilisation weit verbreiteten körperlichen und geistigen Probleme macht einen natürlichen Atemvorgang unmöglich.

Der zweite Ansatz besteht darin, Atmung und Bewegung miteinander zu kombinieren. Die Berg-Atmung etwa kann so zu einem asana der Atmung erweitert werden.

Der dritte Ansatz bezieht sich auf eine Kontrolle der Atmung, um einen speziellen Nutzen zu erzielen. Dies bezeichnen wir als pranayama.

ATMEN
Atem bedeutet Energie, und das Zwerchfell fungiert hierbei als Pumpe. Es bewirkt eine vollständige Nutzung der Lungen und den Fluß der elektromagnetischen Kräfte des Körpers. Werden Sie sich der rhythmischen Bewegung der unteren Rippen bewußt.

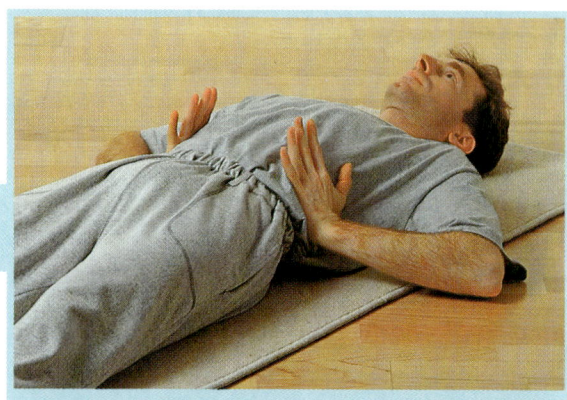

Seite 33

Beim Entspannen wird die Pumpfunktion stark reduziert. Als Ergebnis der Entspannung hebt sich der Bauch beim Einatmen allmählich und senkt sich beim Ausatmen langsam herab. Es ist wichtig, sich diese Tatsache stets zu vergegenwärtigen.

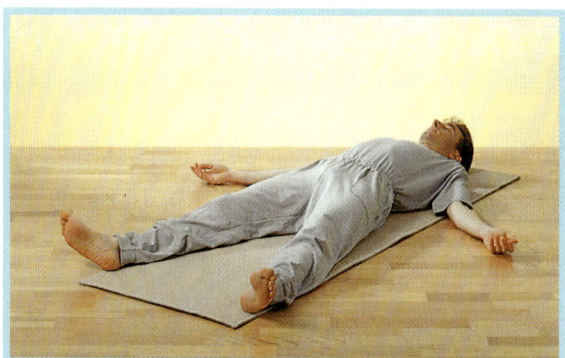

ENTSPANNEN   Seite 30

Falls Sie Ihre Muskulatur für anstrengende körperliche oder sportliche Aktivitäten in Schuß halten wollen, sind die kraftvollen Atemhaltungen wie etwa der *Berg* von unermeßlichem Wert, da sie den Fluß der elektrischen Energie innerhalb des Nervensystems fördern und den Muskeltonus erhöhen.

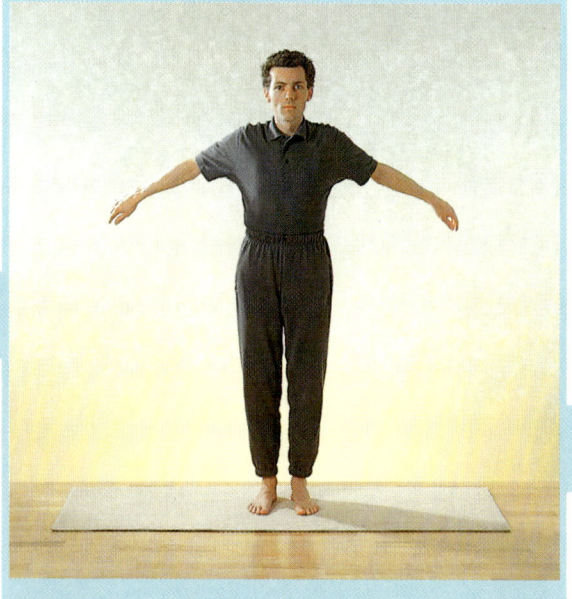

BERG-ATMUNG   Seite 54

HALTUNGEN

Perfektion ist zwar ein guter Rat, doch wir leben nun einmal nicht in einer vollkommenen Welt. An manchen Tagen ist es einfach nicht möglich, mehr als vielleicht zehn Minuten für die Haltungen aufzuwenden. Glauben Sie aber nicht, dies würde sich nicht lohnen; konzentrieren Sie sich auf die Grundbewegungen des Oberkörpers.

Diese Grundbewegungen (Beuge nach vorn, nach hinten, zur Seite und Drehung) bieten, zusammen mit einer einleitenden Streckung und einer kurzen abschließenden Entspannungsphase, eine Mini-Sitzung von erheblichem Wert. Die folgenden Haltungen stellen nur *eine* mögliche Kombination dar. Stellen Sie Ihre eigene Mini-Sitzung zusammen.

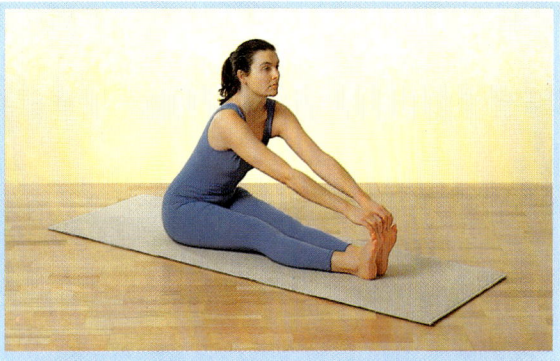

LANGSITZ (2)   Seite 66

Eine *pranayama*-Technik wie die *Summ-Atmung* ist sehr hilfreich, da sie kontrolliertes Atmen mit einem stark schwingenden Klang kombiniert. Sie werden spüren, wie der Körper auf den Klang reagiert. Dies hilft, die Beziehung zwischen Schwingung, Resonanz und Gesundheit besser zu begreifen und näher kennenzulernen.

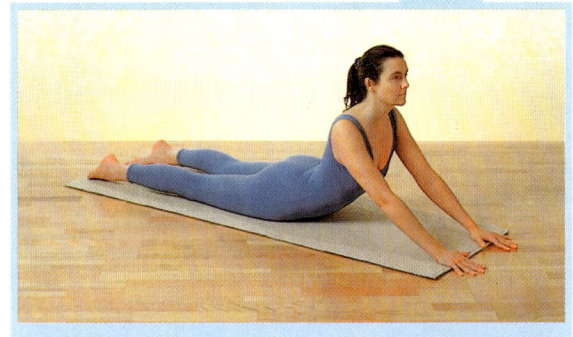

KOBRA (2)   Seite 67

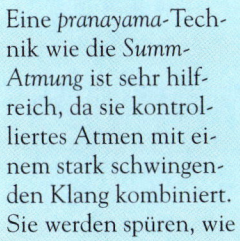

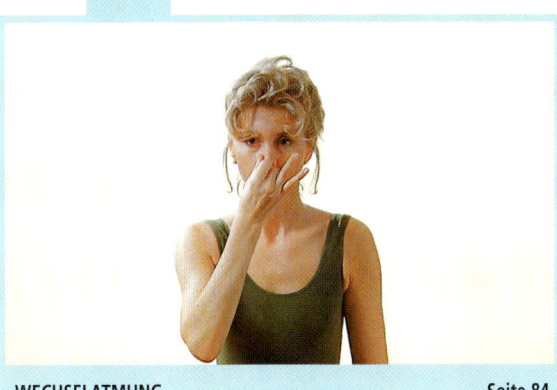

WECHSELATMUNG   Seite 84

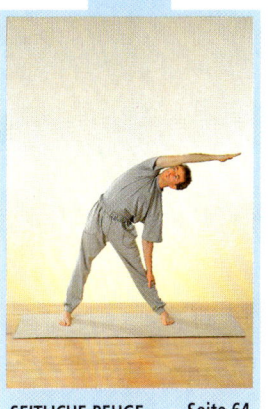

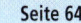

SEITLICHE BEUGE   Seite 64

Machen Sie sich behutsam mit den *pranayama*-Techniken vertraut. Die Wechselatmung bildet den Ausgangspunkt dieser Übungen, da sie das innere Energiesystem ausgleicht und bei der Selbstregulation (Homöostase) des Organismus eine zentrale Rolle spielt. Eile jedoch würde nur schaden. Die Anzahl der Durchgänge und auch die Länge der einzelnen Atmungsphasen (Einatmen, Anhalten, Ausatmen) sollten schrittweise über einen längeren Zeitraum gesteigert werden. Versuchen Sie nicht zu rasch zu viel.

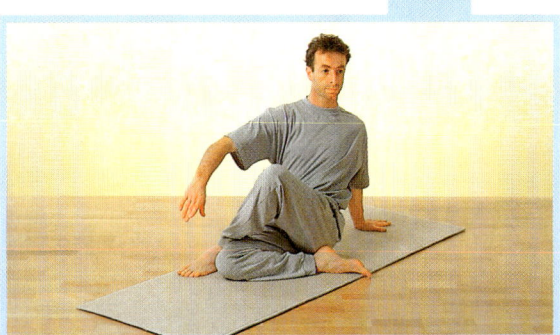

HALBER DREHSITZ (2)   Seite 65

ACHTER

8

MONAT

GEHIRNSTEUERUNG

MONATSZIELE

Die Kontrolle über körperliches Handeln beginnt bereits im Säuglingsalter, Klänge zu unterscheiden und sie mit verbalen und bildhaften Begriffen zu verbinden. Mit zunehmender Kontrolle über den Körper wird auch die Funktion des Denkens immer wichtiger. Das Selbstbewußtsein wird so allmählich zu einem zentralen Lebensaspekt. Und doch verfallen die Menschen nur allzu leicht der Annahme, daß sie ihre Gedanken nicht kontrollieren können, obwohl das größte Abenteuer des Lebens darin besteht, die Kontrolle über das Gehirn und ein konstruktives Denken zu erlernen.

KÜHLE UND KREATIVITÄT

Es heißt, daß der Mensch auf beiden Körperseiten einen anderen Aspekt der Energie oder Kraft besitzt und daß die Verknüpfung beider Aspekte zu einem ausgeglichenen Leben führt. Die als Ida bezeichnete Kraft auf der linken Seite ist mit der Kühle des Mondes verwandt und verkörpert den kalkulierenden Lebensaspekt. Pingala, die Kraft auf der rechten Seite, bezieht sich auf die Wärme der Sonne und den Prozeß der Kreativität.

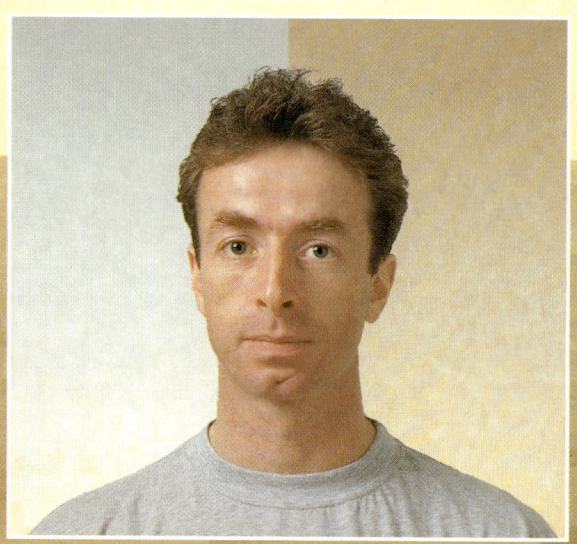

In den letzten Jahren haben Neurobiologen feststellen können, daß die linke Hirnhälfte mit Sprache und Rechenfertigkeiten assoziiert ist (den kühlen, kalkulierenden Aspekten), und daß die rechte Hirnhälfte unsere Kreativität steuert – genau diese Ansicht vertreten die Yogis seit Jahrhunderten.

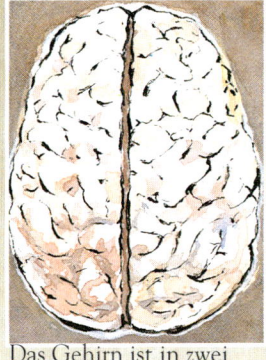

Das Gehirn ist in zwei Hälften (Hemisphären) unterteilt: Die linke Hemisphäre steuert die kalkulierenden Lebensaspekte, die rechte Hälfte steuert die Kreativität.

Die Bedeutung der Ausgeglichenheit

Leben ist eine Frage der Balance. Die notwendige Anspannung oder Willenskraft muß durch Entspannen oder Loslassen ausgeglichen werden. Dieses »Loslassen« fußt auf dem Kommen und Gehen des Atemstroms, auf dem sämtliche geistigen und körperlichen Funktionen beruhen.

Das Selbstbewußtsein als Grundlage der Bewußtheit ist ein Mittel, das die geistige und körperliche Weiterentwicklung und Förderung des Lebens gestattet. Wer die Steuerung durch das Gehirn aufgibt, verzichtet zugleich auf die Kontrolle über das Leben; das Selbstbewußtsein kann dann eine zerstörerische Kraft entfalten. Die Entscheidung für Schöpfung oder Zerstörung liegt in unserer Hand.

Die erlangte Bewußtheit kann positiv oder negativ angewandt werden. Körper und Gehirn sind in der Tat Diener des Bewußtseins.

Ausgeglichenheit schaffen

Wenn Sie sich stets vergegenwärtigen, daß alle Dinge des Ausgleichs bedürfen, können Sie Rückschau auf Ihr Leben halten und prüfen, inwieweit Sie sich einerseits der kühlen, logischen Aspekte bedienen und in welchem Maße Sie andererseits der Kreativität in all ihren Formen frönen.

Unsere heutige Gesellschaft könnte man durchaus als auf die linke Hirnhälfte orientiert betrachten. Sobald Sie jedoch die immense Kraft der Visualisierung und Meditation in Ihr Leben einbringen und Anspannung durch Entspannung ausgleichen, sind Sie in der Lage, über die Gehirnfunktionen zu sinnieren und allmählich zu begreifen, daß deren innere Ausgeglichenheit von größter Bedeutung ist. Dies wiederum hat einen beträchtlichen Einfluß auf Ihre Einstellung zu zahlreichen Lebensaspekten. Wohltuende Veränderungen treten nicht deshalb ein, weil Sie sie ausgeheckt und kalkuliert haben, sondern weil dies Teil eines natürlichen Prozesses ist.

8

VERSTIMMUNGEN ÜBERWINDEN

Medizinische Studien belegen, daß Verstimmungen eine Hauptursache für Krankheiten darstellen. Wer negative Situationen überwindet, leugnet nicht die tatsächlichen Ereignisse, sondern geht über sie hinaus. Die Visualisierung kann hierzu einen beträchtlichen Beitrag leisten.

1 Nehmen Sie eine entspannte Sitzposition ein. Stellen Sie sich vor, sie säßen mit einer Gruppe im Kreis und jeder von Ihnen habe einen kleinen Klumpen Ton vor sich liegen. Er ist weich und formbar, hat jedoch eine unschöne, schmutzige Farbe.

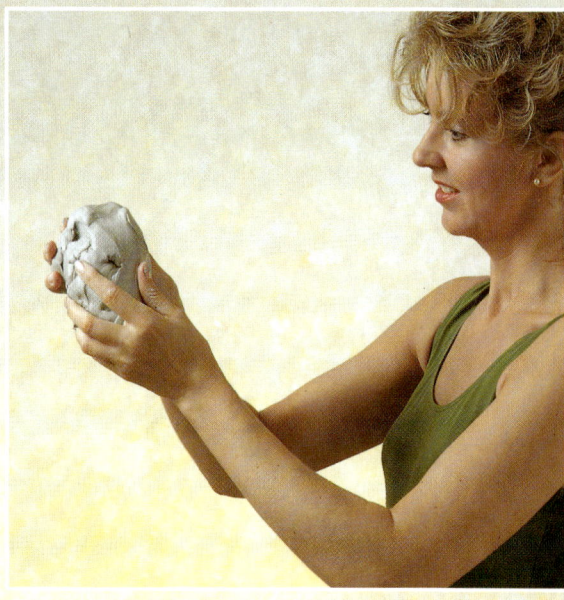

2 Nehmen Sie den Tonklumpen in die Hand, und beginnen Sie damit, ihn mit den Händen zu bearbeiten. Die unschöne Farbe erinnert Sie dabei an den Groll, den Sie gegenüber Menschen und Ereignissen hegen, da solche Verstimmungen stets dunkel und schwer sind.

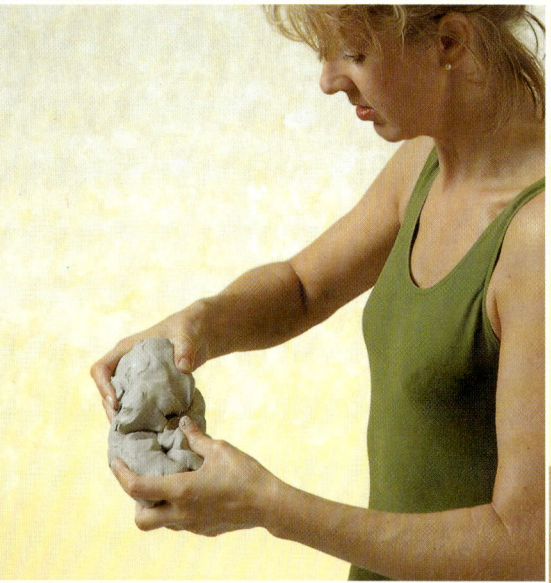

3 Kneten Sie Ihre Verstimmungen in den Ton ein, um sie dort zu begraben. Ziehen Sie die unerquicklichen Gedanken aus dem Kopf heraus, und drücken Sie sie in die Tonmasse.

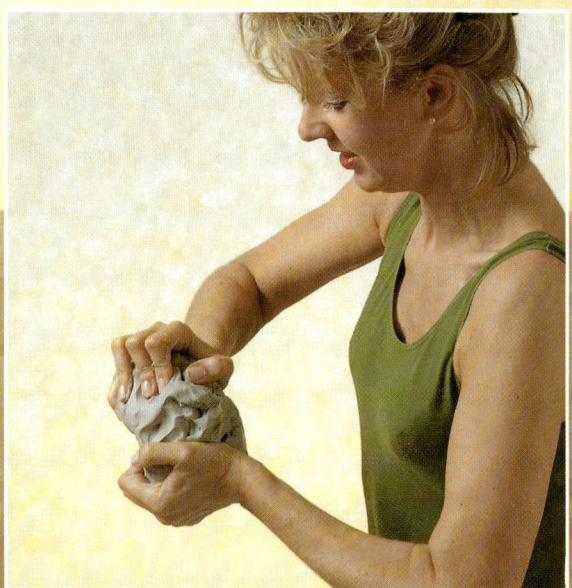

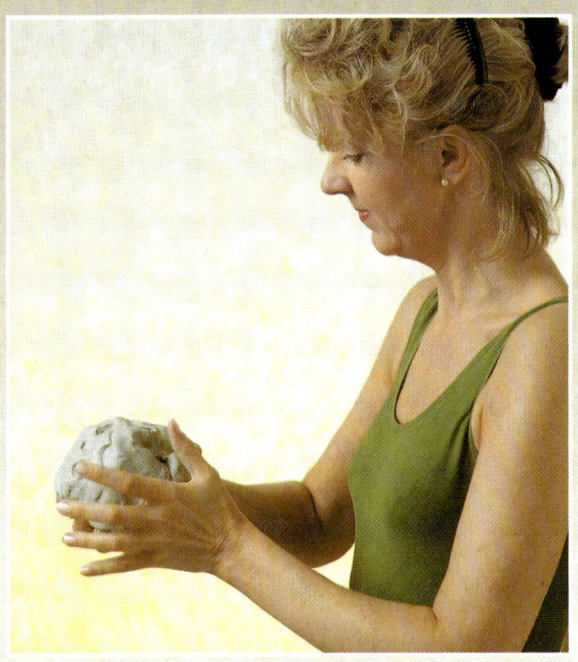

4 Abschließend türmen Sie – gemeinsam mit den imaginären Menschen um Sie herum – den Ton auf dem Boden zu einem Haufen auf und realisieren, daß er alle Ihre Verstimmungen enthält. Stellen Sie sich vor, ein Mann mit einer Schubkarre würde kommen, den Ton in die Karre schaufeln und mit sich nehmen. Dann würde er ein Loch graben, den Haufen hineinkippen und mit Erde auffüllen. In Ihnen entsteht ein angenehmes Gefühl von Leichtigkeit.

ERFOLGREICH VISUALISIEREN

Das Visualisieren gleicht einem Spiel: Um erfolgreich zu sein, ist Ihre ganze Konzentration gefordert. Szene und Handlung müssen Ihnen vollkommen real erscheinen. Zwar müssen Sie die Situation nicht buchstäblich vor sich sehen, doch sollten Sie darauf hinarbeiten, sie intensiv in Ihrem Bewußtsein zu verankern. Je stärker Sie in diese Vorstellung eintauchen, desto überzeugender wird das Ergebnis ausfallen.

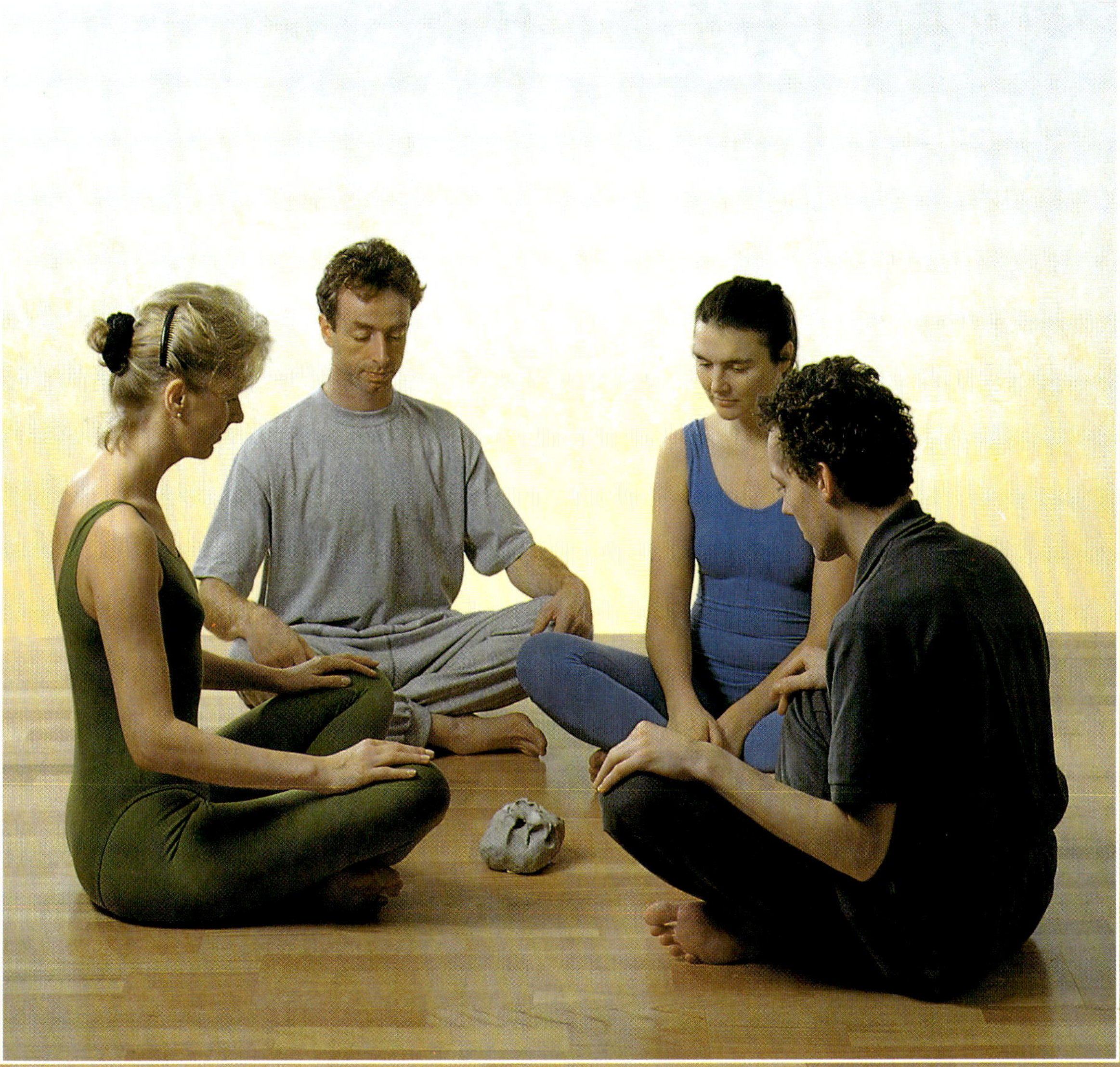

DEN SINNEN BEGEGNEN

*Die von unseren Sinnen stammenden Bot-
schaften werden als »Wirklichkeit« eingestuft.
Die Reaktionen der Sinne werden jedoch durch
die bestehenden Umstände und Gewohnheiten
bestimmt. So etwa würde in einem mäßig
warmen Land ein Einwohner bei einer Temperatur von 20 °C von einem schönen, warmen
Tag sprechen. Ein eben erst aus Alaska einge-
troffener Besucher fände es dagegen unerträg-
lich heiß, und ein Zentralafrikaner würde vor
Kälte zittern. Ähnliche Analogien lassen sich
auch für die übrigen Sinne finden. Machen Sie
sich klar, daß die Sinne nützlich sind, doch
unterwerfen Sie sich ihnen nicht sklavisch.*

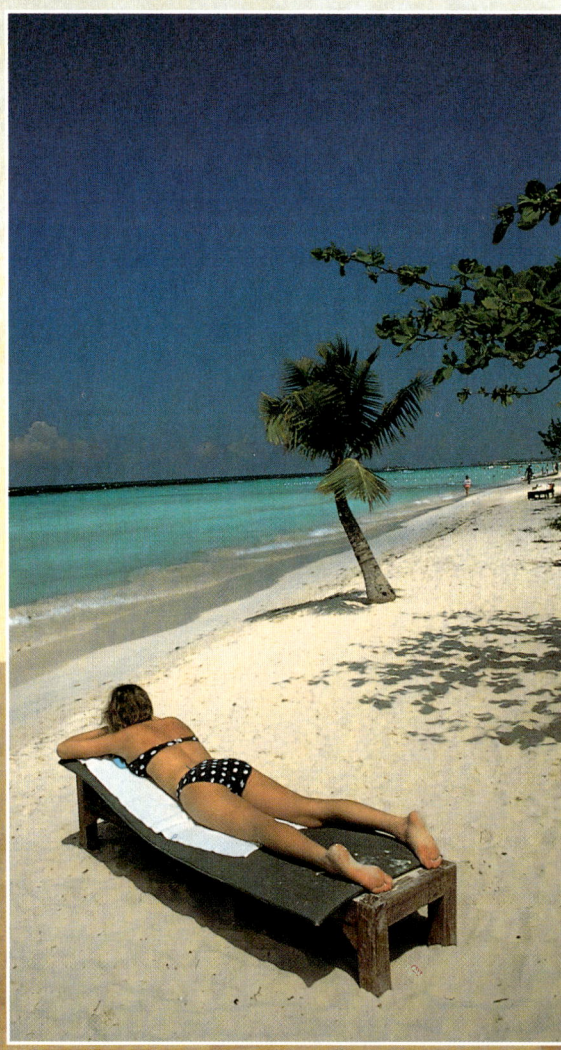

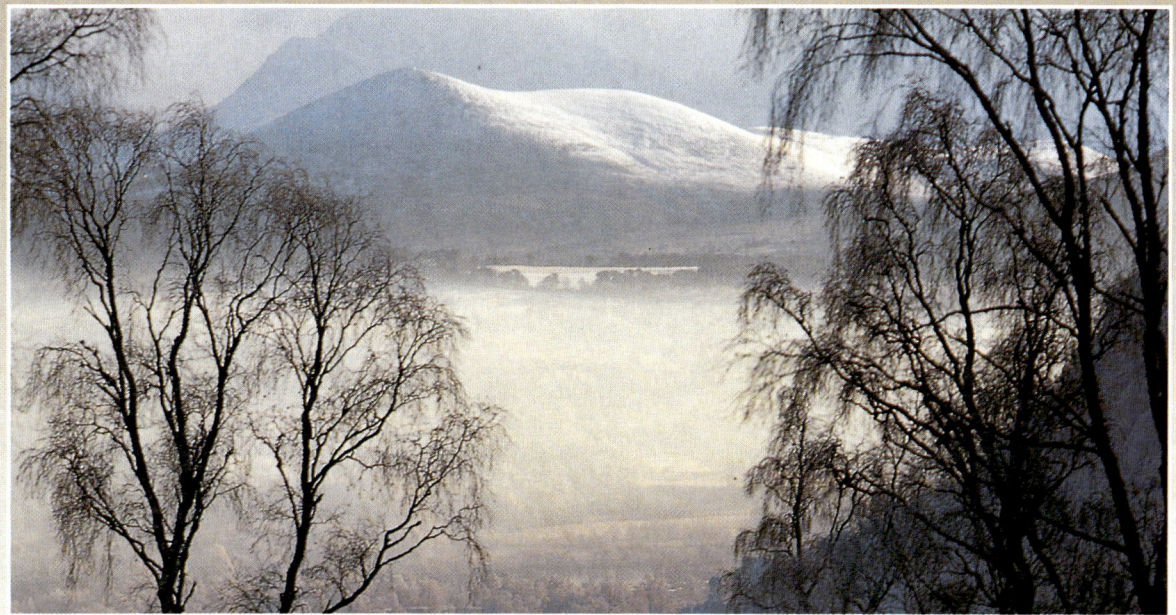

Einige Menschen sind begeisterte Esser. In der Mittagszeit erinnern sie ihre Sinne daran, daß eine Mahlzeit fällig ist. Die Tatsache, daß sie wohlgenährt sind und die Mahlzeit verschieben oder ausfallen lassen könnten, ändert daran nichts. Sie werden unglücklich und gereizt, wenn kein Essen verfügbar ist. Die resultierende Erregung beeinträchtigt den Körper, und dieser versorgt das Gehirn mit negativen Signalen. Ein Teufelskreis nimmt seinen Anfang, und bald stellen sich gravierende psychosomatische Folgeerscheinungen ein.

Die Yoga-Philosophie begegnet dem mit einer Einstellung der Losgelöstheit, bei der die Sinnessignale als nützliche Indikatoren, jedoch nicht unbedingt als zwingende Forderungen angesehen werden. Die resultierende geistige Stabilität erzeugt eine Harmonie von Körper und Gehirn, die langfristig zu Ausgeglichenheit, Energieerhalt und verbessertem Wohlbefinden führt.

Geisteshaltung und Temperatur

In Tibet mit seinen manchmal extrem niedrigen Temperaturen haben Yogis demonstriert, daß sie sich durch Beibehalten ihrer Körpertemperatur gegen Kälte wappnen können. Vor einigen Jahren konnte Prof. Herbert Benson von der Harvard Medical School mit Hilfe des Dalai Lama einige klinische Tests an indischen Yogis durchführen: Diese waren dazu fähig, die Temperatur eines bestimmten Körperteils wie etwa eines Fingers durch Visualisieren zu verändern – ein Vorgang, der gewöhnlich als Willenskraft bezeichnet wird.

Temperaturabhängigkeit spielt bei den meisten Menschen eine große Rolle. Ein entsprechender Ausgleich durch angemessene Kleidung ist nicht immer möglich. Eine Anpassung der Geisteshaltung kann hierbei zu überzeugenden Ergebnissen führen.

Im Fernen Osten lebte einst ein Mann, den die kalten Nächte sehr störten und der glaubte, daß es ihm im Bett einfach nicht warm werden könne. Daher suchte er einen Yogi auf, der ihm riet, sich einen großen, glühenden Ball aus goldener Hitze vorzustellen, der immer näher kommt. Da er wußte, daß ihn die Hitze nicht versengen oder gar verbrennen würde, konnte er sich in ihren Strahlen entspannen. Er tat dies jede Nacht, und binnen kurzem legte sich seine Frau in ein anderes Bett. Der Körper ihres Gatten war ihr einfach zu heiß!

Begegnen Sie einem Gefühl von Kühle oder Kälte, indem Sie mit geschlossenen Augen eine korrekte Sitzhaltung einnehmen und sich an einen heißen Tag erinnern, den Sie mit Sonnenbaden an einem Strand verbracht haben. Sollte das Kältegefühl anhalten, erinnern Sie sich daran, daß Sie leicht gefröstelt hatten, als Sie aus dem Wasser kamen, bis die kraftvolle Sonne Sie getrocknet hatte. Wenn Sie dies mit Ruhe und Selbstsicherheit durchführen, werden Sie sich über die Ergebnisse wundern. Um dem Gefühl der Überhitzung zu begegnen, können Sie die gleiche Technik mit einer anderen Visualisierung verwenden. In beiden Fällen führt die Kraft der Konzentration dazu, daß das Gehirn – und nicht die Sinne – auf die Visualisierung reagiert.

GEIST UND BEWEGUNG

Je mehr asanas wir durchführen, desto wichtiger wird es, sie als Integration von Geist, Energie und Körper zu vollziehen. Dies fördert nicht nur die Durchführung der eigentlichen Übung, sondern regt die mentalen Vorgänge an und führt zu einer besseren Lebensqualität. Sobald Sie die Grundlagen wirklich begriffen haben, kann die Visualisierung variieren – jedoch nicht allein um der Veränderung willen. Wenn Sie ein für Sie geeignetes Bild gefunden haben, sollten Sie weitgehend daran festhalten.

Die Palme. Bei dieser einfachen, doch wichtigen Haltung wird der Körper oberhalb der Hüften stark gestreckt, und auch Beine und Hüften profitieren von der Verringerung des auf ihnen lastenden Gewichts. Widerstehen Sie der Versuchung, dieses *asana* als bloße Übung zu vollziehen.

Die Füße stehen etwa zehn Zentimeter auseinander, die Zehen weisen nach vorn. Atmen Sie aus, und strecken Sie die Arme zur Seite und dann möglichst weit nach oben. Während der Streckung den Atem anhalten und beim Hinabführen der Arme langsam ausatmen. Übung mehrmals wiederholen.

Stellen Sie sich vor, Sie *seien* ein Baum. Denken Sie bei den Bewegungen der Arme an eine sanfte Brise und bei der abschließenden Streckung an einen mächtigen Baum.

Der Baum. Sie haben bereits eine von einer Gebetshaltung abgeleitete, relativ einfache Übung kennengelernt, die auf einem Bein stehend durchgeführt wird. Diese können Sie nun zum sogenannten *Baum* ausbauen. Auch hier sind Sie in Ihrer Vorstellung ein Baum, doch diesmal ein Baum mit zahlreichen Ästen. Vergegenwärtigen Sie sich vor Ihrem geistigen Auge einen Baum an einem beschaulichen Tag, und fühlen Sie, wie Sie mit diesem Baum verschmelzen.

Führen Sie die Ferse des einen Fußes zur Leistenbeuge, und richten Sie das Knie möglichst parallel zum gestreckten Bein aus. Beim Einatmen den Körper zur Seite und nach oben strecken. Abschließend die Handflächen zusammenführen und die Streckung beibehalten. Den Atem anhalten und dann langsam in die Ausgangsstellung zurückkehren. Übung abwechselnd auf beiden Seiten jeweils dreimal durchführen.

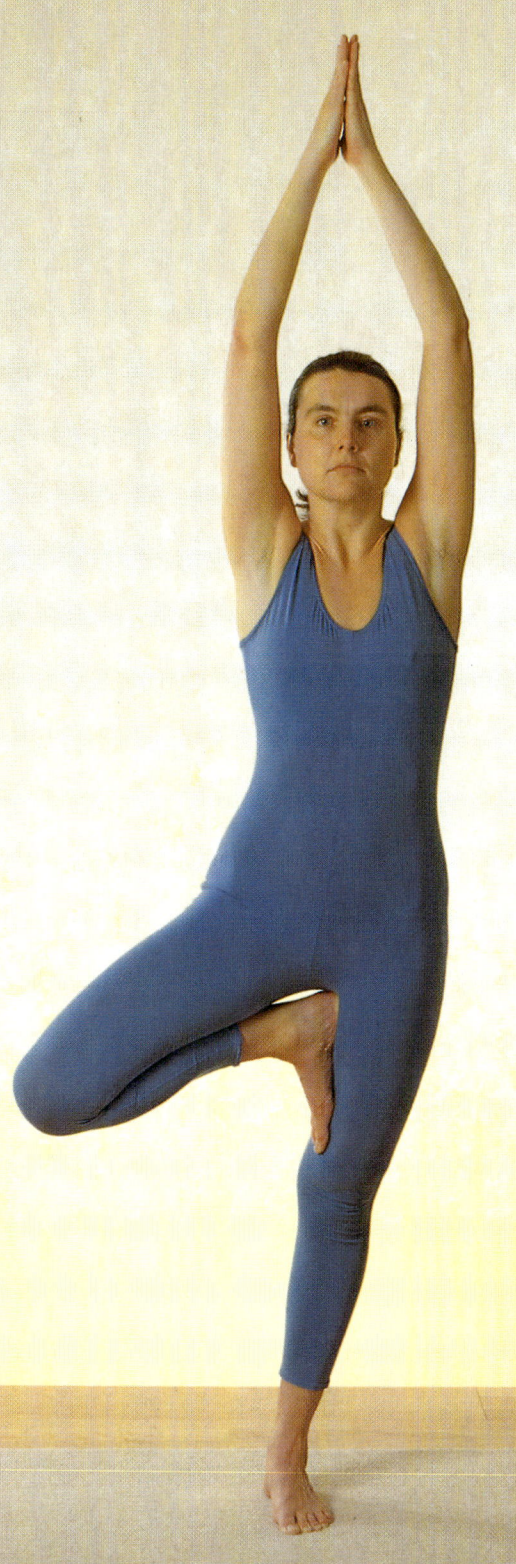

Sie müssen keine Angst haben, das Gleichgewicht zu verlieren, wenn Sie ganz in den Prozeß der Visualisierung eintauchen. Sofern Sie entspannt sind, werden Sie sich nicht verletzen, falls Sie einmal stolpern oder hinfallen sollten. Sturzverletzungen sind meist das Resultat von Verspannungen. Richtig durchgeführt, mindert diese Übung die Sturzgefahr erheblich.

GEIST UND BEWEGUNG

8

101

NOCH EIN WENIG WEITER

*Langsitz und Kobra wurdne als zwei Grund-
übungen ausgewählt, die Sie im Laufe der
Monate immer weiterentwickelt haben. Dies
bedeutet selbstverständlich nicht, daß die
anderen Haltungen nicht ebenfalls entwick-
lungsfähig wären. Indem Sie jedoch beobachten,
in welcher Weise Sie bei diesen beiden Übungen
besser fortschreiten können, ist es Ihnen möglich, die gleichen Prinzipien auch auf andere
Übungen zu übertragen.*

Langsitz (3). Die meisten Menschen begnügen sich bei dieser Streckung anfangs damit, Waden oder Knöchel mit den Händen zu erreichen. Schon bald kommen sie bis zu den Zehen. Nun ist es an der Zeit, zu ergründen, ob Sie in der Lage sind, Ihre Füße zu umfassen.

Denken Sie daran, daß jeder Körper seine Besonderheiten hat. Üben Sie keinen Zwang aus. Die richtige Einstellung ermöglicht jedoch erhebliche Fortschritte. Achten Sie darauf, daß Sie die Wirbelsäule verlängern und möglichst stark öffnen, während Sie die Arme beim Einatmen strecken. Auch dürfen Sie diese Streckung nicht verlieren, wenn Sie damit beginnen, auszuatmen und in die Beuge überzugehen. Die Bewegung sollte mit der Leichtigkeit einer hinabfahrenden Zugbrücke erfolgen. Geistige Anspannung kann die Lendenmuskulatur überstrapazieren.

Ihr Wohlbefinden sollte nicht leiden, wenn Sie die Streckung nach vorn und nach unten vollziehen. Je mehr Sie dies genießen, desto besser werden Muskeln und Gelenke reagieren.

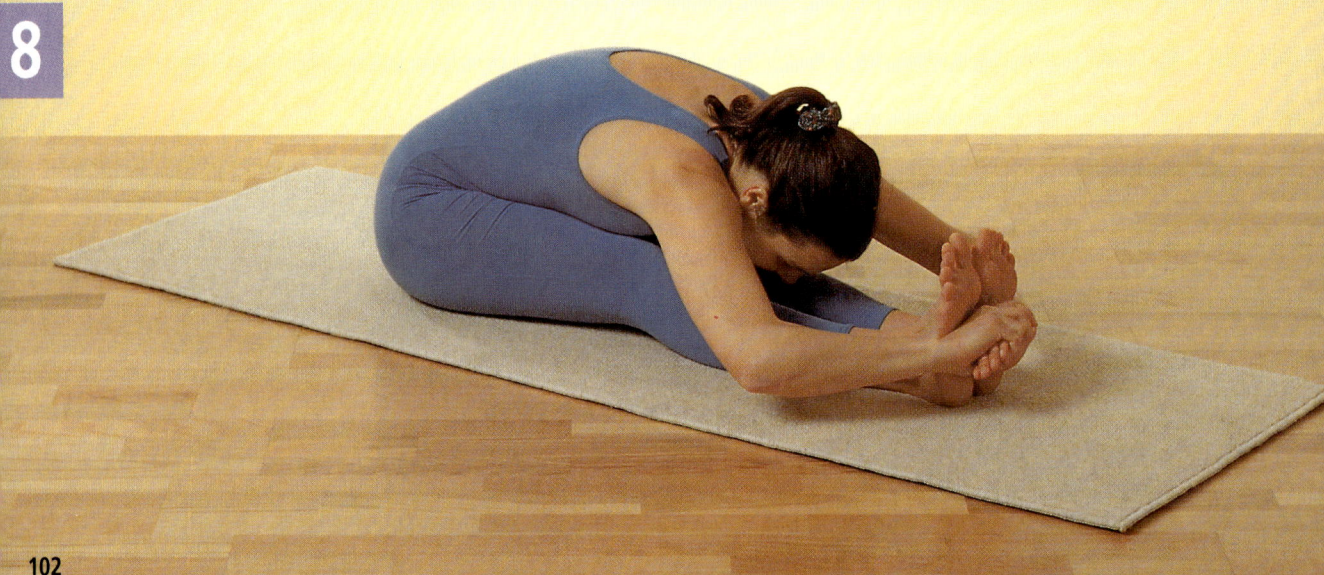

Denken Sie stets daran, daß der Körper in einem sehr engen Sinn genutzt werden möchte. Wie zahlreiche praktische Ärzte bestätigen, liegt eines der größten Probleme der Menschheit in der sogenannten Inaktivitätsatrophie – dem Gewebsschwund infolge von Minderbeanspruchung. Zwar mag es konkrete physiologische Gründe geben, weshalb Sie bestimmte Haltungen nicht komplett durchführen können, doch verfallen Sie bitte nicht auf die Entschuldigung, daß Ihre Glieder steif seien.

. . . .

ENERGIEFLUSS ERMÖGLICHEN

Unser Leben bringt es mit sich, daß wir uns dem Diktat der Uhr unterwerfen. Die Folge ist, daß wir weniger leisten, manches nur halb erledigen und Körper und Geist schädigen. Wenn Sie ganz in eine derartige Körperhaltung eintauchen, entsteht ein Energiefluß, der dem Körper nutzt und Sie geistig anregt. Wenn Sie jede Handlung bis zum Ende durchführen, bekommen Sie an einem Tag viel mehr geschafft.

Die Kobra. Hier gelten die gleichen Grundsätze. Der Rücken folgt der Streckung des Rumpfs nach vorn. Sie werden feststellen, daß Sie die Hände immer näher an den Körper heranführen können. Die Arme niemals abknicken, sondern stets durchdrücken. Wenn Beine und Hüften das Gewicht tragen, entsteht ein komfortables Gleichgewicht, und Sie lernen diese Biegung schätzen.

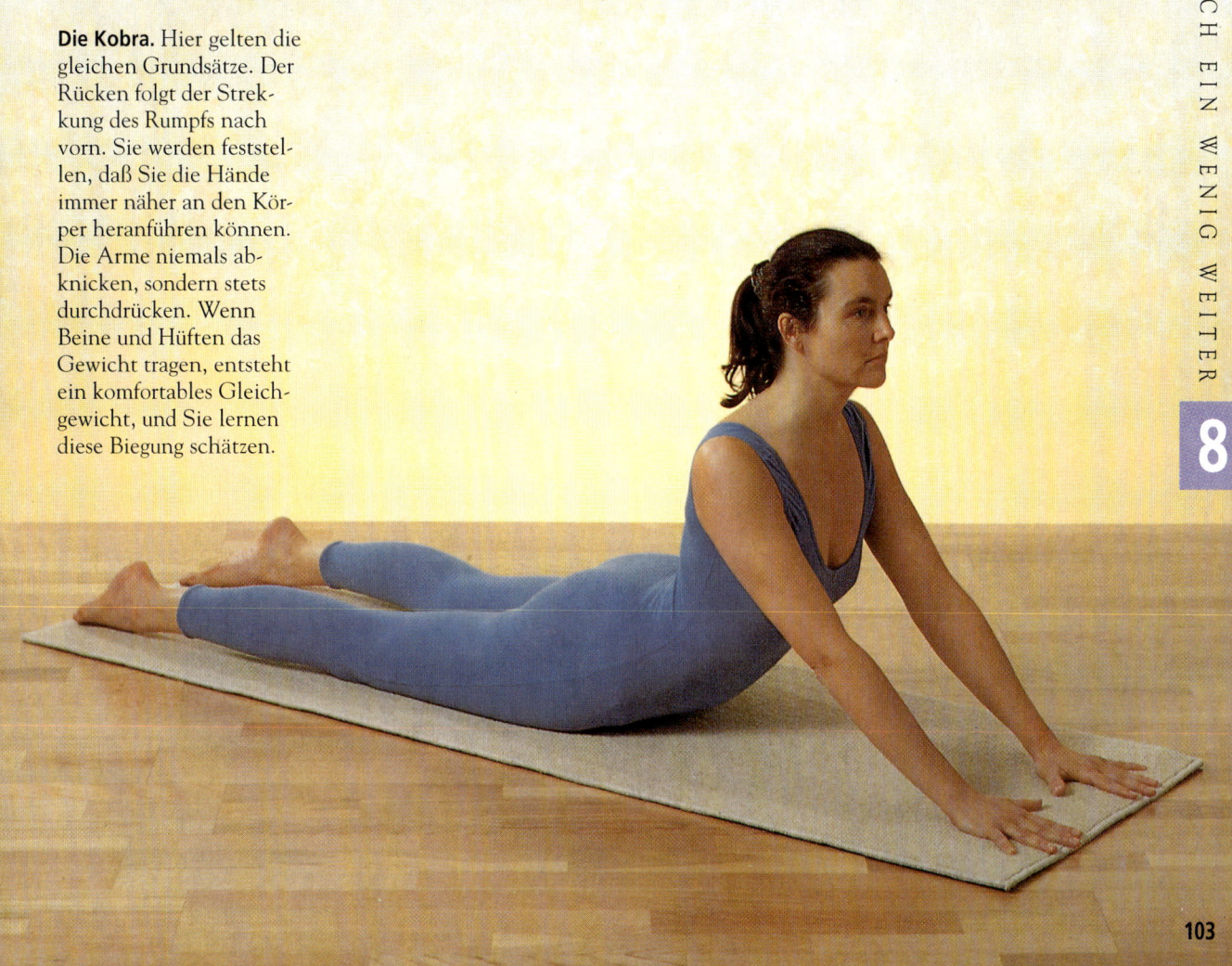

NOCH EIN WENIG WEITER

8

103

DAS PROGRAMM FORTSETZEN

Zu viele Menschen wollen immer nur die »richtige Methode« lehren, obwohl es nur selten eine bestimmte »richtige Methode« gibt. Manche Yoga-Lehrer befürworten das tägliche Wiederholen der gleichen Übungsfolgen, andere drängen auf Abwechslung.

Die Tatsache, daß die auf diesen Seiten dargestellten Übungen nur Beispiele sind, kann gar nicht oft genug betont werden. Die endgültige Entscheidung liegt bei Ihnen. Bevor Sie sich entscheiden, sollten Sie versuchen, sich auf die Bedürfnisse von Körper und Geist einzustellen.

Es bedarf einiger Zeit, um Intuition von bloßer Neigung unterscheiden zu können. Versuchen Sie, nicht dem »Ich-fühle-mich-heute-nicht-danach«-Syndrom zu erliegen, sondern machen Sie sich bewußt, daß Sie dieses Gefühl zu einem Programm führen kann, das Ihren momentanen Bedürfnissen entspricht.

8

HALTUNGEN
Die *Baum*-Haltung bietet eine interessante Entwicklungsmöglichkeit. Der einfache *Baum* ist eine meditative oder Gebetshaltung, seine Variante betont stärker die Aspekte der Streckung und Balance. Der meditative Wert sollte jedoch auch bei der Durchführung dieser anspruchsvolleren Übung nicht verlorengehen. Konzentrieren Sie sich auf den Aspekt des Gleichgewichts.

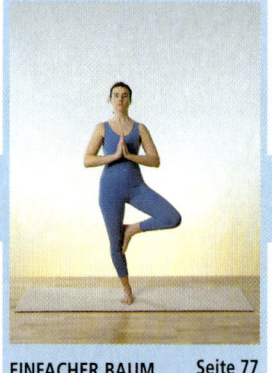

EINFACHER BAUM Seite 77

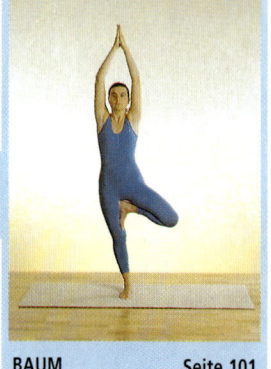

BAUM Seite 101

Einige Zeit für die verschiedenen Aspekte der Streckung aufzuwenden, trägt dazu bei, sich die jeweiligen Vorteile zu verdeutlichen und zu verstehen, warum scheinbar ähnliche Bewegungen zu verschiedenartigen Ergebnissen führen. Sie werden beträchtliche Unterschiede feststellen.

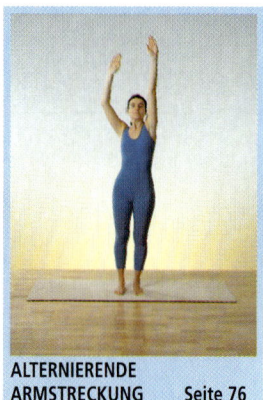

ALTERNIERENDE ARMSTRECKUNG Seite 76

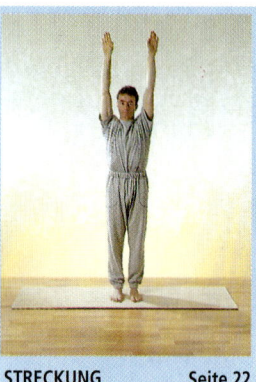

STRECKUNG Seite 22

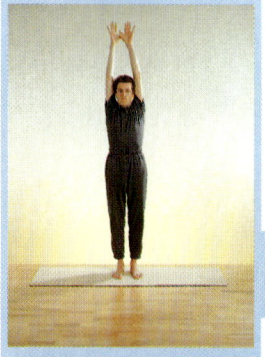

BERG-ATMUNG Seite 54

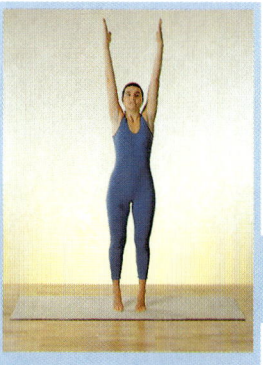

PALME Seite 100

ATMEN
Bleiben Sie nach dem dritten Ausatmen unten. Wenn keine Luft mehr ausgestoßen werden kann, sollten Sie sanft durch die Nase atmen und mit jeder Hand den entgegengesetzten Ellbogen umfassen.

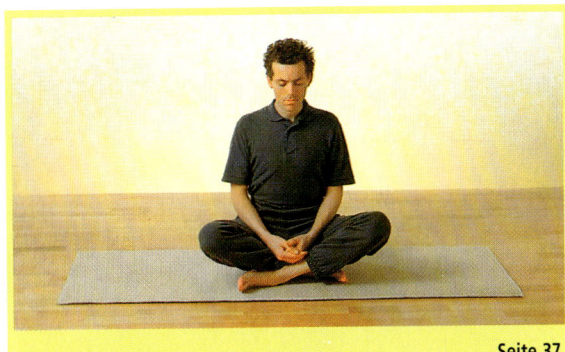

Seite 37

Durch Verfahren, die dem der Tonbearbeitung ähneln, lassen sich chronische Schmerzen lindern oder sogar beseitigen. Entwickeln Sie ein Gefühl, daß Sie das Unbehagen nicht benötigen, es aus Ihrem Körper entfernen und es an einen anderen Ort bringen, von wo es nicht zu Ihnen zurückkehren kann. Konzentrieren Sie sich stark.

VISUALISIEREN

Das Visualisieren kann in unterschiedlicher Weise erfolgen. Den Körper stets aufrecht halten, langsam und rhythmisch atmen, die Augen geschlossen halten und die Hände auf dem Schoß verschränkt lassen. Sie können auch eigene Vorstellungen einfließen lassen.

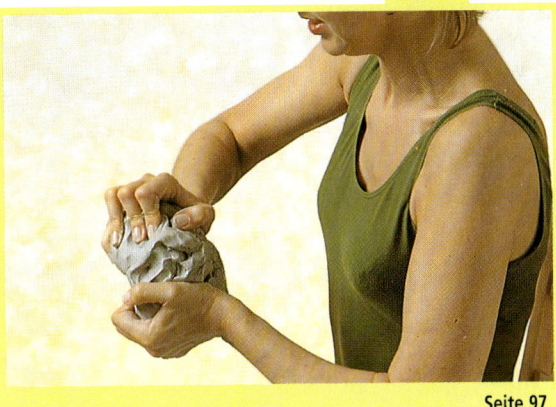

Seite 97

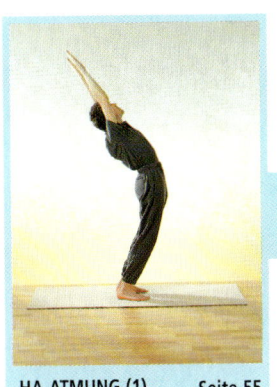

HA-ATMUNG (1) Seite 55

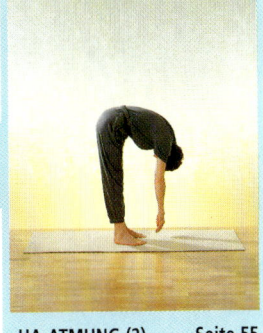

HA-ATMUNG (2) Seite 55

MEDITIEREN

Die *pranayama*-Techniken der Atemkontrolle zielen auf eine geistige Kontrolle ab. Das Anhalten des Atems kann mit einiger Übung zur Vorbereitung der Meditation eingesetzt werden. Sobald Sie sich daran gewöhnt haben, wird Ihnen das Einatmen, das Sitzen auf dem Luft»kissen« und das Anhalten des Atems ein Gefühl der Ruhe einflößen. Unmittelbar darauf sollte eine kurze Phase der Meditation folgen.

Atmen Sie weiterhin rhythmisch, und fühlen Sie, wie sich Kopf und Schultern beim Ausatmen etwas senken. Die Streckung darf nicht krampfhaft erfolgen. Nach zwei bis drei Minuten die Arme nochmals senken, beim Einatmen den Körper aufrichten und die Arme über den Kopf zurückstrecken; beim Ausatmen seitlich hinabführen. Diese Übung fördert die Lendenmuskulatur.

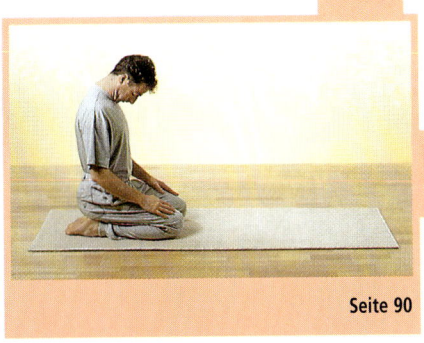

Seite 90

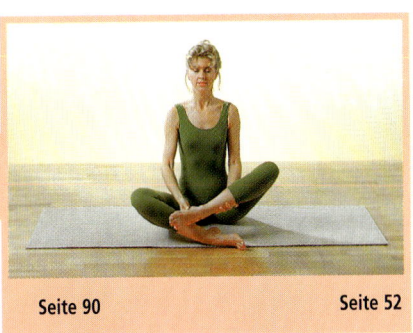

Seite 90 Seite 52

DAS PROGRAMM FORTSETZEN

8

ASANAS ENTWICKELN

MONATSZIELE

Es ist besser, einige Dinge wirklich gut zu lernen als viele nur durchschnittlich. Zahlreiche Menschen beginnen mit Übungsprogrammen, die alle möglichen Techniken anbieten, doch nur wenige halten durch, weil diese Techniken meist nur oberflächlich sind. Yoga dagegen verkörpert einen deutlichen, langsamen und integrierten Prozeß und wird so zu einer Lebensweise, die letztlich alle Aspekte des Lebens beeinflußt. In diesem Monat werden Sie damit fortfahren, die einzelnen Übungsstränge des Yoga miteinander zu verknüpfen.

AUSGLEICHENDE STRECKUNG

Das Berühren der Zehen ist eine Übung, die Erwachsenen nicht leicht fällt. Meist wird dabei der Zeh nur ganz kurz berührt und das neuromuskuläre System überspannt, was oft mehr Schaden als Nutzen einbringt.

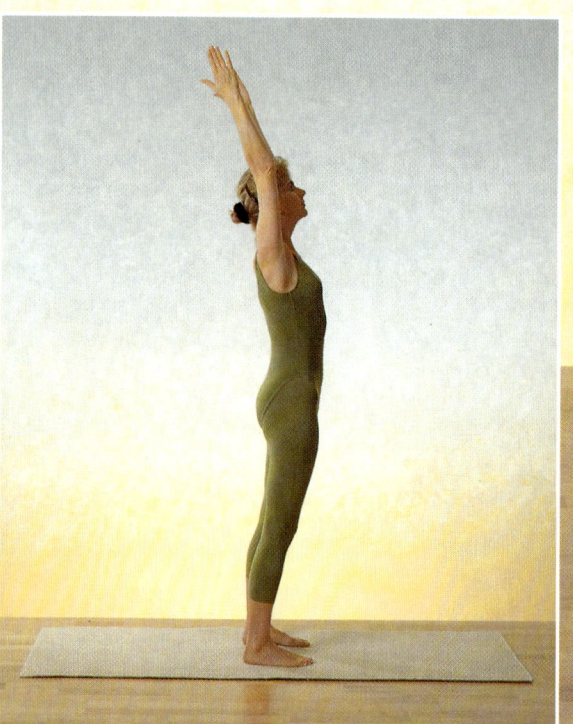

1 Mit seitlich anliegenden Armen hinstellen, Abstand der Beine etwa 30 Zentimeter. Ausatmen und beim Einatmen die Arme recht langsam nach oben schwingen und den Oberkörper anheben.

2 Beim Ausatmen nach vorn schwingen, weiterhin strecken und mit hängenden Armen möglichst weit nach unten kommen.

Möglichst mit den Fingerspitzen den Boden berühren oder sogar die Handflächen flach auflegen. Den Kopf leicht ausschütteln, um etwaige Verspannungen des Nackens zu lösen. Sanft und langsam atmend, ein oder zwei Minuten (später auch länger) in dieser Stellung verweilen.

Beim Einatmen aufrichten, die Bewegungsfolge umkehren und die Arme abschließend beim Ausatmen seitlich hinabführen.

3 Um die Vorwärtsstreckung auszugleichen, die Finger hinter dem Rücken ineinander verschränken und mit leicht gebeugten Knien beim Einatmen den Oberkörper nach hinten schwingen, so daß sich die Arme deutlich vom Gesäß entfernen.

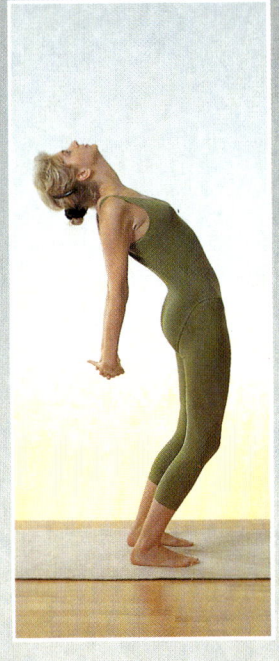

4 Beim Ausatmen langsam wieder in die Ausgangsstellung zurückkehren. Schritte 3 und 4 dreimal wiederholen.

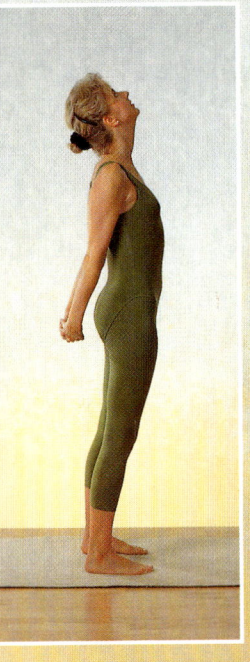

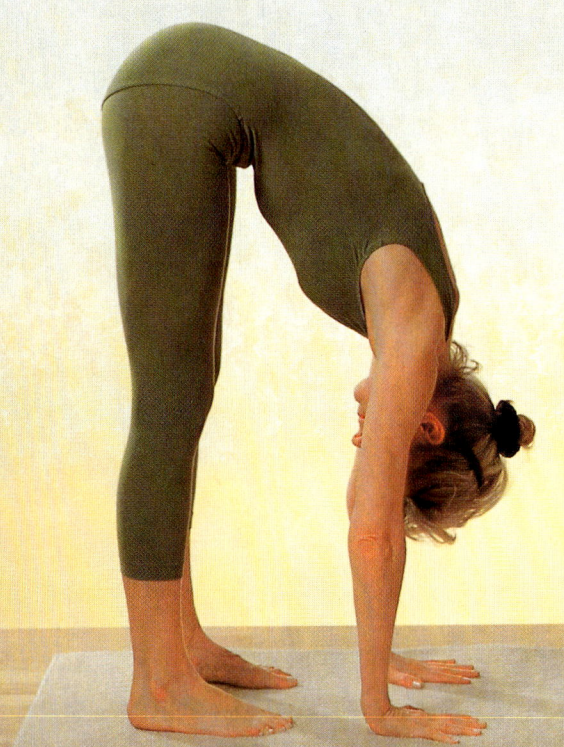

9

DAS DREIECK

Die Seitliche Beuge ist Ihnen bereits bekannt (siehe Seite 64). Diese relativ einfache, doch wirkungsvolle Bewegung können Sie in Ihrem Programm durchaus weiterverwenden. Die bekannteste klassische Seitbeuge ist das Dreieck. Hier müssen die Schultern durchweg parallel zu den Hüften verlaufen. Meist wird jedoch versucht, die Schultern zu drehen, um mehr zu erreichen, doch das ist falsch. Das Ausmaß der Streckung kann schrittweise gesteigert werden.

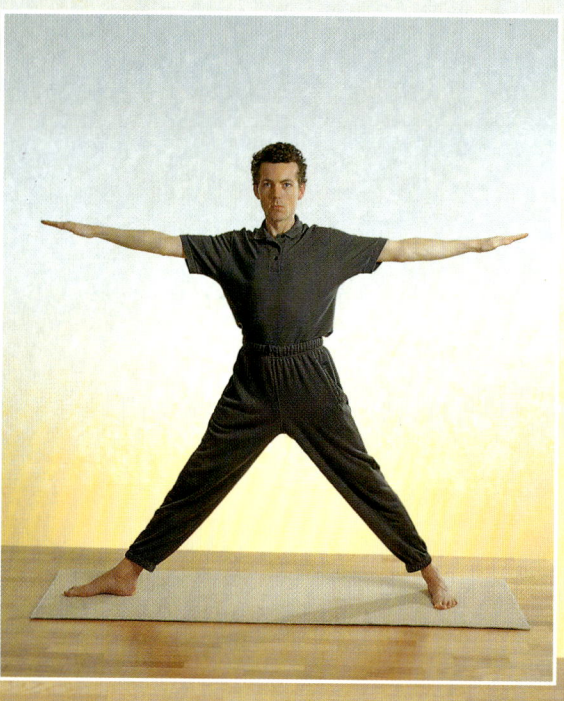

1 Mit stark gespreizten Beinen (etwa 40–50 Zentimeter) hinstellen. Die Zehen des rechten Fußes weisen im rechten Winkel nach außen, die des linken Fußes zeigen leicht nach rechts. Beim Einatmen die Arme zur Seite abspreizen.

2 Beim Ausatmen die rechte Hand zum rechten Schenkel führen und an der Wade hinabgleiten lassen, während die linke Hand mit nach vorn weisender Handfläche nach oben fährt.

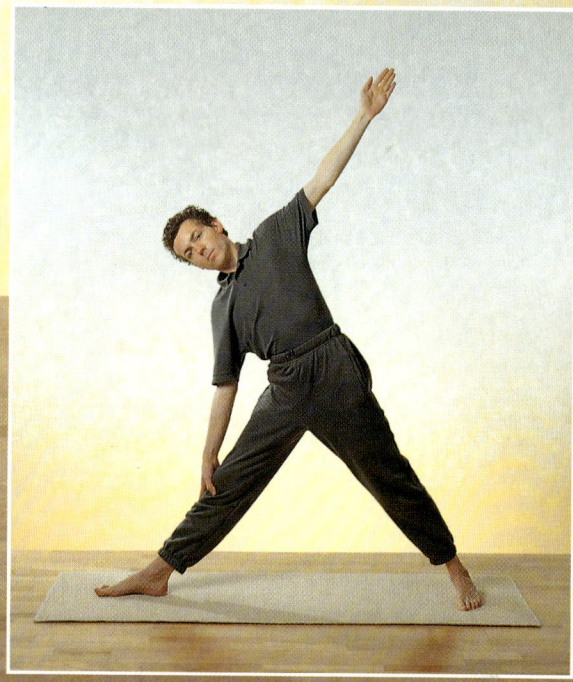

3 Zur linken Hand hinaufschauen, während die rechte Hand auf dem Knöchel ruht oder diesen umfaßt. Ruhig atmend in dieser Position verweilen. (Nach einiger Zeit werden Sie feststellen, daß Sie mit der rechten Hand den Boden hinter dem Fuß erreichen können.) Beim Einatmen aufrichten und die Bewegungsfolge umkehren. Die Übung auf jeder Seite dreimal durchführen.

Um die *Seitliche Beuge* effektiv durchzuführen, sollten Sie sich vorstellen, ein umgedrehtes Pendel zu sein. Bevor Sie diese Haltung einnehmen, sollten Sie den Oberkörper hin und her schwenken. Die *Beuge* wirkt ausgleichend auf zahlreiche Funktionen innerhalb des Oberkörpers. Derartige Rückgratübungen sind für Menschen sinnvoll, die Sportarten wie Golf, Tennis oder Squash betreiben, bei denen eine Körperhälfte bevorzugt trainiert wird.

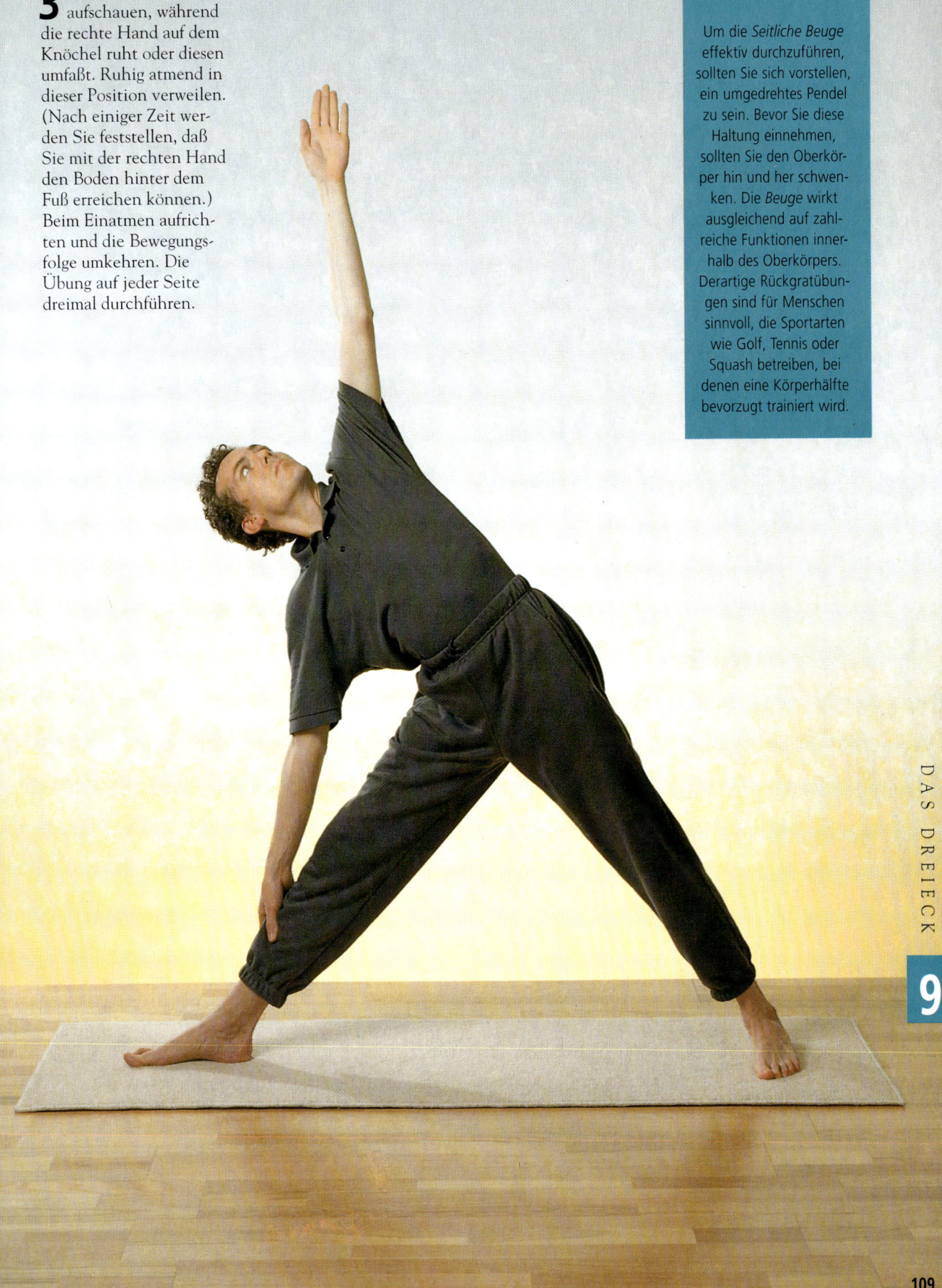

DAS DREIECK

9

DER BOGEN

Der Bogen ist eine kraftvolle Körperhaltung und mag solchen Menschen schwierig erscheinen, denen es an natürlicher Geschmeidigkeit mangelt. Für sie stellt diese Übung eine interessante Herausforderung dar, etwas sehr langsam, aber sicher geschehen zu lassen. Um die Übung erfolgreich durchführen zu können, bedarf es einer besonderen Atemtechnik.

1 Bauchlage einnehmen, Beine zusammenführen, Gesicht auf Boden pressen, Arme an den Seiten, Handflächen nach oben. Ausatmen.

2 Beim Einatmen die Füße mit den Händen umgreifen und die Unterschenkel in Richtung Gesäß abwinkeln.

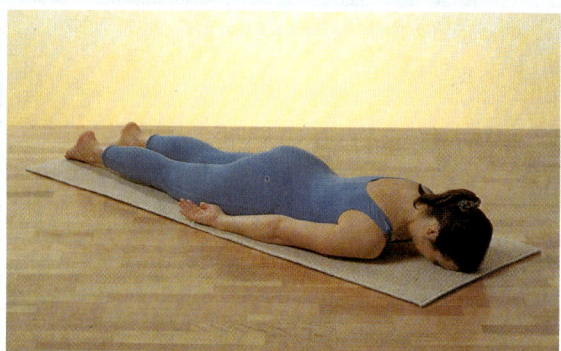

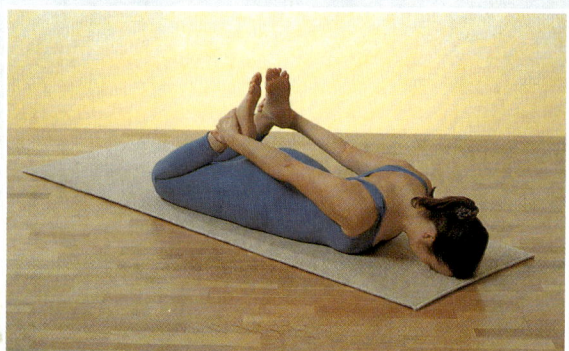

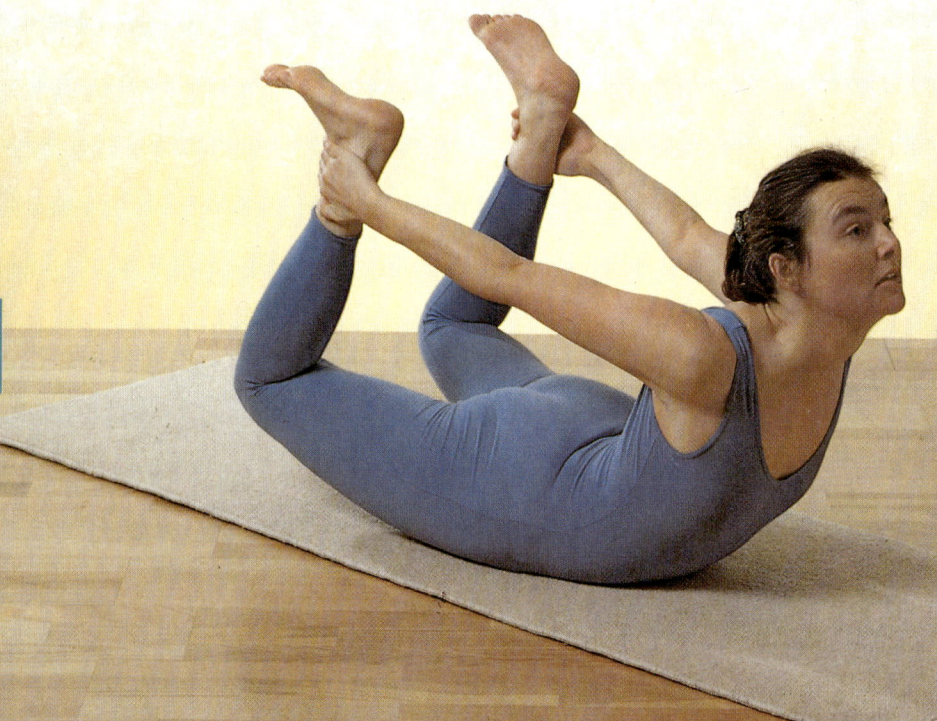

3 Ausatmen, einatmen. Tief ausatmen und exakt zur gleichen Zeit Kopf, Schultern und Brust anheben und an den Füßen ziehen, um Waden und Schenkel anzuheben, bis der Körper nur noch auf dem Bauch ruht. Atem anhalten und vor dem erneuten Einatmen den Körper langsam zurückführen. Dreimal wiederholen. Indem Sie die Bewegung während des Ausatmens vollziehen, kann der kräftige Zug auf die entspannenden Muskeln ausgeübt werden.

DAS BOOT

Dies ist eine geeignete Ausgleichshaltung für den Bogen und erfordert einen umfassenden Gleichgewichtssinn. Obwohl hierbei zahlreiche Muskelgruppen angespannt werden, ist nur wenig Krafteinsatz nötig.

Die besondere Herausforderung dieser Übungen liegt für viele Menschen darin, daß ihre erfolgreiche Durchführung vor allem eine bedächtige Herangehensweise und einen umfassenden Gleichgewichtssinn voraussetzt, wobei auch Kraft und Muskelspannung eine gewisse Rolle spielen. Das Hinarbeiten auf diese Eigenschaften stellt nicht nur eine untadelige Durchführung der *asanas* sicher, sondern nützt in vielerlei Hinsicht.

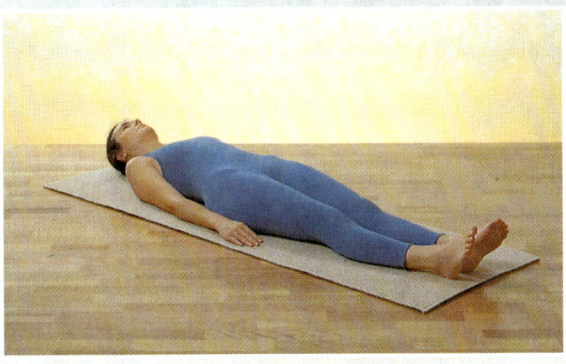

1 Auf den Rücken legen, Füße zusammenpressen, Arme seitlich am Körper anlegen, Handflächen nach unten legen.

2 Ausatmen und mit Beginn des Einatmens die gestreckten Beine nach oben schwingen.

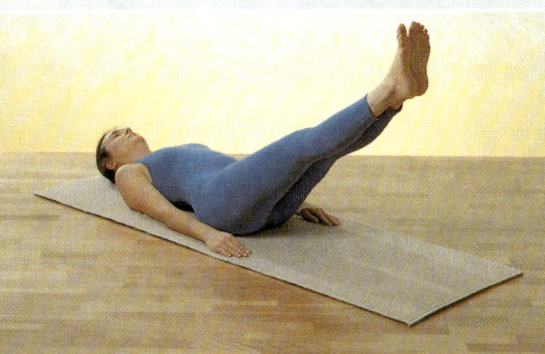

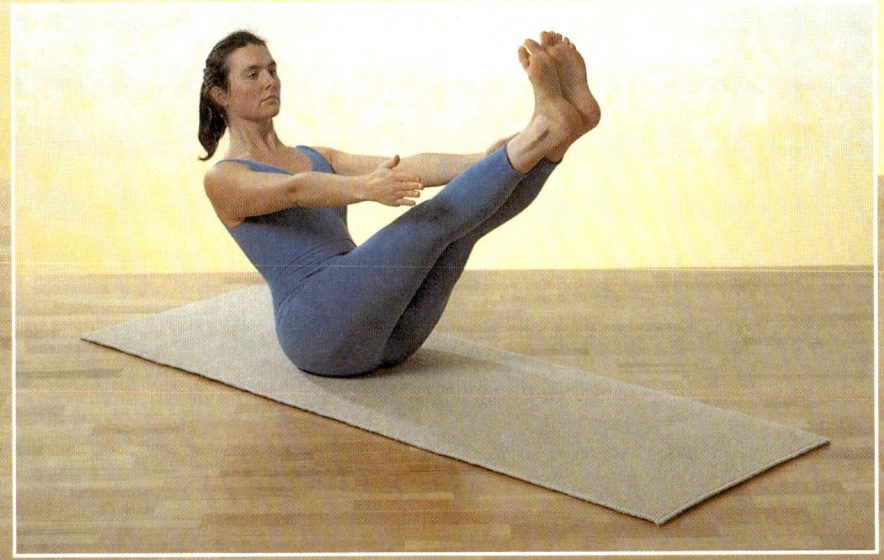

3 Die Arme nach vorn ausstrecken. Abschließend den Oberkörper aufrichten, bis der Körper auf dem Gesäß ruht. Die Arme rahmen die Beine ein. Ausatmen und den Körper in umgekehrter Reihenfolge zurückführen. Dreimal wiederholen.

ENTSPANNUNG VERTIEFEN

Die Entspannungshaltung wurde bisher zwar dargestellt, jedoch noch nicht eingehend analysiert. Sie müssen sich nämlich zuerst daran gewöhnen, sich in dieser Weise zu entspannen, bevor Sie sich bestimmten Problemzonen zuwenden können. Dies ist jedoch eine ungemein schwierige Angelegenheit. Auf dieser Doppelseite sind die wichtigsten Körperregionen dargestellt, in denen sich Spannungen festsetzen können. Nachdem Sie diese Zonen eine Zeitlang gezielt bearbeitet haben, stellt sich der Körper von selbst darauf ein, und es wird nur noch selten notwendig sein, sich bestimmten Problemstellen zuzuwenden.

Füße. In entspannter Lage sollten die Füße recht weit auseinanderliegen (etwa 30–40 Zentimeter), damit sich die Beinmuskeln besser entspannen können. Da sich auch die Knöchel entspannen müssen, kippen die Füße nach außen.

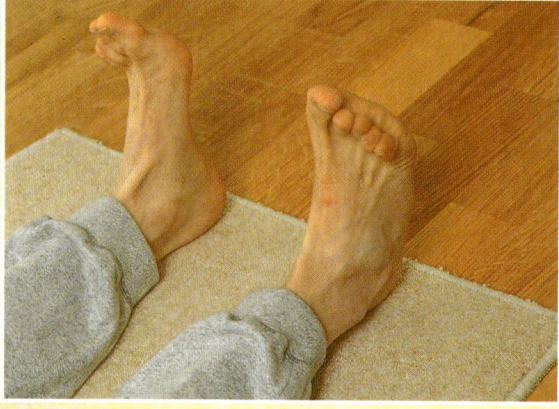 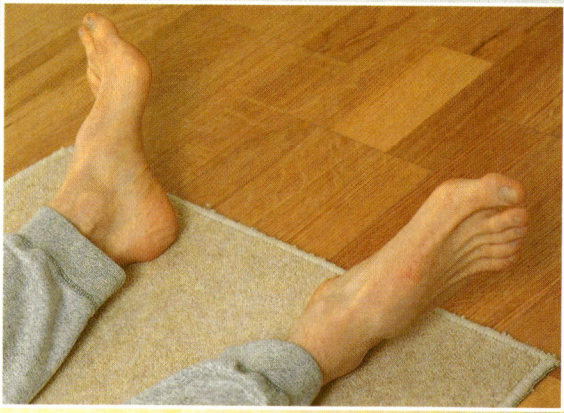

Rücken. Beim Liegen werden viele Menschen eine Lücke zwischen Lendenregion und Boden feststellen. Eine bessere Auflage läßt sich erreichen, wenn Sie zunächst die Beine anwinkeln und die Fersen zum Gesäß führen. Strecken Sie nun die Beine langsam wieder aus, und drücken Sie dabei die Lendenregion bewußt zum Boden durch.

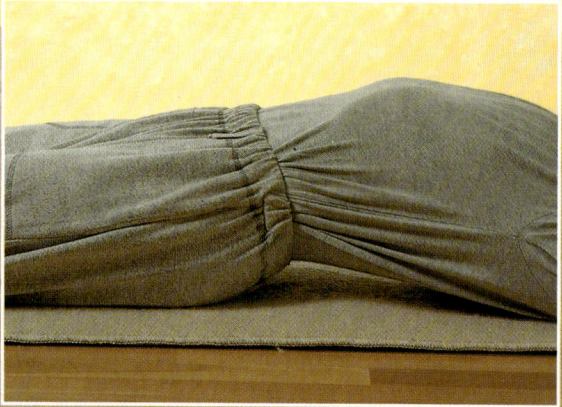 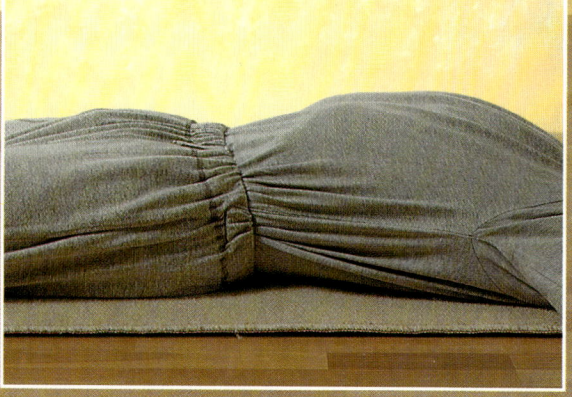

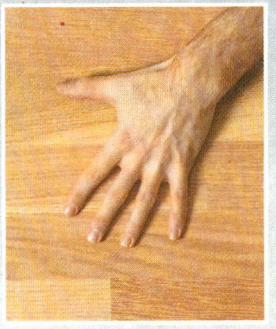

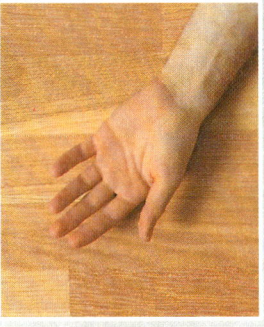

Hände. Die Arme sollten deutlich vom Oberkörper entfernt liegen. Die Hände ruhen in bequemer Lage mit nach *oben* weisenden Handflächen. Es empfiehlt sich, Hände und Handgelenke vorher auszuschütteln und locker zum Boden herabzusenken.

Entspannen vermindert die Atmung. In ruhigem Zustand atmet der Mensch ungefähr sechsmal pro Minute, wobei sich die Bauchdecke beim Einatmen langsam anhebt und beim Ausatmen zusammensinkt. Setzen Sie sich entspannt auf einen Stuhl, und ermitteln Sie anhand einer Uhr mit Sekundenzeiger Ihre Atemfrequenz pro Minute. Viele Menschen atmen deutlich zu schnell.

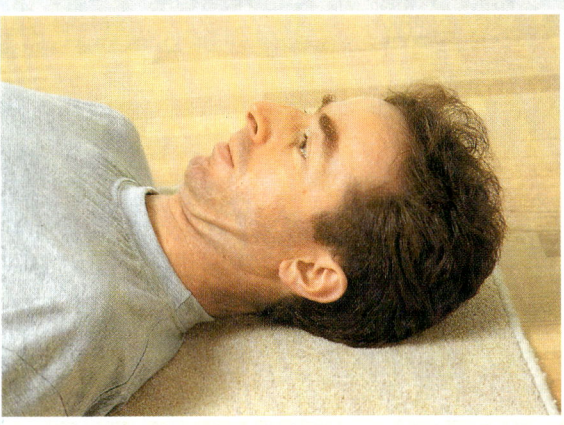

Kopf. Der Kopf sollte auf gerader Linie mit dem Körper liegen. Das Kinn ist weder eingeknickt noch ausgefahren. Kopfschütteln lockert die Nackenmuskulatur. Die Schultern gegen den Boden drücken und dann entspannen.

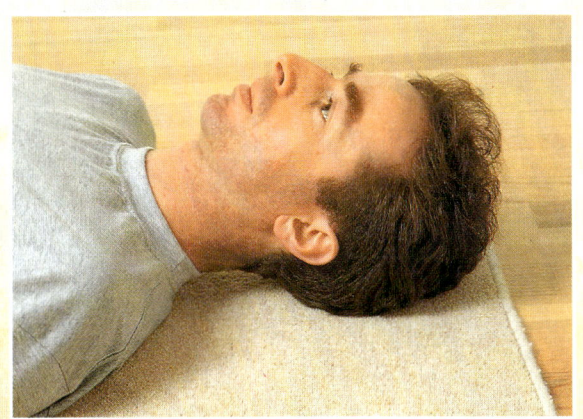

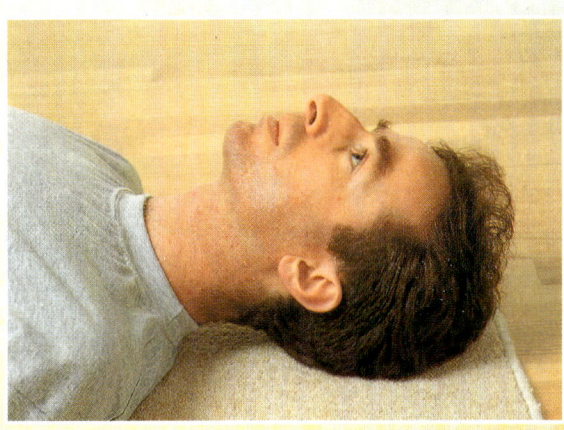

ENTSPANNUNG VERTIEFEN

9

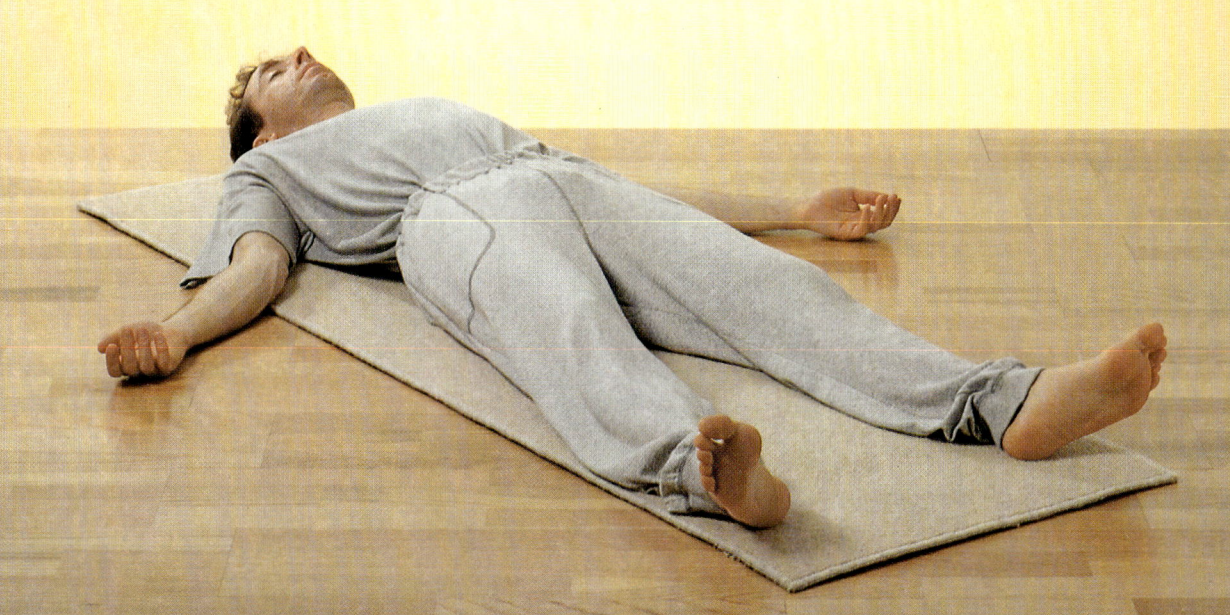

WEITERE STÄRKUNG

Viele Menschen erkennen nicht, daß die asanas des Yoga den Körper auf natürliche und effektvolle Weise kräftigen. Dieser Ansatz eignet sich gleichermaßen für Männer und Frauen und unterscheidet sich wesentlich vom Bodybuilding und ähnlichen Techniken. Yoga verfolgt nicht das Anliegen, stählerne Muskelpakete zu erzeugen. Allerdings strebt ein ausgeglichenes Yoga-Programm auch danach, die ureigene Kraft sämtlicher Teile des Körpers zu verstärken.

Die Berg-Atmung.
Diese von Ihnen bereits praktizierte Übung kombiniert die starke Nutzung von Lungen und Zwerchfell mit einer Aufwärtsstreckung der Rumpf- und Armmuskulatur. Die hier vorgestellte Variante fügt eine seitliche Bewegungskomponente hinzu.

Im Sitzen oder Stehen die Arme seitlich herabhängen lassen. Die Finger sind locker gespreizt. Tief ausatmen. Mit dem Einatmen die Arme ausstrecken und nach oben führen. Sobald sie sich ober-

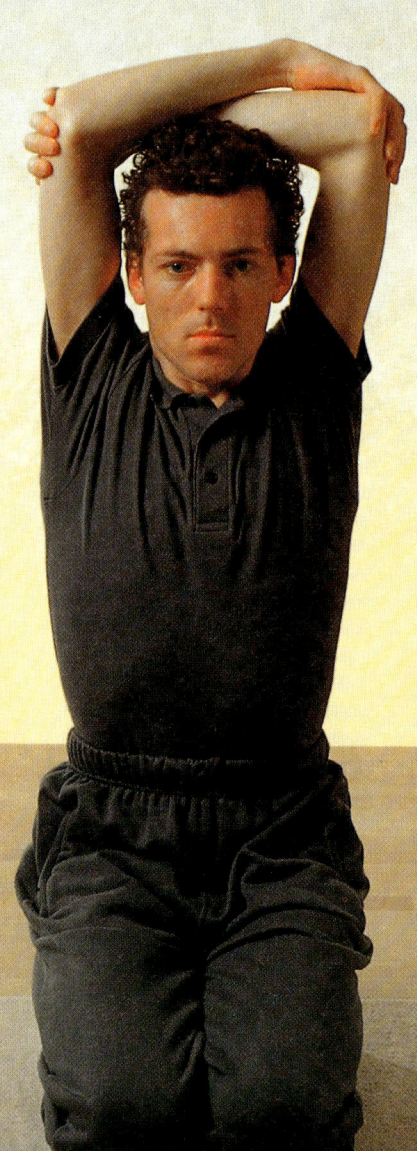

halb der Schulterblätter befinden, die Arme langsam abwinkeln, bis jede Hand den gegenüberliegenden Ellbogen fest umgreift. Achten Sie darauf, daß sich die Arme weit hinten befinden und mit dem hinteren Ohrrand eine Linie bilden. Mit angehaltenem Atem in dieser Position verweilen. Langsam mit dem Ausatmen beginnen, sobald Sie den Atem nicht mehr anhalten können. Die Bewegungsfolge umkehren, bis die Arme wieder seitlich herabhängen. Fünf- bis sechsmal wiederholen.

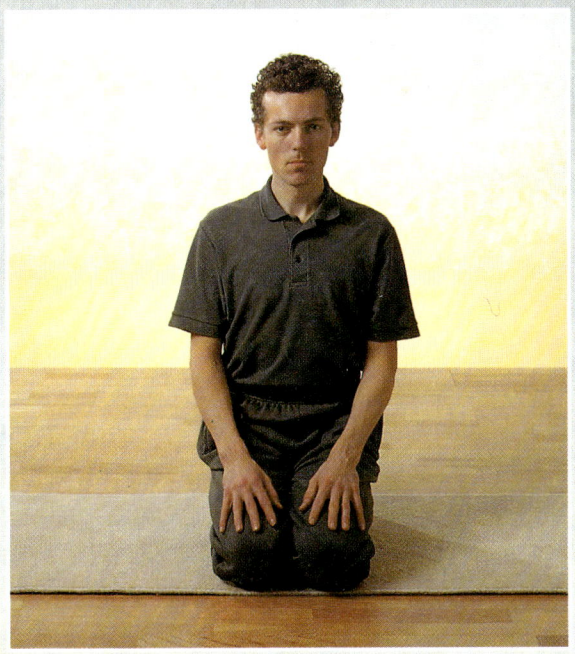

1 Der Löwe. Das Ziel dieser vielleicht etwas verwegen ausschauenden Übung besteht darin, einen extrem starken, heilsamen Druck zu erzeugen, der durch die anschließende Entspannung ausgeglichen wird. Aufrecht hinsetzen, Hände auf Knie oder Schenkel legen und tief einatmen.

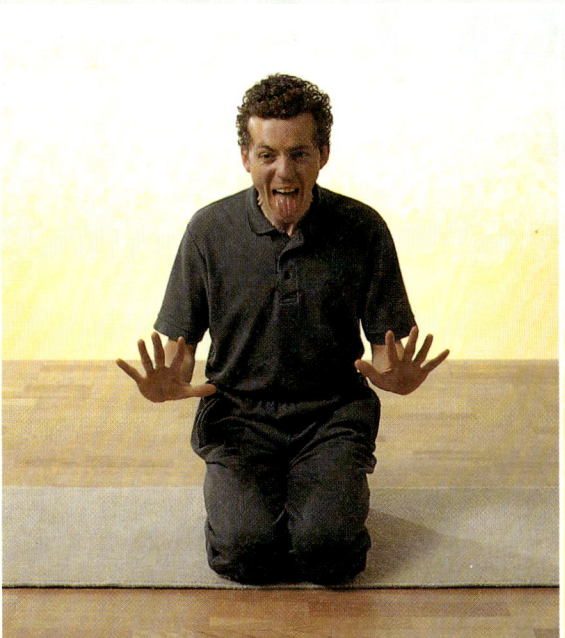

2 Durch den weit geöffneten Mund kräftig ausatmen und die Luft mit einem lauten »Ha« ausstoßen. Gleichzeitig die Zunge herausstrecken, bis die Zungenspitze das Kinn erreicht. Intensiv auf die Nasenspitze starren, während Finger, Hände und Arme angespannt sind. Die Muskelspannung allmählich reduzieren. Dreimal wiederholen.

Zungenschnalzer

Auch diese Übung erzeugt einen starken, ausgeglichenen Druck. Aufrecht hinsetzen und durch die Nase einatmen. Den Atem anhalten und den Mund weit öffnen. Die Zunge gegen den oberen Gaumen pressen, bis sie mit einem klickenden Geräusch abrutscht. Mehrmals wiederholen.

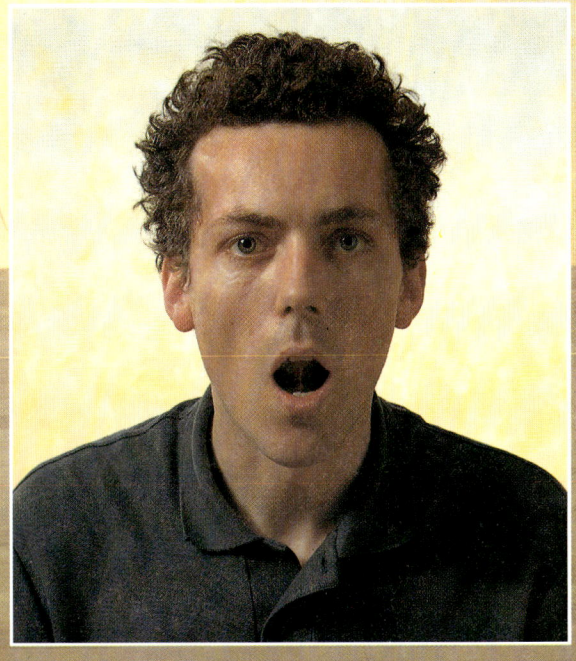

9

DER FRIEDEN DES EINSSEINS

*D*ie Aktivitäten des menschlichen Gehirns sind derart groß, daß man ihren Umfang nur erahnen kann. In jeder Sekunde werden Tausende von Signalen verarbeitet. Sogar im traumlosen Schlaf steht das Gehirn weiterhin auf Empfang. Doch das Gehirn ist nur der Diener, nicht der Herrscher. Sobald Sie damit beginnen, auf die Kontrolle Ihres eigenen Denkens hinzuarbeiten, nähern Sie sich gleichzeitig einem Gefühl des inneren Friedens. Wer sich mit Meditation befaßt, um geistige Ruhe zu finden, wird feststellen, daß das Gehirn permanent unpassende Gedanken und Gefühle einspeist. Meist empfiehlt es sich, diese Störfaktoren mit sanftem Nachdruck fortzudrängen, um in einen Zustand der Konzentration zurückkehren zu können.

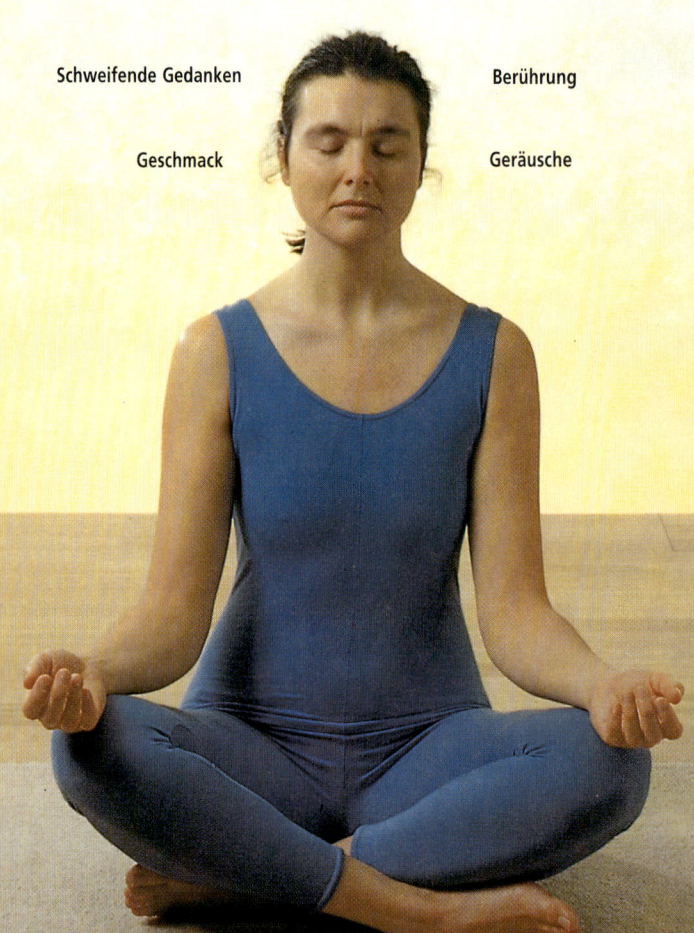

Schweifende Gedanken

Berührung

Geschmack

Geräusche

9

FRIEDVOLLES HINNEHMEN

Oft ist es wünschenswert, unpassende Gedanken fortzudrängen. Der gleiche Erfolg kann sich jedoch auch einstellen, wenn man lernt, diese Gedanken zu akzeptieren. Versuchen Sie, in einer meditativen Stellung ruhig zu sitzen, langsam und sanft zu atmen und sich von einem Gefühl der Ruhe erfassen zu lassen. Akzeptieren, ja begrüßen Sie die von Ihrem Gehirn stammenden Botschaften. Schenken Sie jedem Gedankensplitter Beachtung, und nehmen Sie von jedem Geräusch sorgfältig Notiz. Achten Sie auf mögliche Geschmacksempfindungen, und schulen Sie Ihr Tastempfinden für die Berührung von Haut und Kleidung sowie Körper und Boden.

Das Resultat ähnelt dem, was geschieht, wenn ein freches Kind versucht, seine Eltern zu einer Reaktion zu bewegen: Mit zunehmendem Erfolg des Kindes verschärft sich das Problem. Je mehr den Eltern die Ungezogenheit des Kindes auffällt, sie aber nicht darauf reagieren, desto stärker läuft das Kind ins Leere. Das Quengeln macht nun keinen Spaß mehr, und bald schon gibt es auf.

Um Gehirn und Denken zu beruhigen und ein tiefes inneres Gefühl des Wohlbefindens zu erzeugen, ist es wichtig, das Gehirn/Denken wissen zu lassen, daß Sie seine Botschaften nach Belieben akzeptieren oder ignorieren werden.

Die Methoden der mentalen Kontrolle sollten nicht allein bestimmten Übungssitzungen vorbehalten sein. Viele Probleme können gelöst werden, wenn man kurz abschaltet, bevor man sich ihnen erneut zuwendet. In der richtigen Umgebung und bei schönem Wetter sind wir alle friedlich gestimmt. Wenn Sie aber in einem unruhigen Umfeld ebenfalls ein Gefühl des Friedens empfinden, dann haben Sie Fortschritte gemacht.

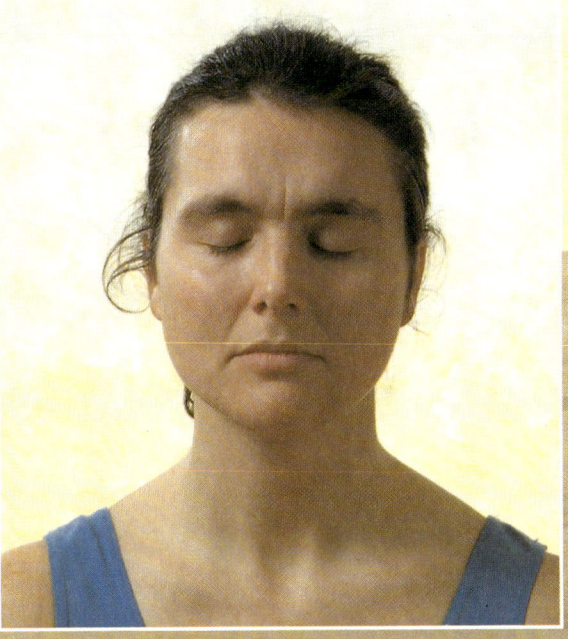

Achten Sie auf Ihr Gesicht, wann immer Sie ruhig sitzen, um zu meditieren, zu visualisieren oder auch nur zu entspannen. Wir verziehen das Gesicht nicht nur bei hellem Licht, starkem Wind oder anderen Naturphänomenen, sondern oft auch bei schwerwiegenden Problemen. Achten Sie auf Ihre Stirn, und lassen Sie es zu, daß etwaige Falten sich glätten. Entspannen Sie die Muskeln der Augenregion. Lassen Sie Mundwinkel und Kiefer schlaff herabhängen, und achten Sie darauf, daß die Zunge nicht gegen den Gaumen gepreßt ist. Dieses einfache Verfahren unterstützt Sie dabei, zur Ruhe zu kommen und läßt Sie außerdem jünger und attraktiver erscheinen.

DAS PROGRAMM FORTSETZEN

In diesem Monat konzentrieren wir uns auf einige kraftvollere Haltungen. Solche Yoga-Übungen dienen wohlgemerkt nicht der Selbstdarstellung. Sorgen Sie sich nicht, falls Sie feststellen sollten, daß Sie einige Übungen nicht schaffen, obwohl Sie die angemessene geistige Einstellung besitzen und langsam und bedächtig vorgegangen sind. Ziehen Sie sich sacht zurück, doch lassen Sie es nicht zu, daß Ärger oder Frustration aufkommen.

Verhalten Sie sich möglichst leidenschaftslos, und akzeptieren Sie einfach, daß Sie heute so weit gekommen sind. Beachten Sie auch, daß es zwischen zwei Menschen erhebliche anatomische Unterschiede geben kann. Was dem einen leichtfällt, kann sich für den anderen extrem schwierig gestalten. Das Akzeptieren echter Beschränkungen ist ebenso wichtig wie das Überwinden mentaler Hemmnisse.

9

HALTUNGEN
Sie sind nun von der einfachen seitlichen Beuge zum klassischen *Dreieck* fortgeschritten. Doch damit verliert die erstgenannte Übung nicht an Wert. Verwerfen Sie einfache Dinge nie, und verfallen Sie nicht dem trügerischen Wunsch, »fortgeschritten« zu sein.

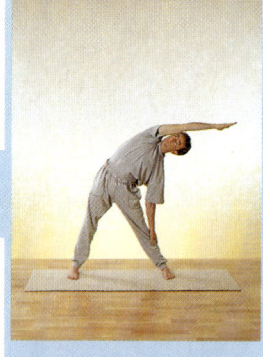

SEITLICHE BEUGE   Seite 64

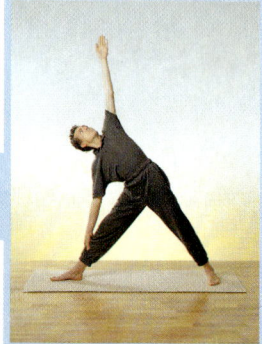

DREIECK   Seite 108

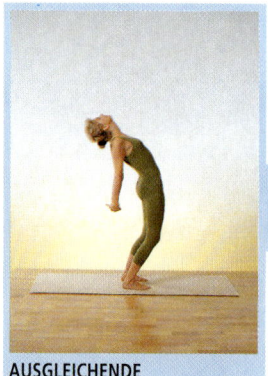

AUSGLEICHENDE STRECKUNG   Seite 106

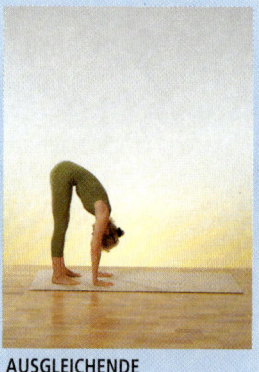

AUSGLEICHENDE STRECKUNG   Seite 106

Nachdem wir uns zuvor mit dem *Langsitz* auf die im Sitzen durchgeführte ausgleichende Streckung konzentriert haben, wenden wir uns nun der Stand-Variante zu. Die Kombination von echter Streckung und entspannter Geisteshaltung ist weiterhin entscheidend.

Es ist wichtig, *Langsitz* und *Kobra* weiter zu praktizieren. Jeden Monat werden Sie feststellen, daß Sie diese *asanas* zunehmend besser durchführen können.

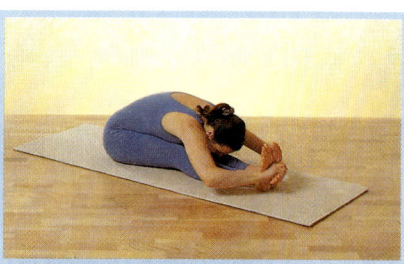

LANGSITZ (3)   Seite 102

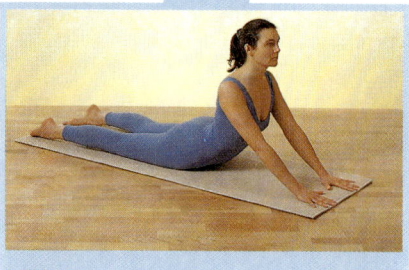

KOBRA   Seite 103

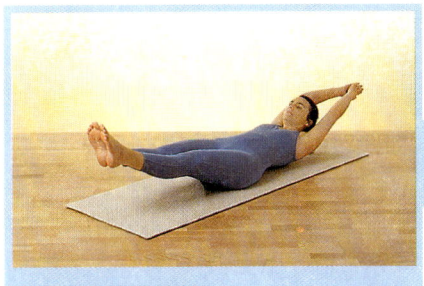

UMGEDREHTES KANU Seite 35

Bogen und *Boot* führen Sie weiter in den Bereich der neuromuskulären Kontrolle. Wie bei vielen *asanas* kann auch hier der Name der Haltung bei der Umsetzung hilfreich sein. Falls Sie diese Stellungen als bedrohlich einschätzen, erzeugen Sie eine geistig wie körperlich vollkommen falsche Einstellung. Verschmelzen Sie statt dessen ganz mit der Visualisierung eines Bogens oder Boots.

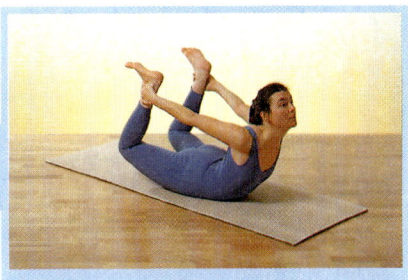

BOGEN Seite 110

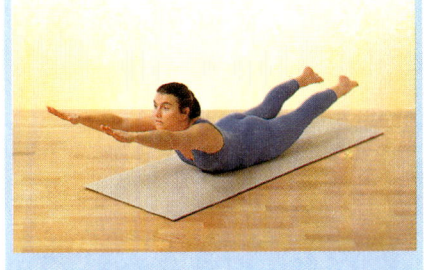

KANU Seite 34

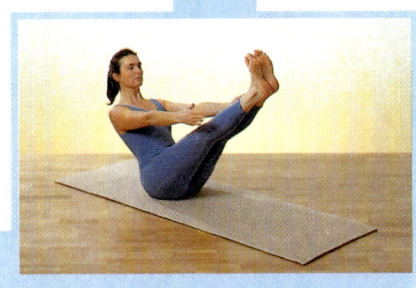

BOOT Seite 111

Nun haben Sie eine Haltungssequenz entwickelt, die auch eine erhöhte Kontrolle über die Bauchmuskulatur ermöglicht.

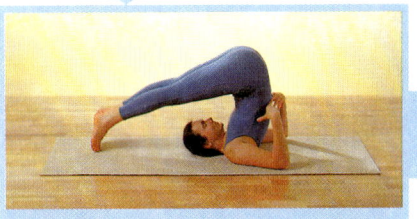

PFLUG Seite 57

Beide Versionen des Pflugs verlieren nichts an Wert. Umkehrstellungen liefern in einer Sitzung den entsprechenden Ausgleich.

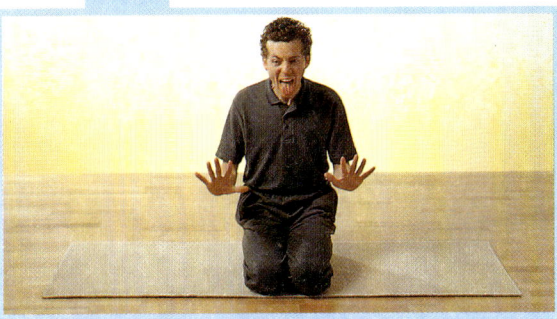

LÖWE Seite 115

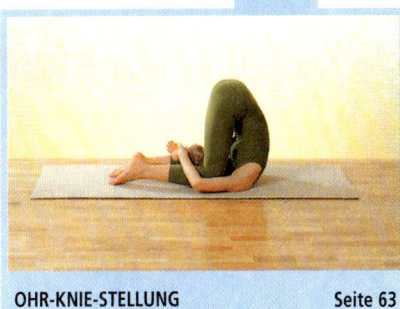

OHR-KNIE-STELLUNG Seite 63

9

Während Ihr Tagesprogramm immer anspruchsvoller wird, erzielt es durch den ganzheitlichen Ansatz eine zunehmend kräftigende Wirkung. Ein starker Körper entsteht durch einen wirklich ruhigen mentalen Zustand. Bedenken Sie einmal, wie viele Sportler schwere körperliche Probleme haben – manche von ihnen sind so schwerwiegend, daß sie ihre Karriere beenden müssen.

MEDITIEREN
Es mag merkwürdig erscheinen, erst jetzt darüber zu reden, daß Sie einen klaren Kopf gewinnen können, wenn Sie ein ungehindertes Spiel Ihrer Gedanken zulassen, doch Sie müssen ihr lästiges, gewohnheitsmäßiges Stören erst einmal erlebt haben, bevor Sie ausreichend entspannt sind.

DAS RECHTE MASS

MONATSZIELE

*J*e stärker wir uns auf ein Thema einlassen, desto mehr nehmen wir es auch ernst. Allerdings müssen wir das rechte Maß wahren und dafür sorgen, daß Leichtigkeit und Spaß niemals verlorengehen. Da Sie sich nun dem Ende Ihres ersten Jahres nähern, ist es an der Zeit, zur Belohnung etwas Beschwingtheit einfließen zu lassen. Als führende Vertreter des Yoga in Indien verfügen die Swamis über einen ausgeprägten Sinn für Humor. Daher wollen wir in diesem Monat den mentalen und körperlichen Fortschritt durch Wissen, Praxis und Vergnügen aufrechterhalten.

· · · · · · · · · · · · · · · · · · · ·

DAS HULA-HULA-ASANA

*M*enschen, die in heißen Klimazonen leben, sind geschmeidiger als jene in kälteren Regionen, da ihre Körper nicht ständig gegen beißende Winde und anhaltende Regengüsse ankämpfen müssen. In der westlichen Welt dagegen müssen wir stets den Unbilden des Wetters begegnen.

· · · · · · · · · · · · · ·

1 Mit gespreizten Beinen hinstellen und die Hände auf die Hüften legen.

2 Die Hüften kreisen lassen, als würden Sie einen erotischen Tanz vollziehen oder einen Hula-hoop-Reifen in der Luft halten wollen.

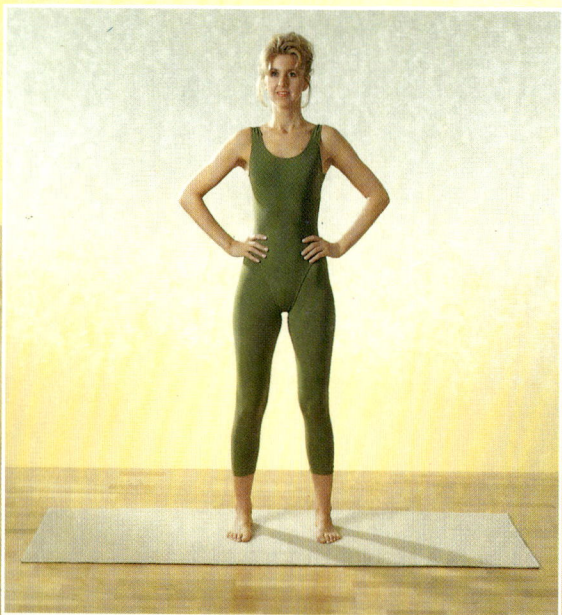
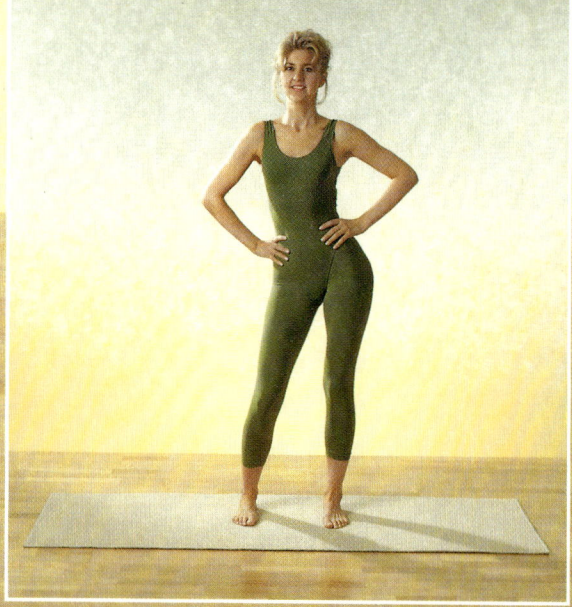

3 Sie müssen Ihren Rhythmus steuern, mal schneller, mal langsamer, und schwingen Sie möglichst ausgelassen mit den Hüften. Spaß lautet die Devise! Sie werden feststellen, daß sich Ihre Atmung der Bewegung anpaßt.

Mit Freude durchgeführt, lockert diese Übung die Lendenregion. Sie erleichtert nicht nur die Durchführung der klassischen *asanas* für die Wirbelsäule, sondern verbessert auch die allgemeine Geschmeidigkeit. Zu große Ernsthaftigkeit kann zu einer Muskelzerrung führen. Lassen Sie sich gehen, und haben Sie einfach Spaß. Es ist schön, wieder Kind zu sein.

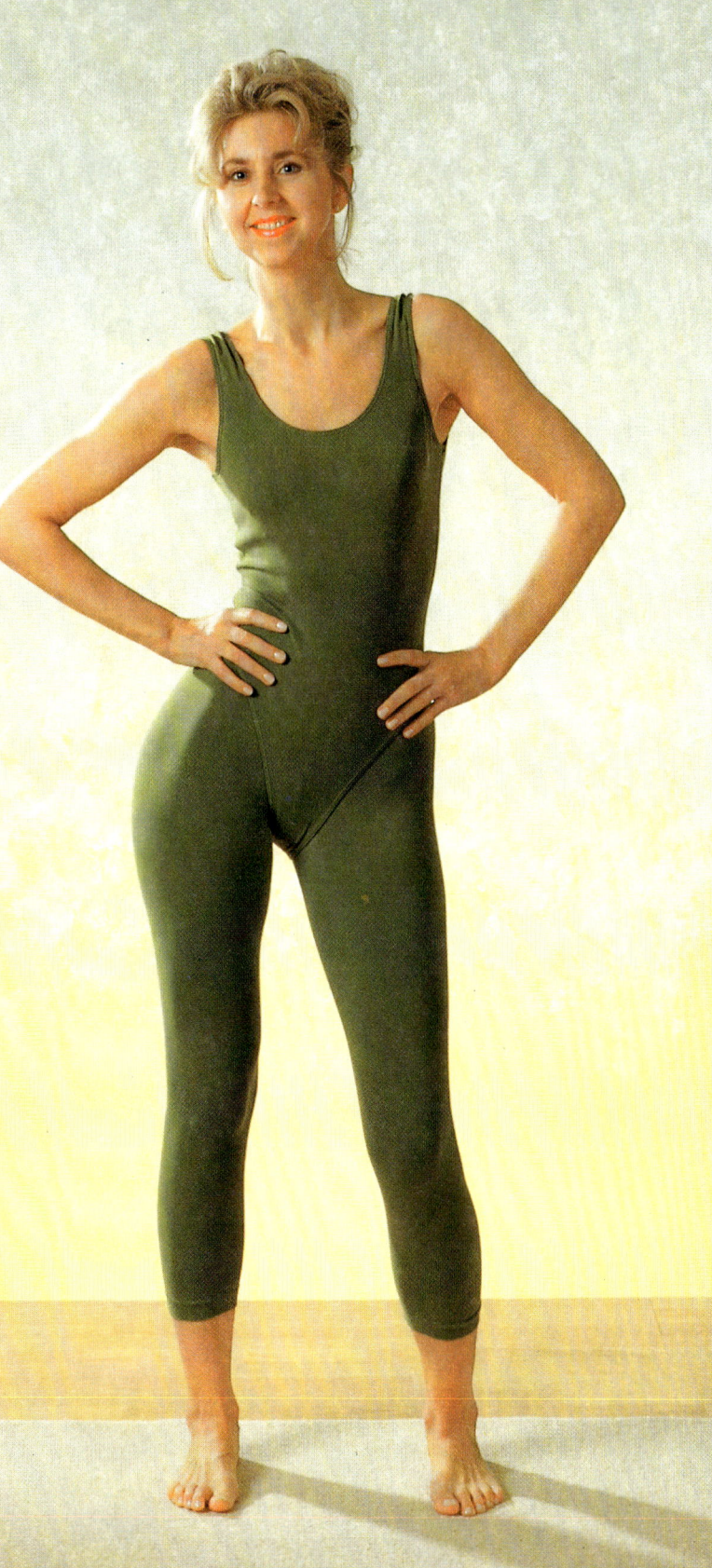

10

DIE HANUMAN-STELLUNGEN

Hanuman, der König der Affen, spielt in der indischen Mythologie eine positive Rolle. Die kraftvollen Übungen kombinieren gezielte Atmung mit wirkungsvoller Muskelkontrolle.

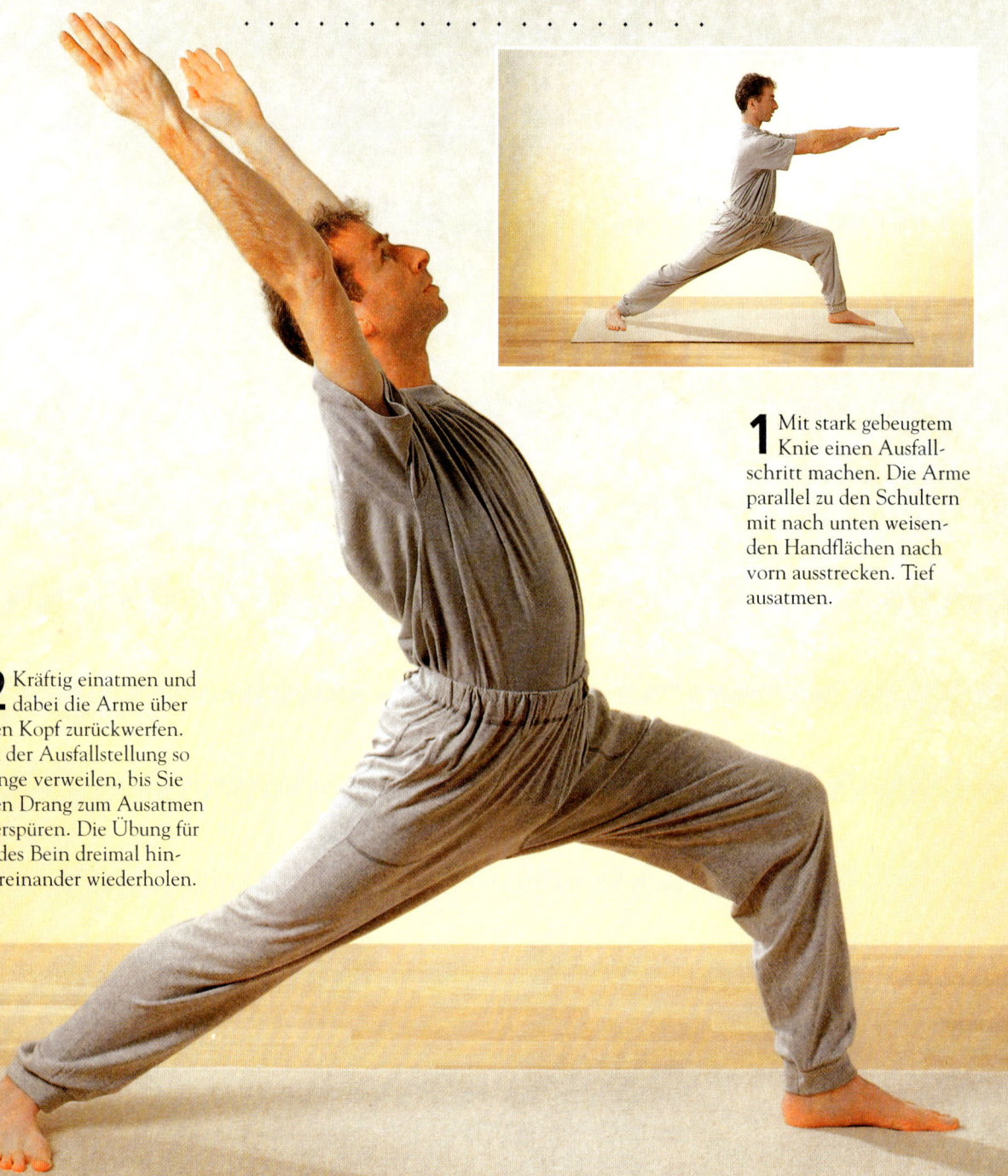

1 Mit stark gebeugtem Knie einen Ausfallschritt machen. Die Arme parallel zu den Schultern mit nach unten weisenden Handflächen nach vorn ausstrecken. Tief ausatmen.

2 Kräftig einatmen und dabei die Arme über den Kopf zurückwerfen. In der Ausfallstellung so lange verweilen, bis Sie den Drang zum Ausatmen verspüren. Die Übung für jedes Bein dreimal hintereinander wiederholen.

10

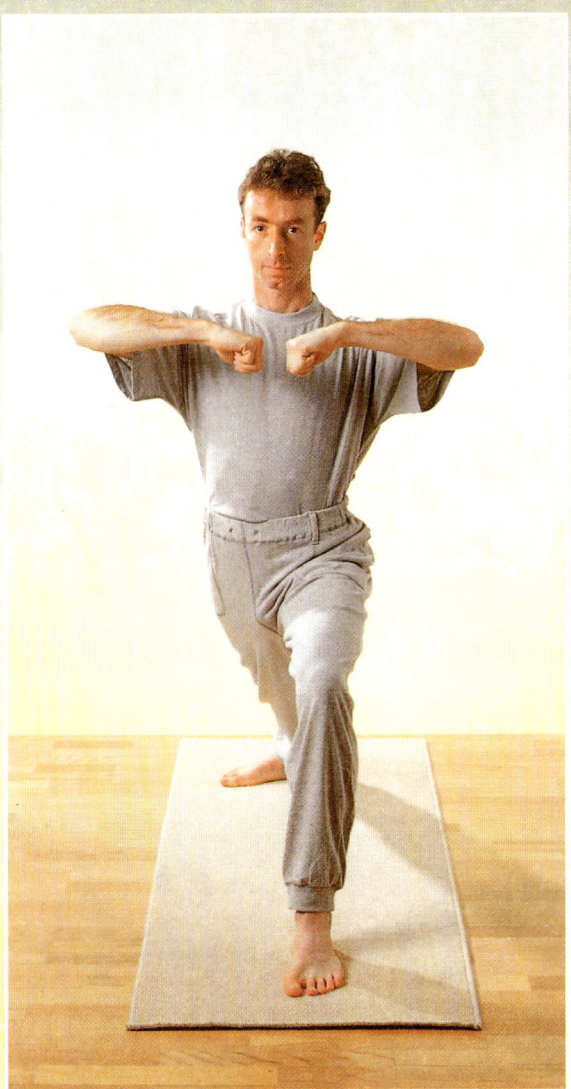

3 Nochmals die Ausfallstellung wie in 1 ein-
nehmen, diesmal jedoch
beim Ausatmen die ge-
ballten Fäuste (mit innen-
liegenden Daumen) zu-
sammenführen, bis sich
die Knöchel fast berühren.

FORT-
SCHREITEN

Zwischen einer kraftvollen
und einer ruckartigen
Bewegung besteht ein
großer Unterschied.
Gängige Sportverletzun-
gen entstehen dadurch,
daß den Athleten dieser
Unterschied niemals bei-
gebracht wurde. Im Yoga
vollzieht sich eine kraftvolle Bewegung auf
natürliche Weise: ohne
übermäßige Anspannung,
mit dem Atemfluß, und
weil der Geist sie akzep-
tiert hat. Versuchen Sie,
einen schrittweisen, positiven Fortschritt zu erzielen.

4 Kräftig einatmen und
dabei die abgewinkel-
ten Arme nach außen
schwingen, so daß der
Brustraum stark geweitet
wird. In dieser Position
verweilen. Die Übung für
jedes Bein dreimal hintereinander wiederholen.

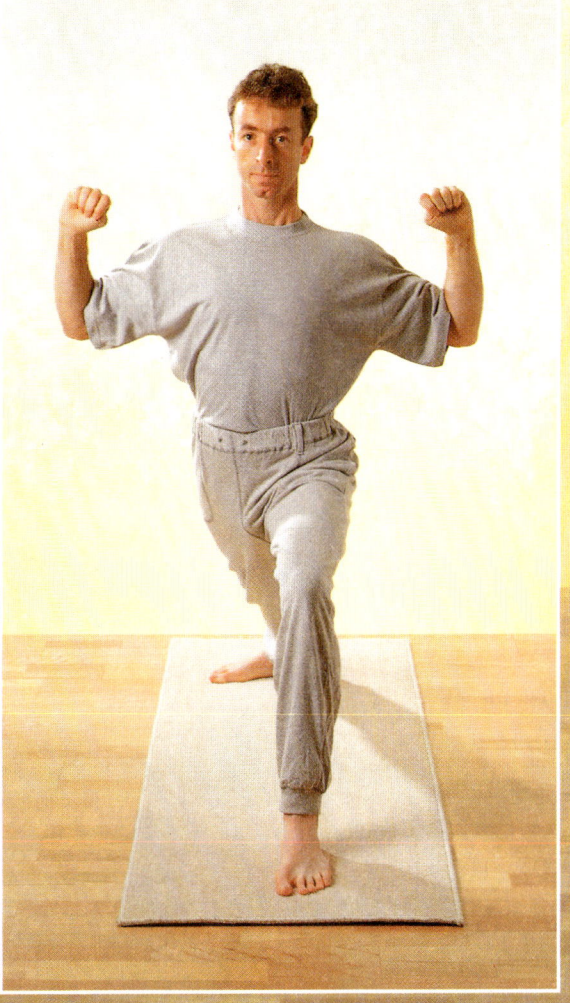

10

BEQUEMES SITZEN

Wesentliche Voraussetzung für korrektes
Sitzen ist ein gerader Rücken. Ein gängiges
Bild, das die meisten Menschen mit dem Yoga
verknüpfen, ist der Lotossitz, bei dem jeder
Fuß auf dem gegenüberliegenden Schenkel ruht.
Erwachsene haben mehr Probleme damit als
Kinder. Beim Üben von Sitzhaltungen sollten
Sie daran denken, daß das Kniegelenk einem
Scharnier ähnelt und somit nicht für Drehungen
geeignet ist. Daher ist Vorsicht geboten. Der
Lotossitz wird am besten im Einzelunterricht
erlernt, und viele Menschen kommen im Yoga
gut voran, während sie weiterhin einen relativ
einfachen Schneidersitz einnehmen. Mit
beharrlicher Übung kann diese Haltung bequem
und ohne Anstrengung erreicht werden.

1 Zur Verbesserung des
Schneidersitzes auf
den Boden setzen und mit
beiden Händen ein Bein
am Knöchel umfassen,
während das andere Bein
zur Leiste hin angewin-
kelt ist. Nun den Knöchel
mit den Händen anhe-
ben, während die Bein-
muskeln versuchen, das
Knie hinabzudrücken.
Einige Minuten lang mit
jedem Bein üben. Die
Bewegung soll rhyth-
misch verlaufen.

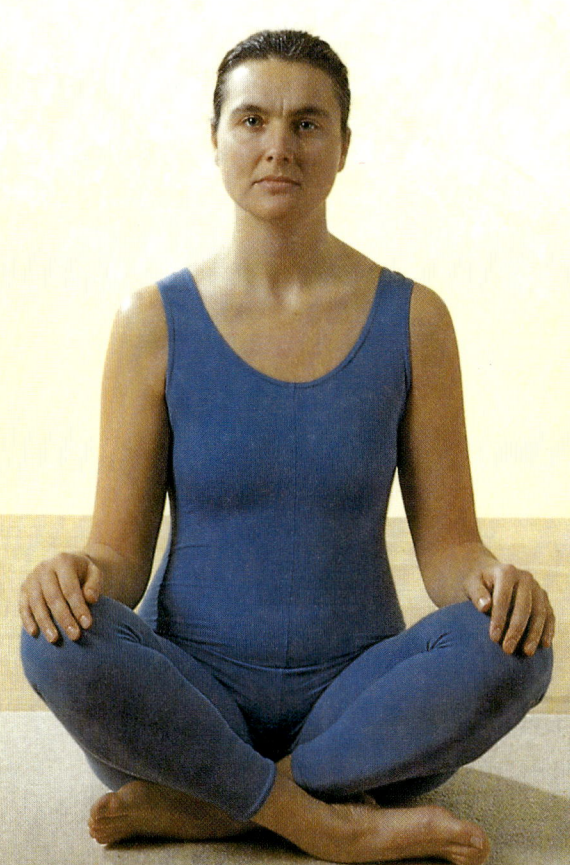

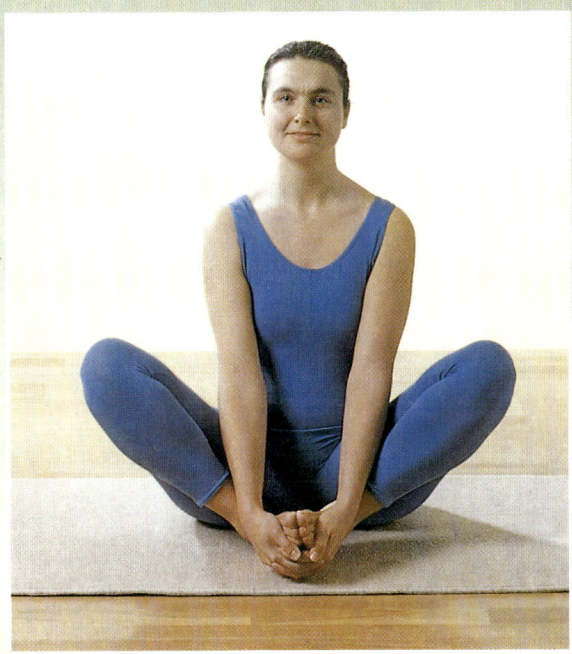

2 Nun die Fußsohlen zusammenführen und die Füße mit den Händen umfassen.

3 Während Sie die Füße umfaßt halten, die Knie auf und ab bewegen (»Schmetterling«). Sie werden in der Leistengegend ein Gefühl der Anspannung empfinden. Wenn Sie den Rhythmus und das Gefühl für die schmetterlingsartige Bewegung jedoch beibehalten, werden die Muskeln die Belastung allmählich akzeptieren und sich entsprechend dehnen. Nach zwei bis drei Minuten die Fußsohlen weiterhin zusammenhalten, doch nun die Hände auf die Knie legen und diese sanft, aber stetig nach unten drücken.

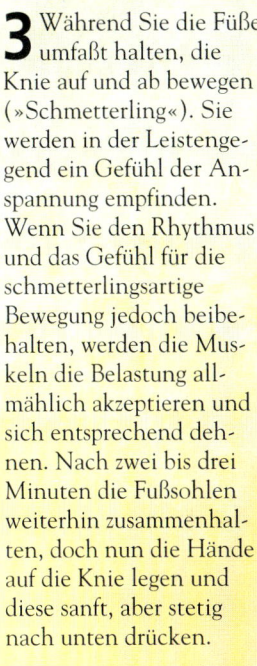

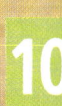

10

ENERGIE AUFBAUEN

Über Energie – Allheit und Endzustand aller Existenz – haben wir bereits auf Seite 83 gesprochen und darauf hingewiesen, wie viele Mißverständnisse in diesem Bereich kursieren. Sauerstoff spielt eine zentrale Rolle für das menschliche, jedoch nicht für alles Leben. Entsprechend der Yoga-Philosophie muß es eine universale, grundlegende Kraft geben, auf der unzählige Abwandlungen aufbauen. Die alten Yogis nannten diese Kraft prana. Sie entspricht dem chi der Chinesen und Bergsons élan vital. Diese Begriffe werden im Deutschen meist mit Lebenskraft wiedergegeben. Sie haben mit dieser Kraft bereits praktisch gearbeitet und können sie nun mit Hilfe eines Freundes näher kennenlernen.

1 Beim natürlichen Atmen bewegen sich die unteren Rippen während des Einatmens nach oben und außen und dehnen das Zwerchfell. Beim Ausatmen kehren sie in die Ausgangsposition zurück, während Bauch und Brust sich nicht bewegen. Gelegentlich wird gefordert, daß sich im Zuge der Atmung auch der Bauch weiten und zusammenziehen müsse, um eine sachgerechte Lungenfunktion zu erzielen.

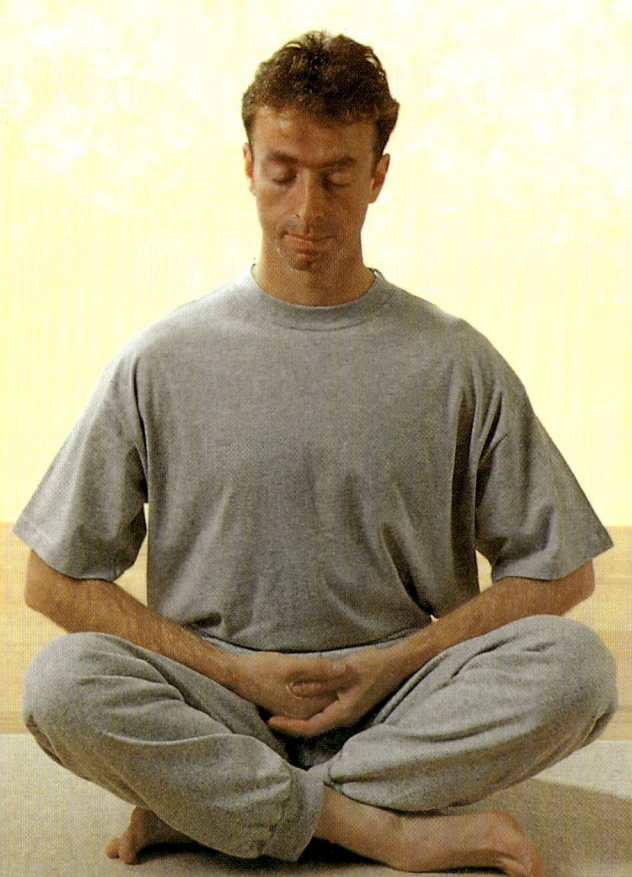

Da die beiden dargestellten Formen der Atmung eine gleich gute Nutzung der Lungen ermöglichen, kann der Sauerstoff nicht für den Kraftunterschied verantwortlich sein. Der Kraftgewinn verdankt sich einer Stimulierung des elektrischen Energieflusses innerhalb des Nervensystems – ein Faktor, der bereits vor vielen Jahren entdeckt wurde. Durch natürliches Atmen erzeugen Sie daher Ihre eigene elektrische Kraft, von der alle übrigen energetischen Aspekte abhängen.

Die meisten Kinder besitzen noch ein natürliches Gleichgewicht und atmen so, wie es die Natur vorgesehen hat. Durch unsere angespannte Lebensweise verlieren wir diese Fähigkeit bereits recht früh. Wer zur natürlichen Einstellung zurückgefunden hat, kann auch seine Atmung verbessern. Am Anfang steht recht häufiges, gleichwohl nur kurzes Üben. Dabei wird im Gehirn eine Reflexhandlung verankert, die im Bedarfsfall aktiv wird.

2 Bitten Sie einen Partner zu sich. Bevor Sie beginnen, strecken Sie einen Arm zur Seite aus und spannen die Muskeln an. Nun bitten Sie den Partner, den Arm kräftig hinunterzudrücken. Atmen Sie sechsmal tief ein und aus, und achten Sie darauf, daß sich der Bauch dabei weitet. Fordern Sie Ihren Partner erneut auf, die Kraft Ihrer Armmuskulatur zu prüfen: Sie hat sich recht deutlich verringert.

Atmen Sie nun noch einmal mehrfach tief ein und aus. Bauch und Brust bleiben jedoch ruhig, während die Bewegung der unteren Rippen dem Atemrhythmus folgt – wie Sie dies bereits geübt haben. Die erneute Kraftprobe zeigt, daß Ihr Arm nun erheblich stärker geworden ist.

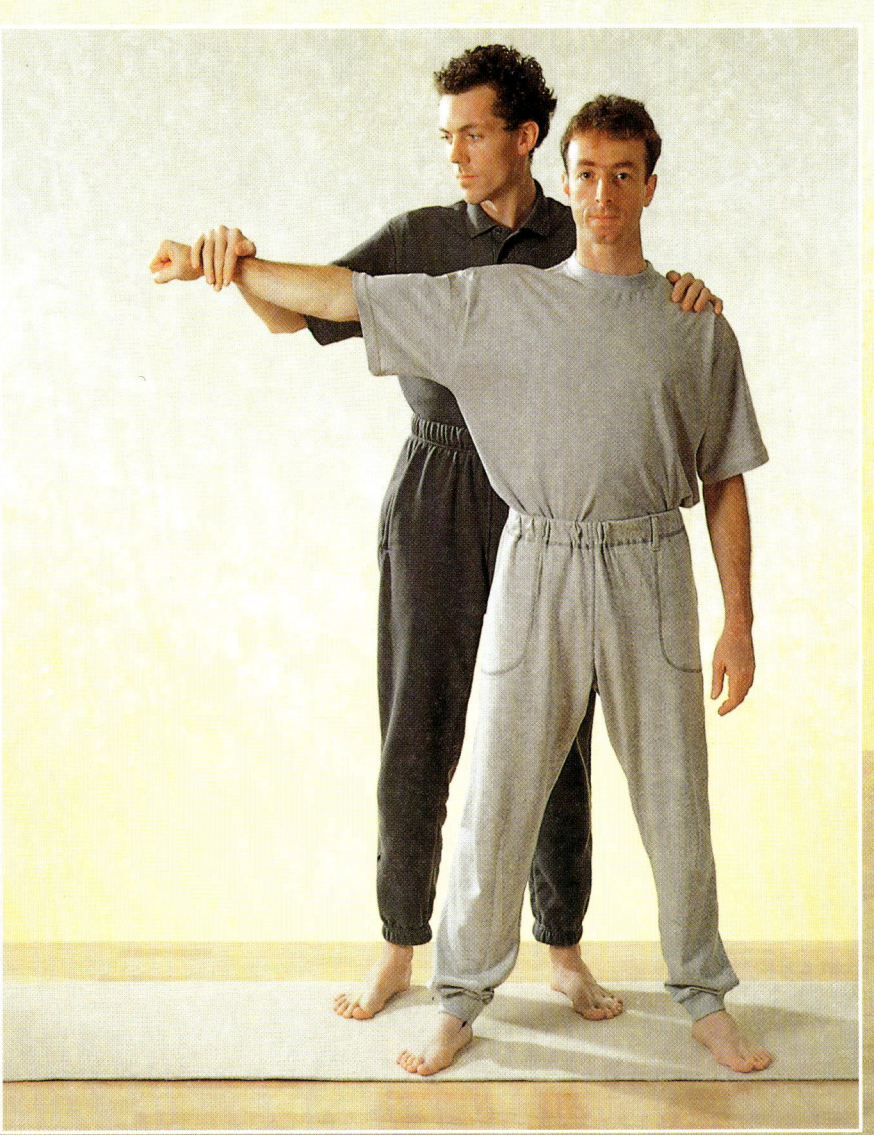

ENERGIE AUFBAUEN

10

DAS PROGRAMM FORTSETZEN

Vitalität, Friede und Freude sind Gefühle, die man nicht von außen auferlegen kann. Diese beiden Doppelseiten verstehen sich nicht als detaillierte Arbeitsblätter, sondern als Gedächtnisstütze. Wenn sich die Aufmerksamkeit in diesem Monat auf das Sitzen konzentriert, so bedeutet dies selbstverständlich nicht, daß das stete Einüben der anderen Aspekte aufgegeben werden soll.

Auch Menschen, die wenig von Yoga verstehen, haben oft zumindest vom Lotossitz gehört, bei dem jeder Fuß auf dem gegenüberliegenden Schenkel ruht. Da den meisten kleinen Kindern diese Sitzhaltung überhaupt nicht schwerfällt, ist sie keineswegs unnatürlich. Unsere Lebensweise führt jedoch dazu, daß wir mit zunehmendem Alter in mancher Hinsicht immer steifer und starrer werden.

Der *Lotossitz* wird daher in diesem Buch nicht dargestellt. Wer ihn schafft, ohne die Kniegelenke zu beschädigen, mag dies tun, doch der *Lotossitz* ist nur eine von mehreren nützlichen Sitzhaltungen.

HALTUNG

Aufrechtes Sitzen, Stehen und Gehen sind für den Körperbau und die Entwicklung des Menschen entscheidende natürliche Aktivitäten. Eine aufrechte Haltung ist daher am bequemsten, weil sich alles im Gleichgewicht befindet.

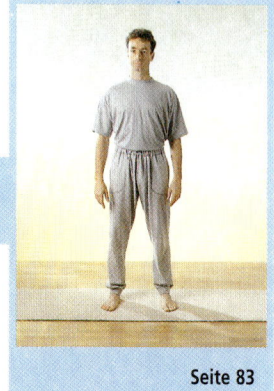

Seite 83

Haltungsschäden entstehen durch fehlgeleitete Zug- und Druckbelastung von Gelenken, Bändern, Muskeln u.ä. Die körperliche Verformung spiegelt sich im Gehirn wider, das die Botschaften des Unbehagens an den Geist weiterleitet. Das Unbehagen wird daher nicht nur körperlich registriert, sondern beginnt auch unsere Lebenshaltung negativ zu beeinflussen.

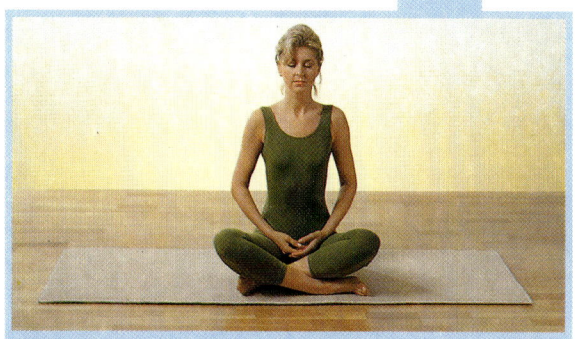

Seite 72

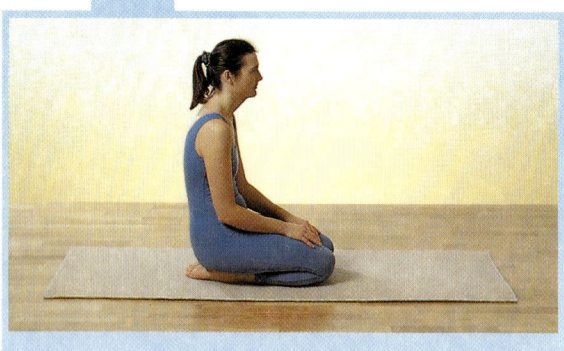

Seite 42

Sich Zeit zu nehmen, um zu einer guten Haltung zurückzufinden, ist in jeder Hinsicht wichtig. Da unsere Stehhaltung sich an der Sitzhaltung orientiert, kommt es vor allem darauf an, richtiges Sitzen zu lernen.

Das Sitzen auf den Fersen ist recht einfach. Eine verspannte Fußmuskulatur wird wieder locker und dehnbar, wenn sie kurz, aber regelmäßig trainiert wird. In der Mehrzahl der Fälle wird das Gefühl des Unwohlseins recht bald abklingen.

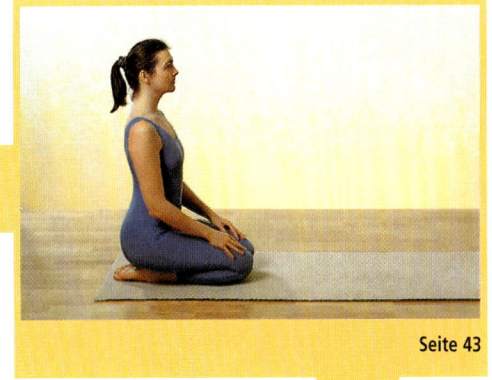

Seite 43

Für den *Schneidersitz* empfiehlt sich meist ein Kissen oder eine gefaltete Decke als Unterlage. Die Entspannung der Leistenmuskulatur kann durch leichten Druck der Hand gefördert werden.

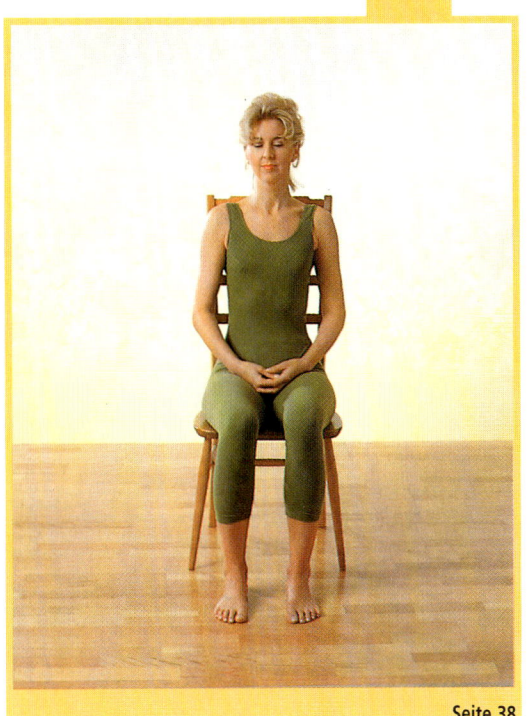

Seite 38

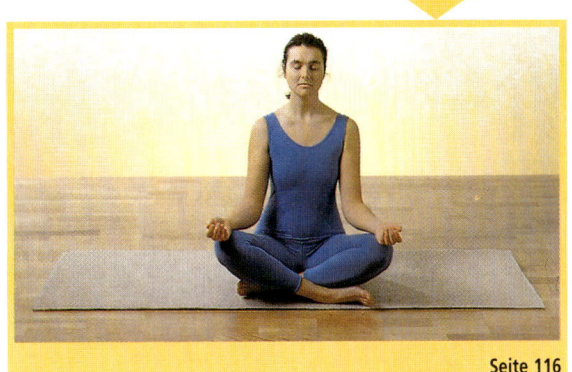

Seite 116

SITZEN

Jeder einigermaßen ergonomisch geformte Stuhl stellt ein geeignetes Sitzmöbel dar. Falls die Stuhllehne den Rücken nicht richtig abstützt, sollten Sie sich nicht anlehnen, sondern sich aufrichten.

Sobald Sie sich die Kunst des natürlichen Sitzens und Stehens angeeignet haben, werden Sie jede andere Haltung als störend und unbequem empfinden.

10

ELFTER

11

MONAT

CENTERING –
EINS WERDEN

MONATSZIELE

Wenn Körper und Geist nicht richtig miteinander harmonieren, spricht man zurecht von Unausgeglichenheit. In diesem Zustand passiert es leicht, daß man Dinge zerbricht oder Entfernungen falsch einschätzt. Man kann nicht geradlinig denken und normal atmen. Zwar findet man naheliegende Erklärungen für diese Vorgänge, doch die eigentlichen Gründe kennt meist niemand.

. . . .

DIE HÜLLEN DES KÖRPERS

Die Yogis betrachten den Körper als eine Abfolge von Hüllen. Wenn das Leben ausgeglichen und harmonisch verläuft, sind diese Hüllen gut aneinander angepaßt, und das Leben funktioniert als ein koordiniertes Ganzes. Doch nur allzuoft passen die Hüllen nicht zueinander, und man verliert den Halt. Es gibt fünf dieser Hüllen: Die erste ist der physische Körper, der durch das, was wir essen, ernährt wird; die zweite ist die Luft, die wir atmen, und ohne die es kein Leben gibt; die dritte besteht aus den Speicher- und Koordinierungsfunktionen des Gehirns; die vierte aus dem geistigen Prozeß, der uns Gelegenheit gibt, zu erkennen und den freien Willen auszuüben (wenn auch nur in beschränktem Maß), und die fünfte aus der Verknüpfung mit dem universalen Bewußtsein, das vielen Menschen gelegentlich einen ekstatischen Blick auf das Einssein ermöglicht.

. . . .

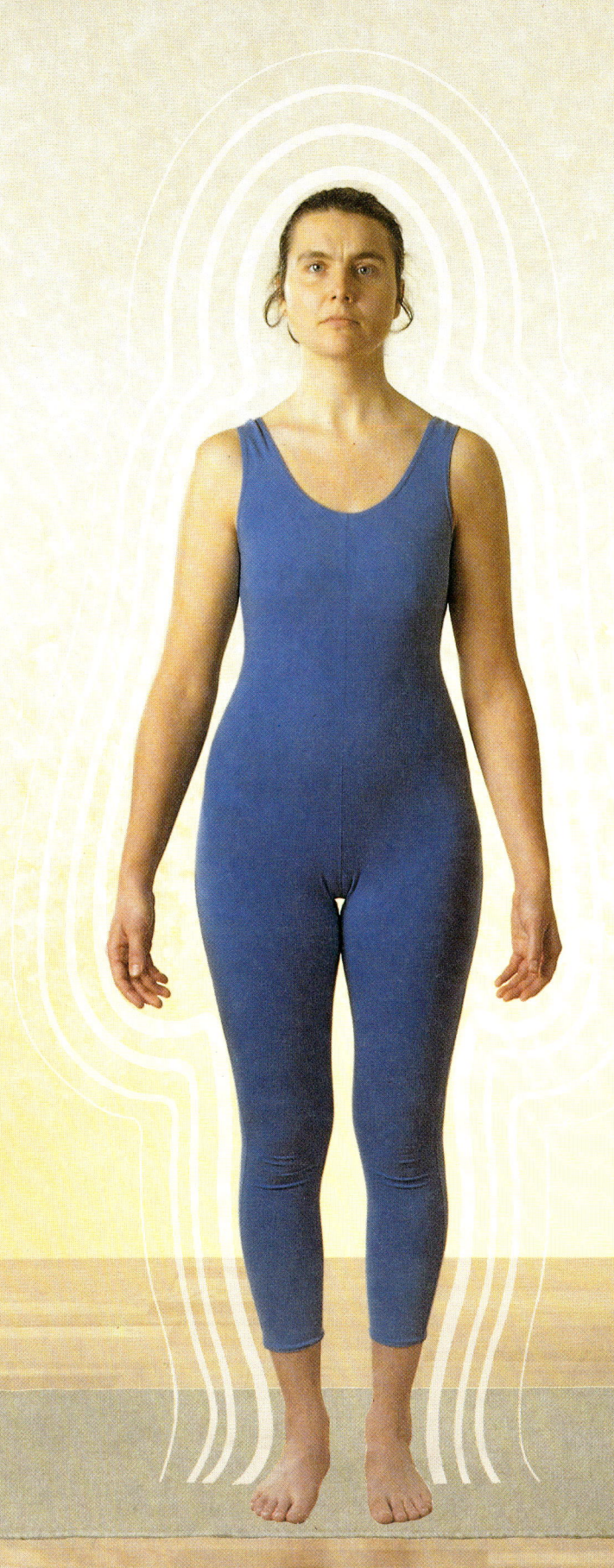

Es ist hilfreich, sich die verschiedenen Bewußtseinsschichten, die den Menschen ausmachen, zu vergegenwärtigen. Sämtliche Aspekte des Yoga sind auf die Schaffung eines harmonischen Ganzen ausgerichtet.

Die Hüllen können in ruhigen Momenten ein ideales Thema zum Nachdenken darstellen, doch gibt es keinen Grund, sich ihrer nicht auch in anderen Situationen zu erinnern, da bereits die bloße Vergegenwärtigung einen Schritt in Richtung Ausgeglichenheit darstellt.

Es ist ratsam, gründlich und tief über die Komplexität der Existenz nachzudenken. Die Erkenntnis, daß Sie in ein Meer aus Wellen, Schwingungen und Resonanzen eingetaucht sind, wird Ihnen weiterhelfen, wenn Sie realisieren, daß Sie Teil eines Ganzen sind, und nicht ein isoliertes Einzelwesen.

DER KOPFSTAND

Wenn Sie die Anleitungen genau befolgen und die verschiedenen Aspekte Ihres Seins zusammenwirken können, ist diese Umkehrstellung gar nicht so schwierig, wie es scheint. Sie vermag idealerweise sicherzustellen, daß die fünf menschlichen Hüllen miteinander harmonieren.

1 Eine Vierbeinerstellung einnehmen, Arme gestreckt halten, Hände auf einer Linie mit den Schultern; schulterbreit mit Handflächen nach unten bringen.

2 Mit dem Scheitel den Boden berühren, so daß zusammen mit den Händen ein gleichseitiges Dreieck entsteht. Auflagepunkte gegebenenfalls korrigieren.

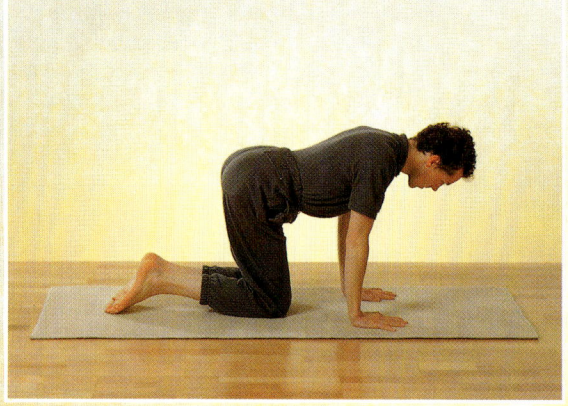 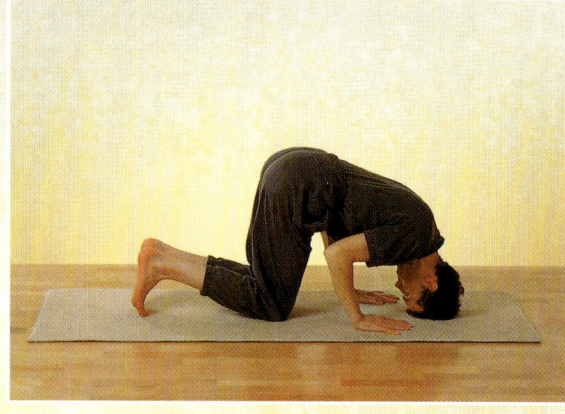

3 Die Arme an allen Punkten rechtwinklig abknicken. Das rechte Knie auf dem rechten Ellbogen plazieren.

4 Das linke Knie auf dem linken Ellbogen plazieren. Ruhig atmend ausbalancieren. Lassen Sie es zu, daß Ihr Geist an der ruhigen Entscheidung festhält, in der Stellung zu verweilen.

Verharren Sie so lange in der Position, wie Sie sich wohlfühlen.

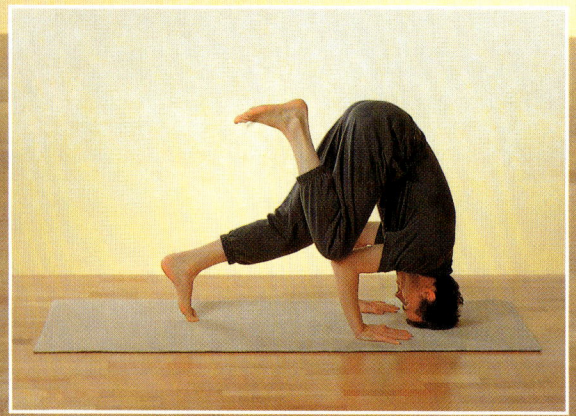 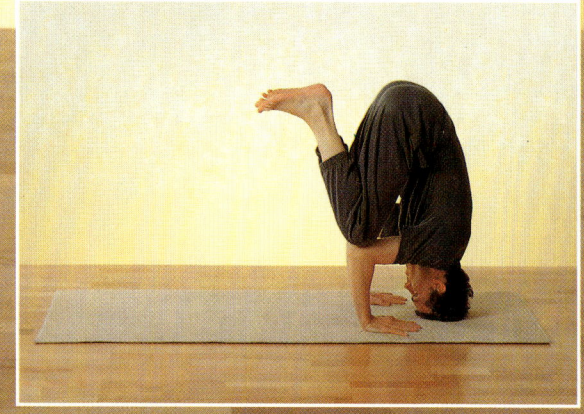

DIE SCHERE

Die Schere ist eines der wertvollsten Dehnungs-asanas, entfaltet aber erst nach einigen Minuten ihre volle Wirkung. Sie bietet unter anderem eine willkommene Dehnung des Ischiasnervs. Auch hier ist ein bedachtsamer, ruhiger geistiger Prozeß entscheidend.

In unserer schnellebigen Zeit besteht die Tendenz, Dinge abhaken zu wollen, doch dieser Wunsch des Weiterkommens wirkt erschöpfend und erzeugt ein Gefühl der Unzufriedenheit. Eine der Freuden, die beim Entwickeln der Yoga-*asanas* entstehen, liegt in der Zufriedenheit. Sie wird zunehmend größer, wenn Sie immer länger in statischen Stellungen verweilen können.

1 Auf den Rücken legen, Beine zusammen, Arme seitlich ausgestreckt, Handflächen nach unten legen. Rhythmisch atmen. Beim Einatmen das rechte Bein nach oben strecken.

2 Beim Ausatmen das Bein durch Hüftdrehung quer über den Körper führen. Die Schultern liegen dabei weiterhin flach am Boden. Während das gestreckte Bein links zum Boden geführt wird, den Kopf nach rechts drehen. Möglichst vollständig entspannen und das Bein langsam hinabführen, unterstützt durch entspanntes, langsames Ausatmen. Körper und Geist werden sich entspannen und beruhigen.

Mehrere Minuten in dieser Stellung verweilen, das rechte Bein zurückführen und die Übung mit dem linken Bein wiederholen.

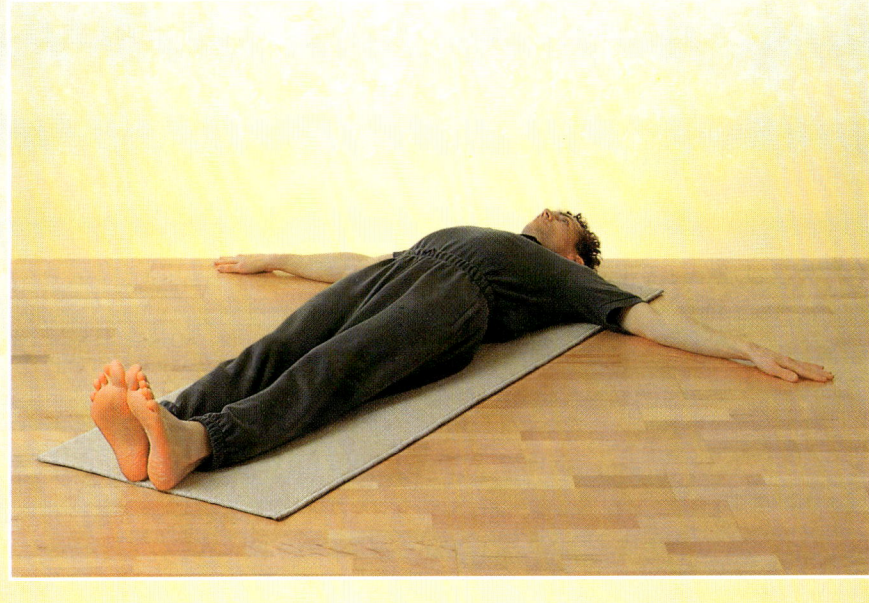

11

KATZE UND HUND

Die Vorteile der Katzen-Stellung sind Ihnen bereits bewußt. Sie nutzt nicht nur der Wirbelsäule und dem Oberkörper, sondern verkörpert außerdem eine angenehme, sinnliche Bewegung. Lernen Sie nun auch die Hunde-Streckung kennen, von der Beine und Knöchel profitieren.

1 Bei der Durchführung der *Katze* (Seite 24) ist Ihre Wirbelsäule nun bereits zu Anfang viel beweglicher. Beim Einatmen den Rücken einsinken lassen, den Brustraum öffnen und Kopf und Hals nach oben schwingen.

2 Beim Ausatmen den Rücken stark krümmen, während der Kopf tief zwischen den Schultern versinkt. Rückgrat und Rumpfmuskeln sind nicht nur beweglicher, sondern werden durch die kontrollierte Bewegung auch stärker gekräftigt.

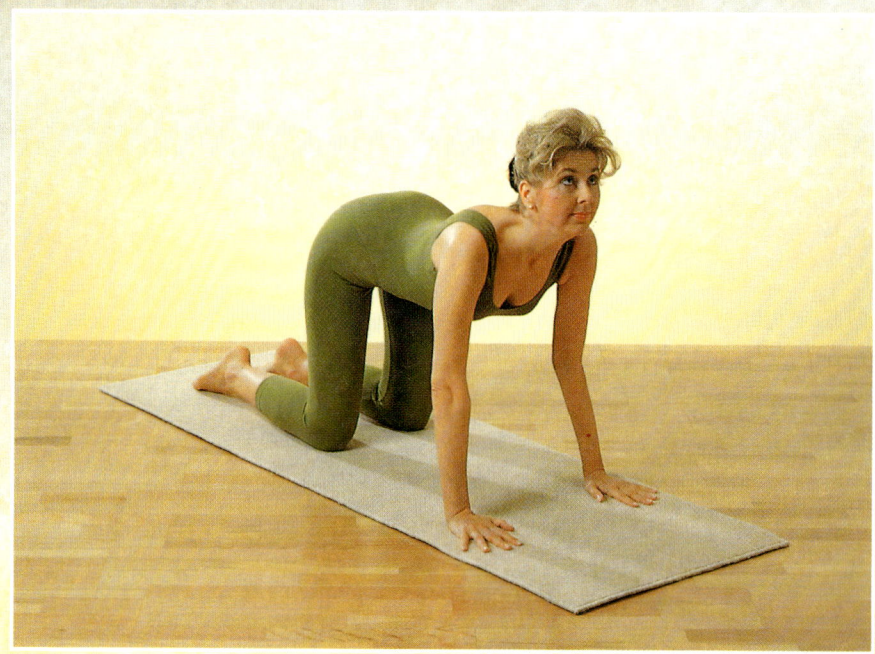

11

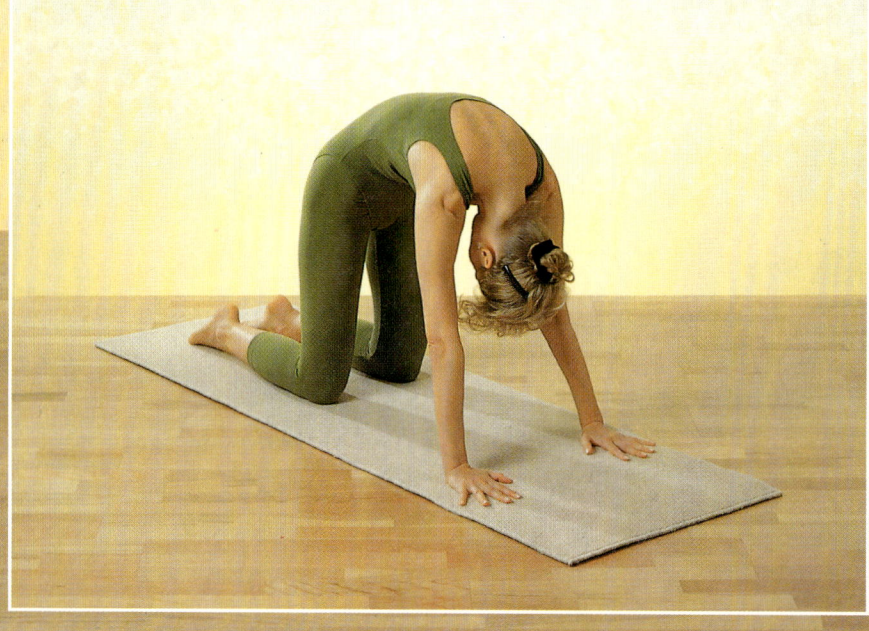

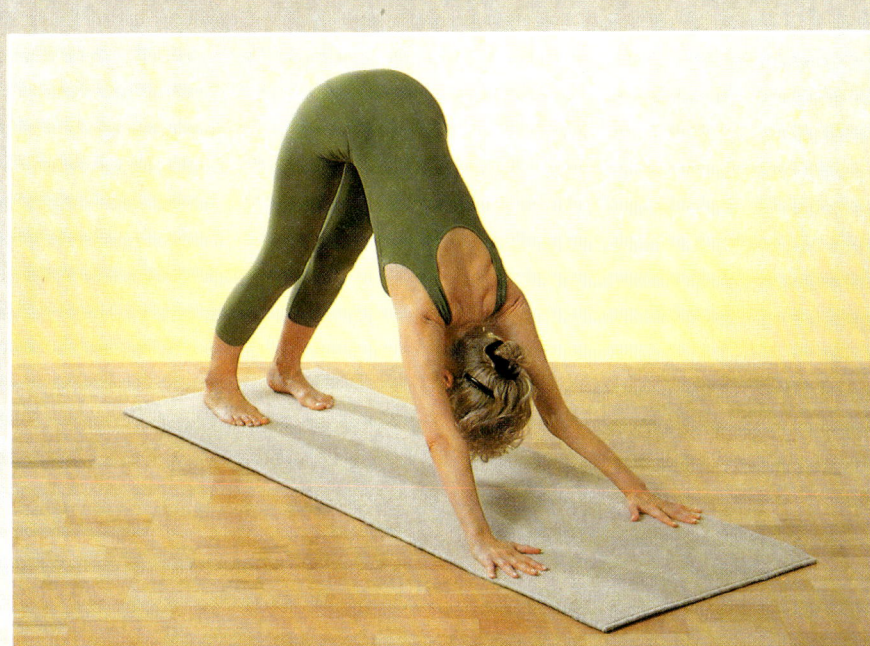

Für zahlreiche Rückenprobleme sind zwei Faktoren verantwortlich: ineffektiver Gebrauch der Rumpfmuskulatur und jähe Bewegungen. Die langsame, kontrollierte Abfolge der Yoga-*asanas* fördert nicht nur die Mobilität der Wirbelsäule und Elastizität der beteiligten Muskelgruppen, sondern auch die allgemeine Beweglichkeit einschließlich der geistigen Regsamkeit.

3 Nach mehrmaliger Durchführung der Anfangsbewegungen die Beine beim Ausatmen strecken und das Gesäß schwungvoll nach oben bringen.

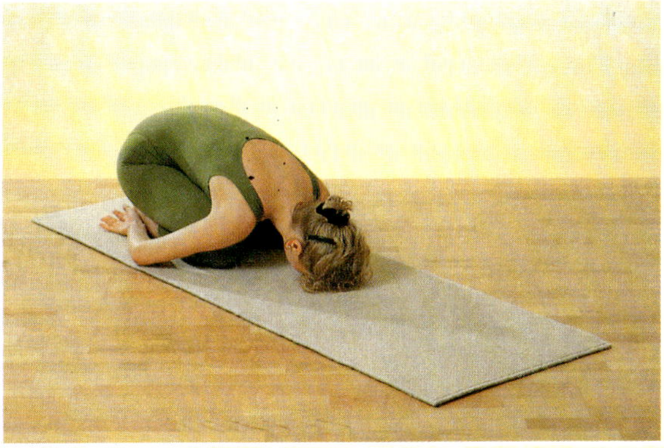

4 Die Fersen anheben und abwechselnd beide Knie beugen, das andere Bein dabei fest gegen den Boden drücken. Die Übung dient der Kräftigung der Beine und Knöchel.

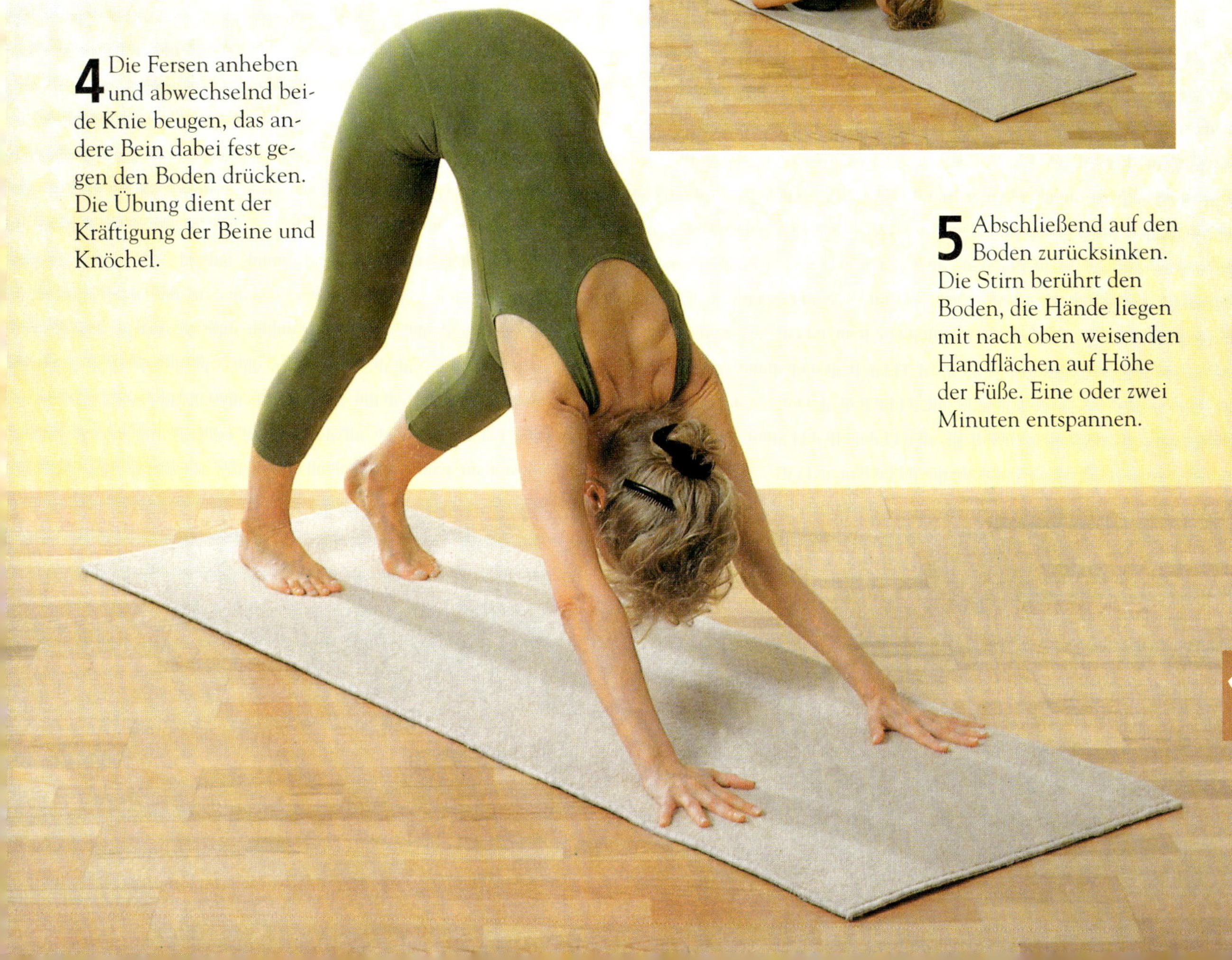

5 Abschließend auf den Boden zurücksinken. Die Stirn berührt den Boden, die Hände liegen mit nach oben weisenden Handflächen auf Höhe der Füße. Eine oder zwei Minuten entspannen.

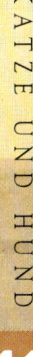

KATZE UND HUND

11

DIE ENTWICKLUNG DER KERZE

Wenn Sie eine Stellung wie die Halbe Kerze
(siehe Seite 44) eine Zeitlang korrekt geübt
haben (denken Sie daran, daß der Druck
weitgehend auf den Schultern lastet, und nicht
auf dem Genick), sollten Sie zu entsprechenden
Variationen übergehen, die Ihr Leben insgesamt
erheblich ausgeglichener machen können.

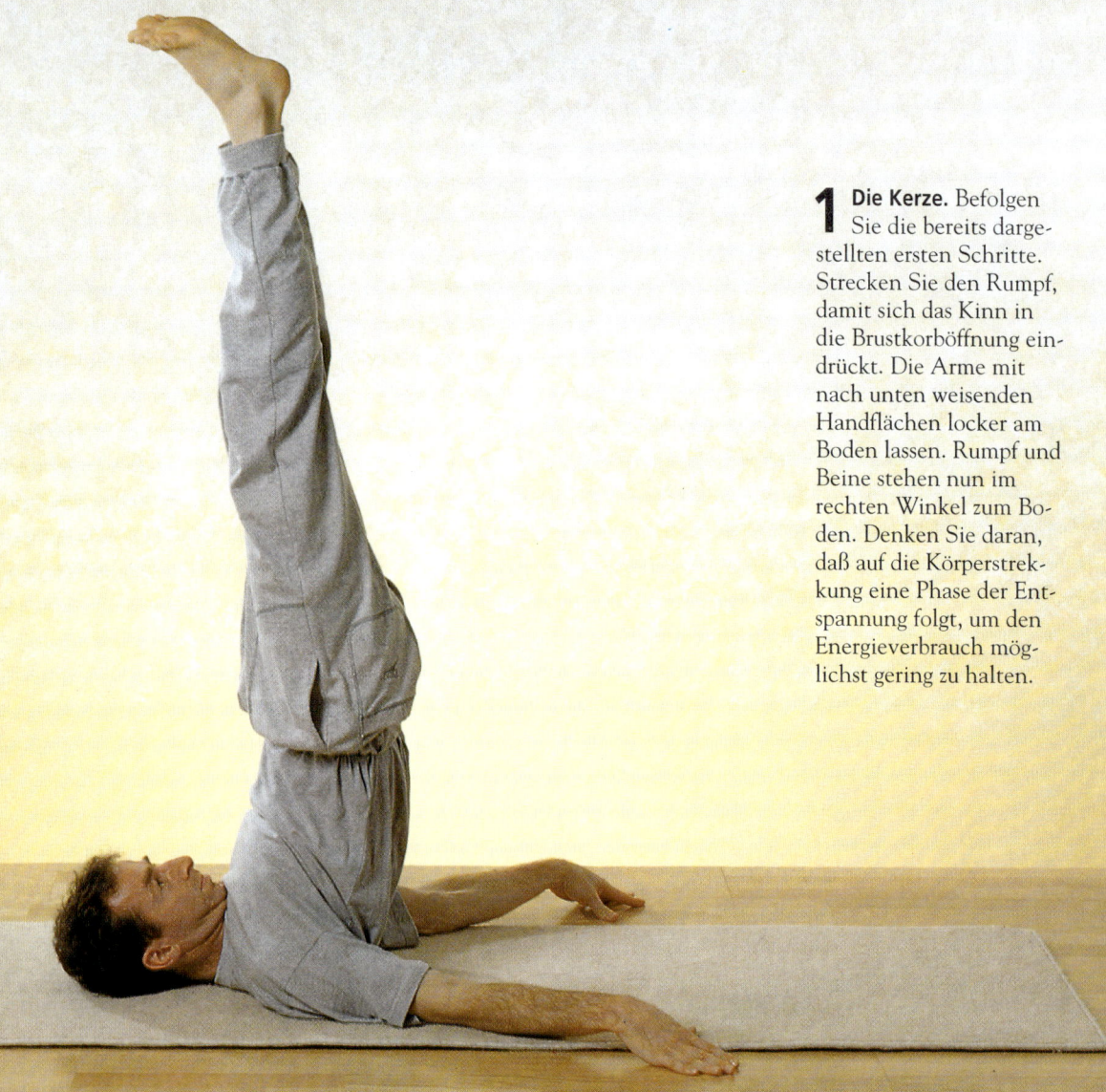

1 Die Kerze. Befolgen Sie die bereits dargestellten ersten Schritte. Strecken Sie den Rumpf, damit sich das Kinn in die Brustkorböffnung eindrückt. Die Arme mit nach unten weisenden Handflächen locker am Boden lassen. Rumpf und Beine stehen nun im rechten Winkel zum Boden. Denken Sie daran, daß auf die Körperstrekkung eine Phase der Entspannung folgt, um den Energieverbrauch möglichst gering zu halten.

2 Die Lendenregion locker mit den Händen abstützen. Beim Ausatmen ein Bein strecken und nach hinten schwingen, bis die Zehen den Boden berühren. Machen Sie sich keine Sorgen, falls Ihnen dies nicht sofort gelingt. Nehmen Sie sich Zeit, entspannen Sie sich, und nutzen Sie das Gewicht des Beins. Einatmen und das Bein wieder nach oben führen. Die Übung mit dem anderen Bein ebenfalls durchführen und so lange wiederholen, wie Ihnen danach ist.

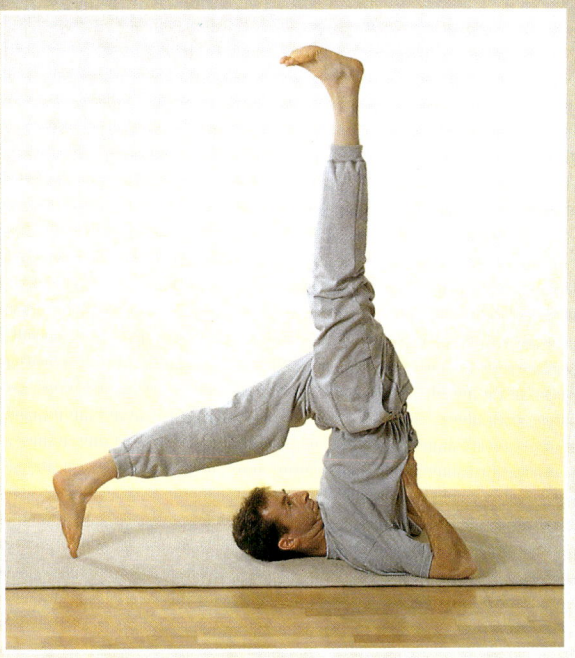

3 Die Hände unterstützen die Lendenregion weiterhin. Beim Ausatmen die Knie nach außen abwinkeln und die Fußsohlen zusammenführen. Einatmen und dabei die Beine strecken. Zwei- bis dreimal wiederholen.

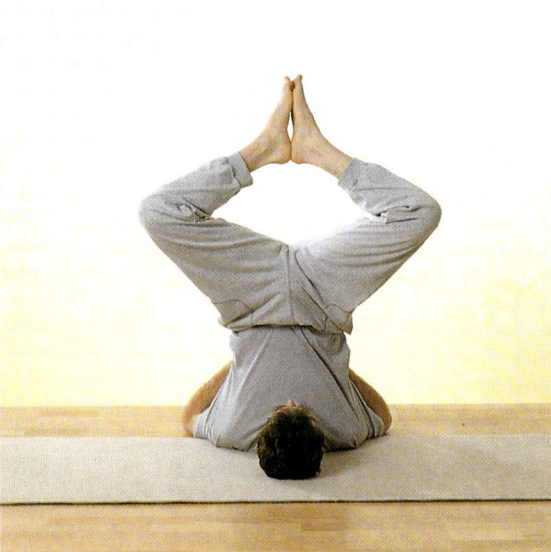

4 Abschließend die Arme vom Rücken entfernen und entlang den Beinen ausstrecken. Die Handflächen liegen an den Schenkeln an. Um das Gleichgewicht zu wahren, die Beine etwas (doch möglichst wenig) abwinkeln. Richten Sie es sich möglichst bequem ein. Ruhig atmen. Lassen Sie ein Gefühl des Friedens in Körper und Geist einströmen. Zum Schluß die Arme zum Boden zurückführen, um das Körpergewicht aufzunehmen, und die Beine langsam zu Boden sinken lassen. Eine oder zwei Minuten entspannen.

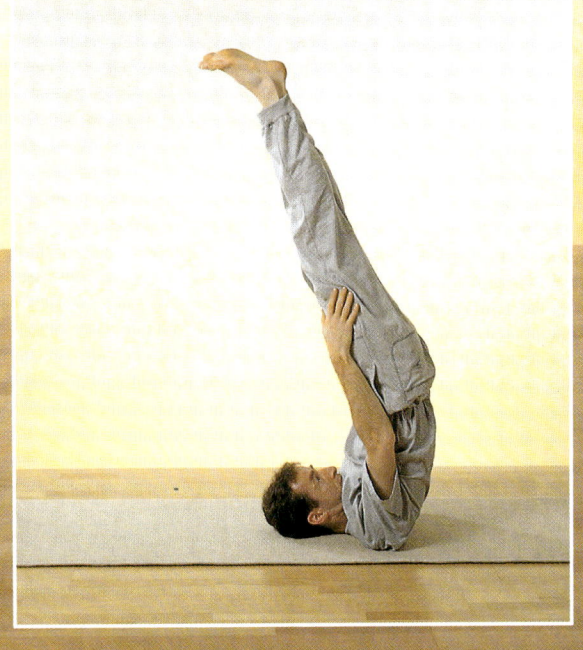

PUNKTUELLER ENERGIEFLUSS

Das konstante und kombinierte Arbeiten mit Körper, Energie, Gehirn, Geist und Bewußtsein erhöht unsere Fähigkeit, zahlreiche Lebensaspekte besser kontrollieren zu können. Wie Sie wissen, fördert das Visualisieren den körperlichen Energiefluß. Wenn Sie es stetig geübt haben, werden Sie bereits einen merklichen Fortschritt erzielt haben. Nun können Sie dazu übergehen, bestimmte Problemzonen zu entlasten oder zu heilen.

Denken Sie immer daran, daß jedes Problem mit der geistigen wie auch der körperlichen Ebene verknüpft ist. Wenn ein Körperteil bei einem Unfall verletzt wird, verbindet das Gehirn diesen Schaden gelegentlich mit einem mentalen Problem wie etwa Furcht, Wut oder Sorge. Diese Verknüpfung erhöht die geistige und körperliche Anspannung, die wiederum den Heilungsprozeß behindert und die Passage von Nährstoffen, Antikörpern usw. blockiert. Eine ruhige Geisteshaltung (erinnern Sie sich, wie Sie mit der Model-

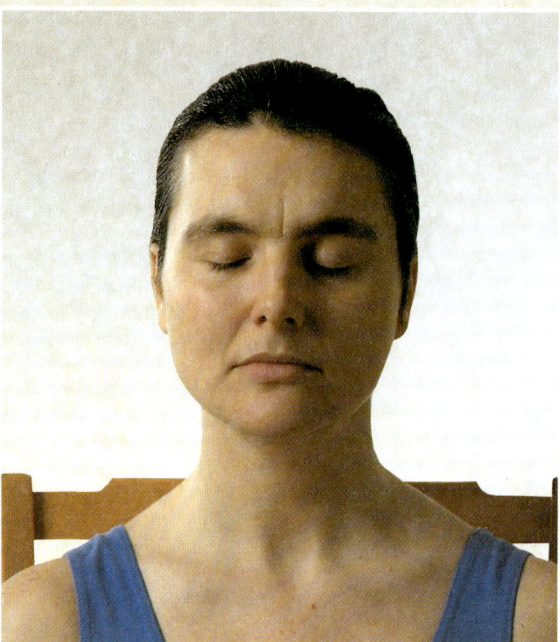

lierton-Vorstellung Verstimmungen und Frustration vertreiben können) muß mit einer verbesserten Körperenergie verknüpft werden, um einen Energiefluß zu stimulieren, der den Körper entspannt und einen natürlichen Fluß des Heilungsprozesses gestattet.

Der Atemfluß – mithin das Leben selbst – steht im Zentrum dieses Energieflusses. Sie wissen nun, wie man richtig sitzt, wie man langsam, ruhig und rhythmisch atmet und wie man sein Denken auf Energie und Heilung konzentriert.

Stellen Sie sich einmal vor, daß Sie sich am Knie verletzt hätten. Das Genesen ist ein natürlicher körperlicher Prozeß. Auch die beste medizinische Versorgung bewirkt allein noch keine Heilung; sie regt vielmehr die Selbstheilungskräfte des Körpers an. Dieser fundamentale Prozeß verläuft ganz ohne Nebenwirkungen. Er ist außerdem Teil eines Ganzen, das man als »Körperdesign« bezeichnen könnte, da er für das Konzept des Bewußtseins zentral ist.

· · · · · · · · · · · · ·

Die Verletzung eines Körperteils führt zu Anspannung. Das Gehirn erhält »Botschaften des Unwohlseins«. Dies wiederum kann dazu führen, daß das Gehirn negative Botschaften an die verletzte Region sendet, die den Heilungsprozeß verzögern oder gar verhindern. Wenn unser Bewußtsein – bei stärkster Konzentration – Gegenbotschaften ausschickt, wird das Gehirn diese akzeptieren und befolgen.

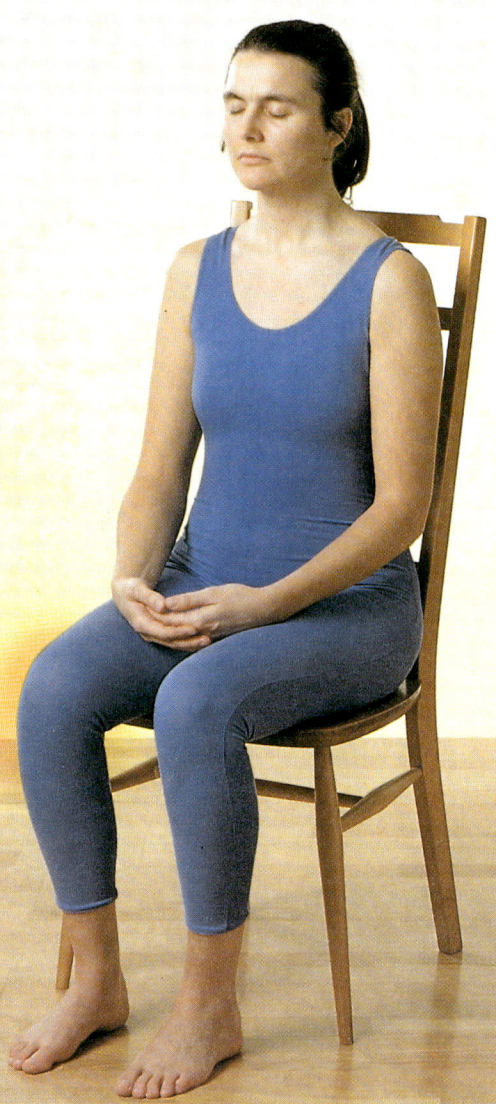

Setzen Sie sich in korrekter Haltung auf einen Stuhl oder auf den Boden, und schließen Sie die Augen. Sorgen Sie für einen ruhigen Atemfluß, und überstürzen Sie nichts. Fühlen Sie nach einer kurzen Weile, wie die Atemenergie bis zum Scheitel strömt, während Sie einatmen, und wie sie durch jeden Teil Ihres Körpers hinabfließt, während Sie ausatmen. Spüren Sie, wie sich die Gesichtsmuskeln entspannen und nun jeder Teil Ihres Körpers auf dieses ruhige, sanfte Fließen reagiert. Schon bald wird Ihr ganzer Körper von einem Gefühl prickelnder Wärme erfaßt sein.

FOKUS

Konzentrieren Sie sich nun auf jenen Körperteil, der Ihnen Probleme bereitet, und lassen Sie Ihren Atem durch ihn hindurchfließen. Vergessen Sie den restlichen Körper. Falls Sie Probleme mit dem Knie haben, so verweilen Sie in Gedanken nur bei diesem Knie. Fühlen Sie beim Ausatmen, wie die warme Energie durch das Knie hindurchfließt. Spüren Sie das Strömen und Prickeln. Lassen Sie keinen anderen Gedanken zu; Sie sind ganz mit dem Energiefluß und dem lädierten Knie befaßt. Sie werden spüren, wie die Anspannung nachläßt, während sich die Zirkulation verbessert, und wie der unverzichtbare Gesundheitsstrom erneut zu fließen beginnt.

TIMING

Wenden Sie mindestens zehn, später bis zu 20 Minuten für diese Übung auf. Erwarten Sie keine Wunder. Stetes Fortschreiten ist wichtig. Da die Dauer der Genesung von verschiedenen Faktoren abhängt, sollten Sie sich in Geduld üben.

PUNKTUELLER ENERGIEFLUSS

11

DAS PROGRAMM FORTSETZEN

Umkehrstellungen spielen im Yoga seit jeher eine zentrale Rolle. Daß sie natürlich sind, zeigt sich daran, daß fast alle energievollen, gesunden Kinder den Handstand lieben!

Es gibt zahlreiche Gründe dafür, einige Zeit mit dem Kopf nach unten zu verbringen, beispielsweise ist dies ein geeignetes Mittel, um dem ständigen Einfluß der Schwerkraft zu begegnen.

Umkehrstellungen wirken geistig und körperlich anregend. Achten Sie jedoch auf Ihre innere Stimme, und überfordern Sie sich nicht. Falls Sie Probleme mit dem Blutdruck oder dem Herzen haben, sollten Sie zuvor eine qualifizierte Lehrkraft konsultieren.

HALTUNGEN
Der Übergang von der halben zur vollen *Kerze* erfordert Zeit. Sobald Sie ein echtes Gefühl der mentalen und körperlichen Balance erworben haben, können Sie von der relativ einfachen Ausgangsstellung dazu übergehen, die Übung durchzuführen, ohne daß der Rücken durch die Hände abgestützt wird. Achten Sie darauf, daß die Schultern nicht angespannt werden und daß sie den größten Teil des Körpergewichts aufnehmen.

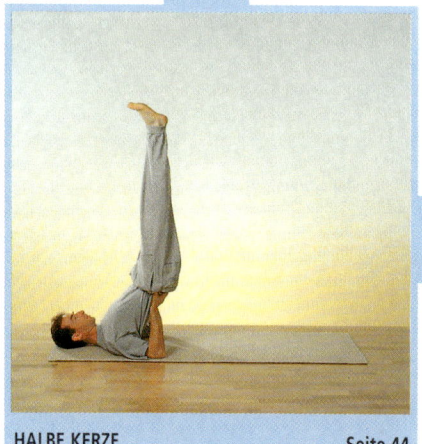

HALBE KERZE Seite 44

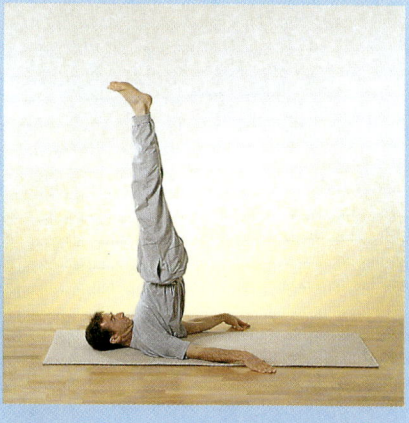

KERZE Seite 136

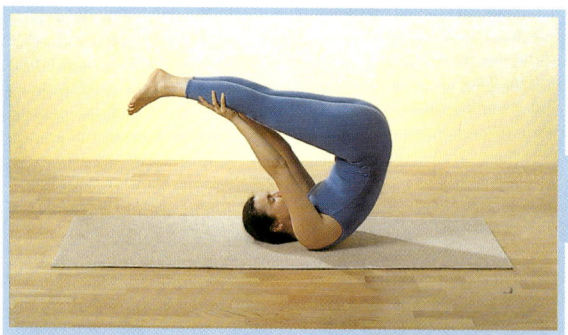

POSE DER RUHE Seite 56

Die *Pose der Ruhe* und der *Pflug* verkörpern ebenfalls einen vielgestaltigen Nutzen. Wahren Sie stets die Kontrolle. Niemals aus dieser oder anderen Stellungen herausfallen, sondern das Gewicht mit Hilfe der Arme vom Boden aus abstützen.

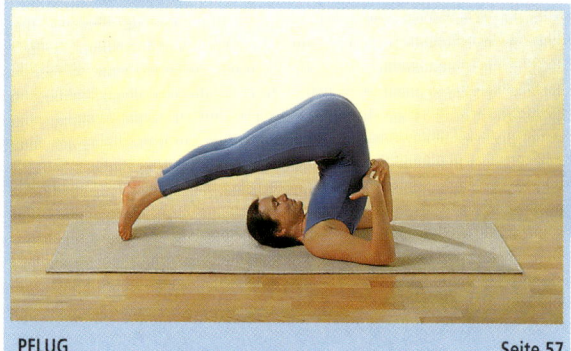

PFLUG Seite 57

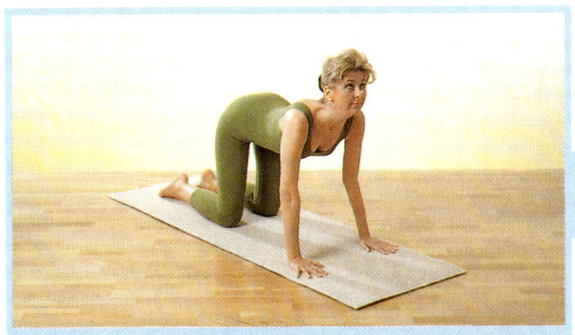

KATZE Seite 134

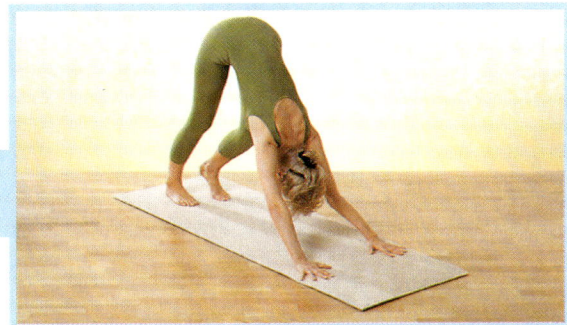

HUND Seite 135

Die Übung *Katze-zu-Hund* ist eigentlich keine Umkehrstellung, bietet jedoch einen vergleichbaren Nutzen. Denken Sie nur daran, wie locker und unverkrampft Katzen und Hunde sich strecken. Was sie können, das können Sie auch.

Swami Sivananda war Arzt, bevor er Yogi wurde. Von ihm stammt die Äußerung »Zum Stirnrunzeln braucht man 40 Muskeln, zum Lächeln aber nur 15. Warum also Energie verschwenden?«

Yoga schärft Ihr Bewußtsein. Ein Aspekt dieses Bewußtseins liegt darin, zu erkennen, wie Energie verschwendet wird. Versuchen Sie, eine Flasche zu entkorken, und achten Sie darauf, wie Sie die Gesichtsmuskeln anspannen, obwohl sie bei diesem Vorgang keine Funktion haben.

Solche Energieverschwendung erscheint für den Augenblick ohne Belang, doch sie summiert sich. Mit möglichst geringer – geistiger und körperlicher – Anspannung möglichst viel zu erreichen, ist ein zentrales Element der Lebenskunst.

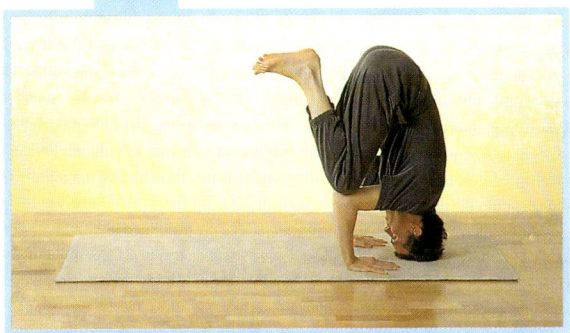

KOPFSTAND SEITE 132

Der *Kopfstand* verkörpert eine wichtige Lektion in puncto Präzision. Wichtig ist, daß Kopf und Hände ein gleichseitiges Dreieck bilden und daß die Arme im rechten Winkel abgeknickt sind. Diese Haltung fördert sehr das Körperbewußtsein.

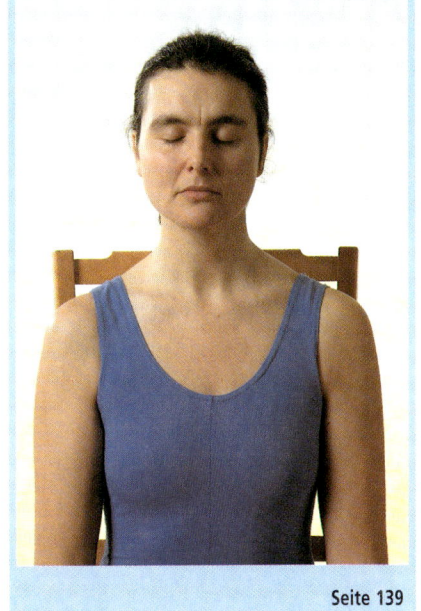

Seite 139

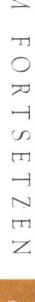

11

BEDARFSGERECHTE KÖRPERÜBUNGEN

MONATSZIELE

Yoga verkörpert kein System, in dem Sie einem Standardschema folgen. Es ist vielmehr ein Prozeß der Selbstverwirklichung. Daher ist es wichtig, die Grundlagen zu begreifen und sie den individuellen Bedürfnissen anzupassen. Mit dem Ende Ihres ersten Übungsjahrs sollten Sie gelernt haben, daß die Entwicklung von Ihrer Herangehensweise abhängt. Yoga-Lehrer können zwar helfen, doch das echte Wissen liegt in Ihnen selbst. Dieses Wissen zeigt sich durch stille Harmonie und die Entwicklung der Fähigkeit zum Innehalten.

· · · · · · · · · · · ·

STRESSKONTROLLE

Wir wollen unsere Reaktionen auf die zum Lebensalltag gehörenden Hochs und Tiefs näher beleuchten. Was für den einen Streß ist, bedeutet für den anderen eine Herausforderung. Zwar können wir uns alltäglichen Herausforderungen nicht entziehen, doch sind wir in der Lage, unsere Reaktionen zu kontrollieren.

· · · · · · · · · ·

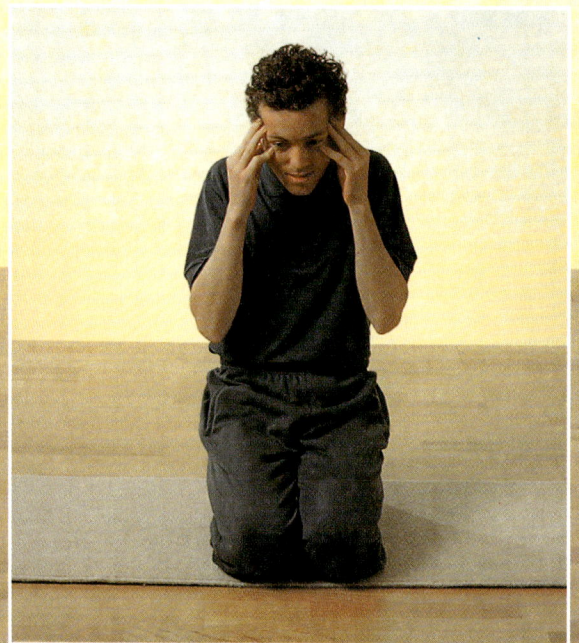

Wenn uns das Leben allzuviel abverlangt, mag zwar der Anschein entstehen, daß wir dem gewachsen sind, doch auf geistig-körperlicher Ebene geschehen in Wahrheit viele gefährliche Dinge. Die Atmung wird beeinträchtigt, das neuromuskuläre System wird belastet; somit wird auch eine angemessene Organfunktion unterbunden.

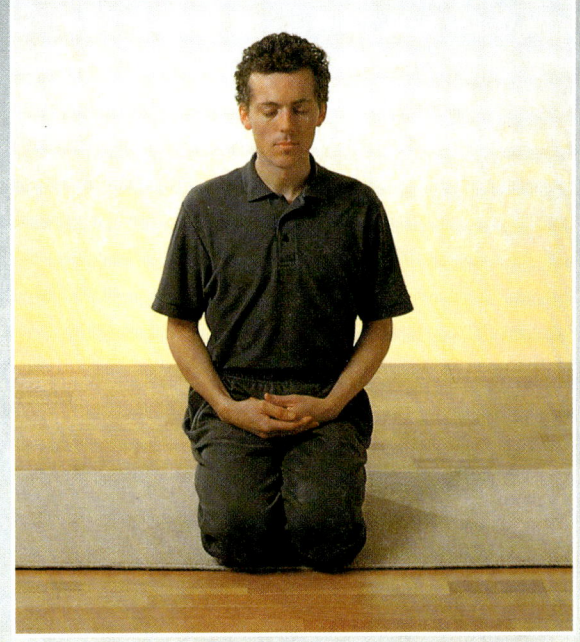

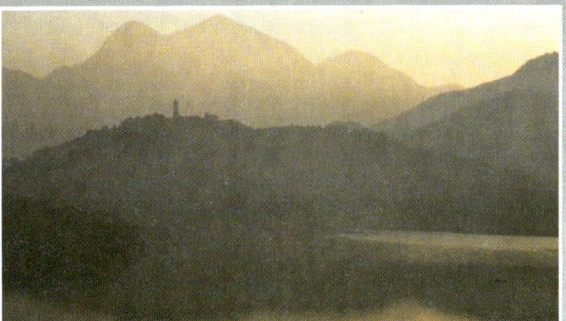

Unser Gehirn reagiert auf die stärksten eintreffenden Impulse. Aus diesem Grund konnte anhand von Techniken der Meditation und Visualisierung gezeigt werden, daß der Mensch eine bemerkenswerte Fähigkeit besitzt, auch dann zur Ruhe zu finden, wenn scheinbar alles schiefgeht. Das Gefühl, von den Problemen zerdrückt zu werden, können Sie fortdrängen, indem Sie sich hinsetzen und einen herrlichen Sonnenaufgang visualisieren. Sie »sehen« förmlich, wie sich der Himmel aufhellt und die aufgehende Sonne alles in ein rotgoldenes Licht taucht. Je stärker Sie dieses innere Bild entwickeln, desto weiter wird das Gefühl der Belastung dann zurückgehen.

Auch die *asanas* können als gesonderte Übungen verwendet werden, um mentale Probleme zu überwinden, sofern sie korrekt angepackt werden. Falls Sie sich beispielsweise verwirrt fühlen, sollten Sie sich an die *Pose der Ruhe* (siehe Seite 56) erinnern. Der Name beschreibt den Zweck der Übung genau. Wenn Sie störende Gedanken fortwischen und sich in diese Umkehrstellung versenken, werden Sie ein starkes Gefühl der Ruhe gewinnen.

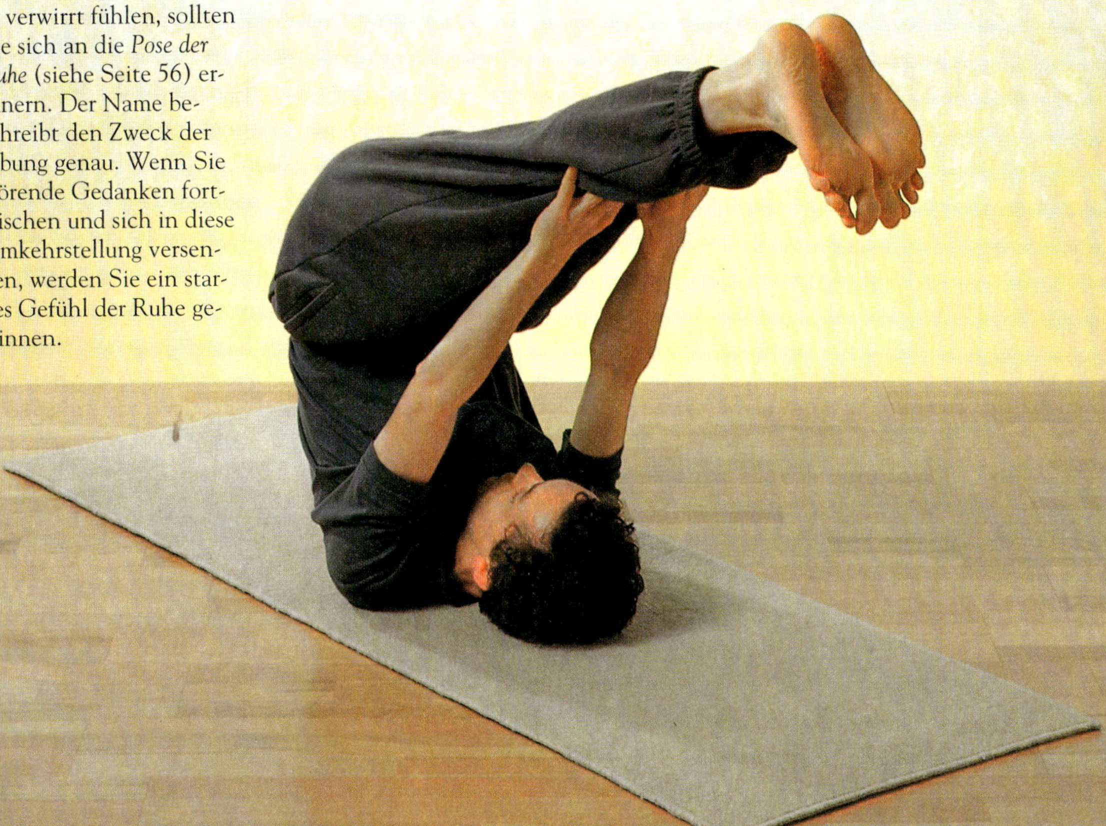

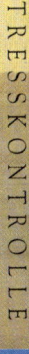

STRESSKONTROLLE

12

143

DIE THERAPIE DER LIEBE

Die zentrale Bedeutung der Liebe läßt sich nicht leugnen. Da wir dazu neigen, unser Leben zu zergliedern, assoziieren wir Liebe oftmals allein mit zwischenmenschlichen Beziehungen – eben nur mit sexuellen Aktivitäten. Liebe jedoch kennt keine Grenzen: Die Liebe zum Leben selbst, die Liebe zu schönen Dingen und die Liebe zu Gott sind Aspekte des gleichen, zentralen Gefühls. Jemand, der sich nicht geliebt fühlt, ist angespannt, spröde und schroff. Jemand, der ein Gefühl der Liebe empfindet, ist dagegen entspannt, sanft und warmherzig. Liebe verkörpert weit mehr als eine zwischenmenschliche Beziehung, da Sie mit diesem Gefühl auch Ihre Gesundheit verbessern können. Und dies wiederum steigert das Gefühl!

1 Durch langsames, aber stetes Voranschreiten haben Sie den *Langsitz* bereits weiterentwickelt. Mit der letzten Stufe treten Sie nun ganz in den Bereich der heilsamen Visualisierung ein. Führen Sie die Übung genauso durch wie bisher. Beugen Sie sich in möglichst bequemer Haltung nach vorn, und achten Sie auf

den Rhythmus Ihrer Atmung. Stellen Sie sich nach ein bis zwei Minuten vor, daß jemand, den Sie lieben, vor Ihnen steht und Ihnen seine Hände entgegenstreckt. (Wählen Sie eine Person, die Sie lieben – Verwandter, Freund, Jesus etc.) Strecken Sie sich nach vorne, um die dargebotenen Hände zu ergreifen.

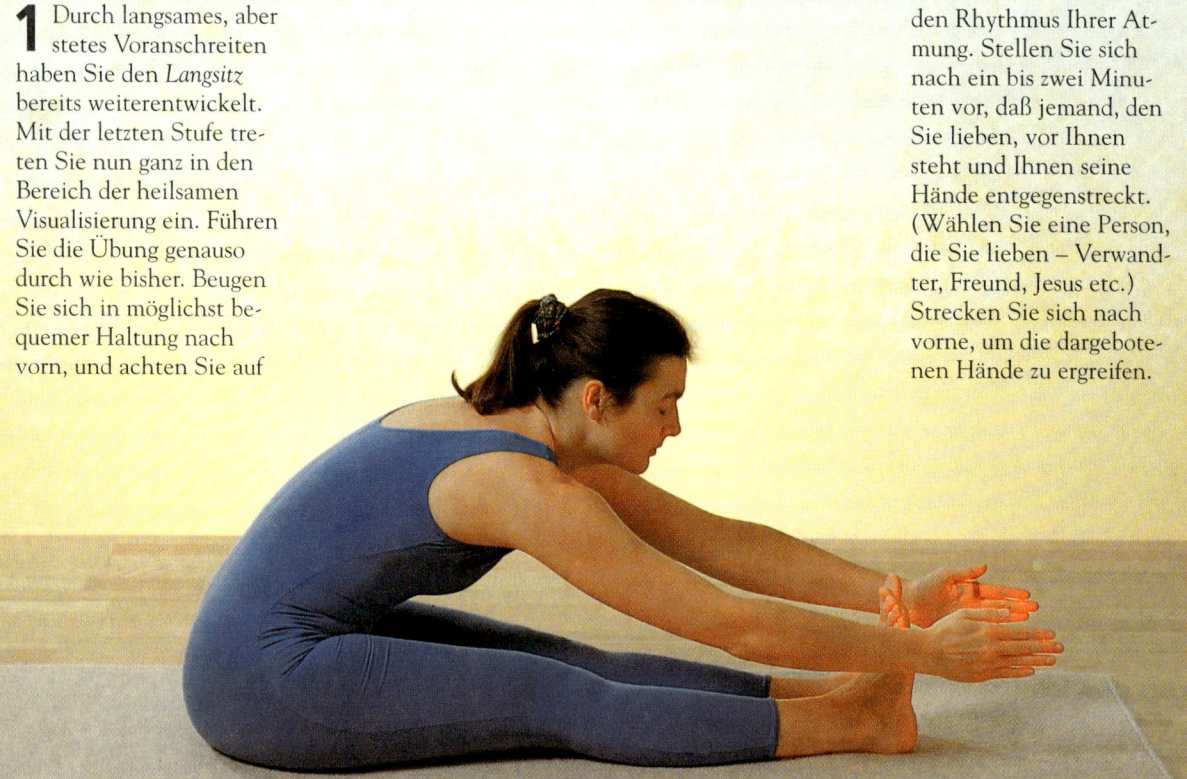

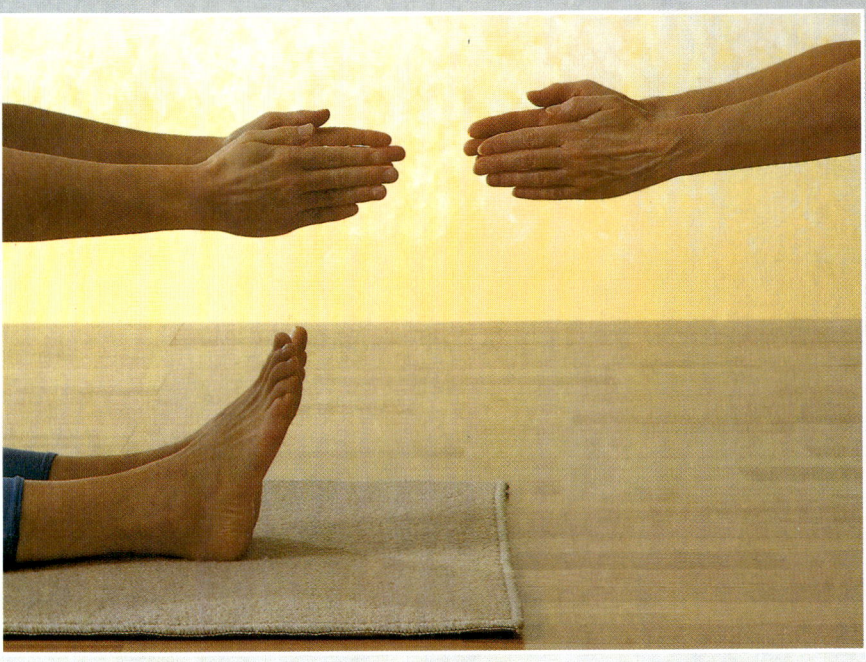

Yoga verfolgt nicht das Ziel, daß Sie jede angebotene Technik sklavisch nachahmen. Vielmehr sollen Sie die Grundidee in sich aufnehmen und dazu übergehen, sie selber zu verwirklichen. Praktisch jede Körperhaltung kann mit einer Visualisierung verknüpft werden, um geistigen und körperlichen Frieden sowie Harmonie zu fördern.

2 Lassen Sie Ihr Gefühl der Liebe mit dem Rhythmus Ihres Atems strömen. Strecken Sie die Hände mit jedem Ausatmen ein klein wenig weiter nach vorn. Bald schon werden Sie das Gefühl haben, daß Ihre Finger etwas berühren und schließlich die Hände ergreifen. Vergessen Sie die Zeit völlig. Lassen Sie die Vorstellung ausklingen, doch wahren Sie das Gefühl der Liebe. Abschließend einatmen, den Oberkörper aufrichten und strecken, dann völlig entspannen. Körper und Geist werden ein liebevolles Gefühl der Weitung erfahren.

3 Gehen Sie wie gewohnt zur *Kobra* über. Das liebevolle Gefühl können Sie verstärken, indem Sie sich den Schönheiten der Natur zuwenden. Vergegenwärtigen Sie sich eine Herbstlandschaft voller goldener Farbtöne, und schauen Sie zu diesem Bild auf, während sich Ihr ganzer Körper entspannt. Während des Ausatmens in die Ausgangsstellung zurückkehren und entspannen.

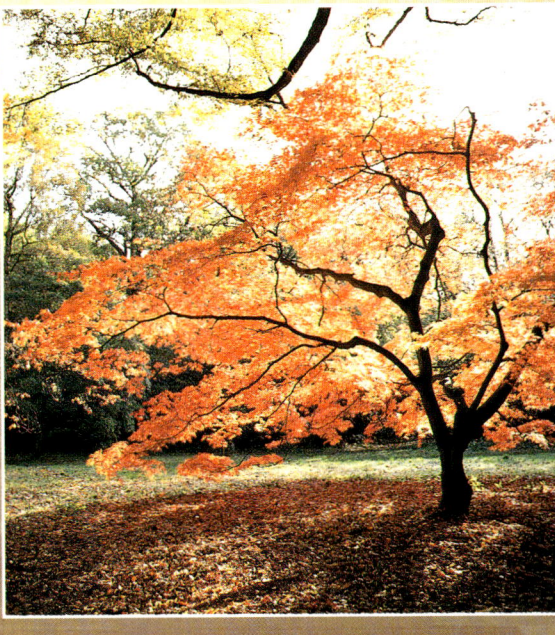

12

BEDARFSGERECHTES ENTSPANNEN

Je weiter Sie im Yoga voranschreiten, desto besser erkennen Sie die zahlreichen Kontrollmittel, die Ihnen zur Verfügung stehen. Solche wirkungsvollen Instrumente sind die asanas sowie das Visualisieren und das Meditieren. Auch das Entspannen läßt sich weiterentwickeln, um das allgemeine Wohlbefinden zu erhöhen. Hier geht es vor allem darum, einige nützliche Körperfunktionen zu verbessern.

Die von den Drüsen an das Gehirn gerichteten Botschaften lösen ein gewaltiges Reaktionsspektrum aus. Von zentraler Bedeutung sind Hypothalamus und Hirnanhangdrüse. Interessanterweise bezieht sich im überlieferten Yoga-Wissen ein *chakra* (Energiefeld) auf diesen Punkt. Das sogenannte *ajna* wird als das *chakra* der Steuerung beschrieben. Signale, die weitgehend auf Sinnesimpulsen basieren, werden an diese Drüsen weitergeleitet, die wiederum Botschaften aussenden, die praktisch jeden Aspekt unseres Lebens betreffen.

Kampf- oder Fluchtreaktion

Eine alarmierende Botschaft löst entsprechende Abwehrmaßnahmen aus. Bei einem intensiven Alarm spricht man von einer Kampf- oder Fluchtreaktion zur Vorbereitung einer Notfall-Handlung. Das Problem besteht darin, daß zahlreiche ungehemmt wirkende Streßfaktoren einige Aspekte dieser Reaktion auslösen, ohne eine körperliche Form der Auf-

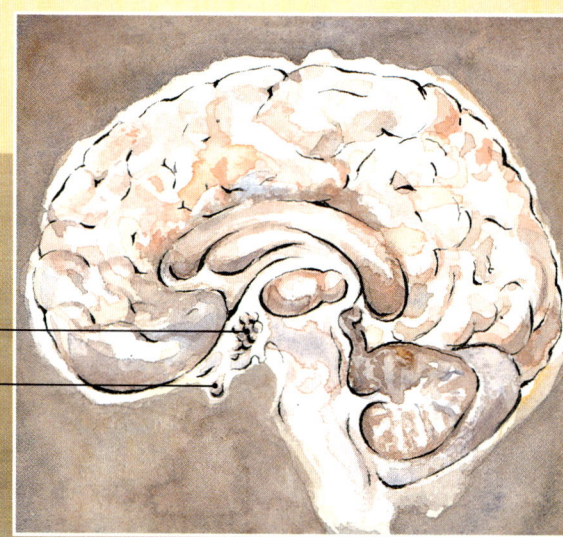

Hypothalamus

Hirnanhangdrüse

12

146

lösung anzubieten; Veränderungen, die eigentlich hilfreich sein sollten, schlagen somit ins Negative um. So etwa wird der Blutzucker, der zwecks Energiegewinn ausgeschüttet wird, nicht aufgelöst und kann die Arterien verstopfen.

Entspannungsreaktion

Die an die Drüsen gerichteten Botschaften des Friedens und der Harmonie fördern die sogenannte Entspannungsreaktion. Der Körper erhält beruhigende Signale, die eine ausgleichende, heilsame Wirkung entfalten.

Das Entspannen ist eine ideale Methode und kann einen weitreichenden Nutzen erbringen, um positive Signale an die übergeordneten Drüsen zu verstärken. Zwei wichtige Bereiche, die bisher erforscht wurden, sind die Herzerkrankungen und der Bluthochdruck, doch noch zahlreiche weitere, nicht minder gefährliche Probleme lassen sich verringern.

ENTSPANNEN LERNEN

Die Kunst des Entspannens können Sie zu jeder Zeit und an jedem Ort praktizieren. Falls Sie ein unpassender Gedanke stört, setzen Sie sich einfach bequem aufrecht hin, schließen die Augen, verlangsamen und beruhigen Ihre Atmung und lassen den störenden Gedanken gleich einer Welle an den Klippen zerstieben. Erwarten Sie keinen unmittelbaren Erfolg. Gehen Sie ruhig und langsam vor, bis die richtige Reaktion eintritt.

Wir wissen bereits, wie wir am besten entspannt liegen und die körperliche Anspannung so gering wie möglich halten, um die geistige Anspannung zu verringern. Da wir beim Entspannen die Rolle eines Beobachters einnehmen, richten Sie in dieser Pose Ihr Bewußtsein einfach auf den Kopf. Akzeptieren Sie das Wissen, daß unser Gehirn eine unendliche Menge von Signalen verarbeitet. Machen Sie sich auch bewußt, daß die Ruhe, die Sie finden, zusammen mit dem Frieden der Atmung die Reaktion auf diese Signale beeinflußt, so daß aus einer Alarmreaktion eine entspannte, friedliche Reaktion wird. Dieser Vorgang ist nicht so speziell wie das Visualisieren, sondern fördert ein allgemeines Gefühl entspannten Wohlbefindens, das durch den wirkungsvollen Einsatz des entspannten Körpers verstärkt wird.

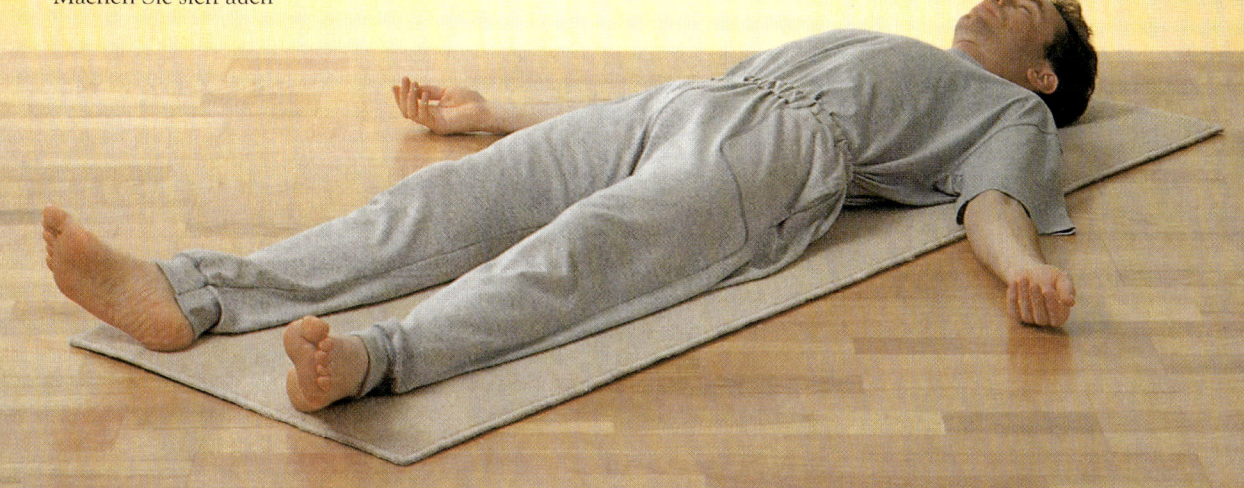

BEDARFSGERECHTE KLÄNGE

Vor vielen Jahren studierten die Yogis die Bedeutung des Klangs. Das »Om«, das im Sanskrit als pranava oder Urklang bezeichnet wird, sowie seine beruhigende Wirkung kennen Sie bereits. Auch innere Klänge gilt es zu entdecken. Zwar gibt es für sie eine natürliche Erklärung, doch man wundert sich nur, wie wohltuend sie sein können. Eine klassische Technik schaltet die äußeren Sinne weitgehend aus und hilft uns, einen besseren Zugang zu unserem Inneren zu finden.

1 Setzen Sie sich bequem aufrecht hin, und schirmen Sie sich von äußeren Geräuschen ab, indem Sie die Ohren fest mit den Daumen verschließen.

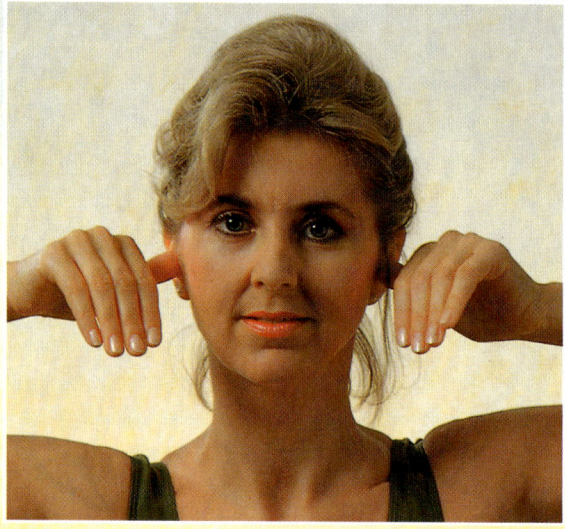

2 Legen Sie die Zeigefinger als Sichtblende über die geschlossenen Augenlider.

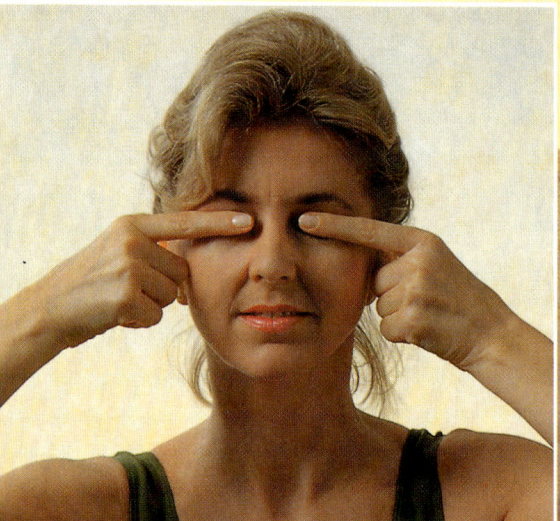

12

Gesteigerte Bewußtheit ist
für ein erfülltes Leben von
zentraler Bedeutung. Wir
müssen uns unseres Kör-
pers nach außen wie nach
innen bewußt sein wie ein
Direktor, der die Aktivitäten seines Unternehmens
genau kennen muß, um
erfolgreich arbeiten zu
können. All die unter-
schiedlichen Aspekte des
Yoga helfen Ihnen, mit
Körper, Atmung, Gehirn,
Geist und Bewußtsein in
Kontakt zu bleiben.

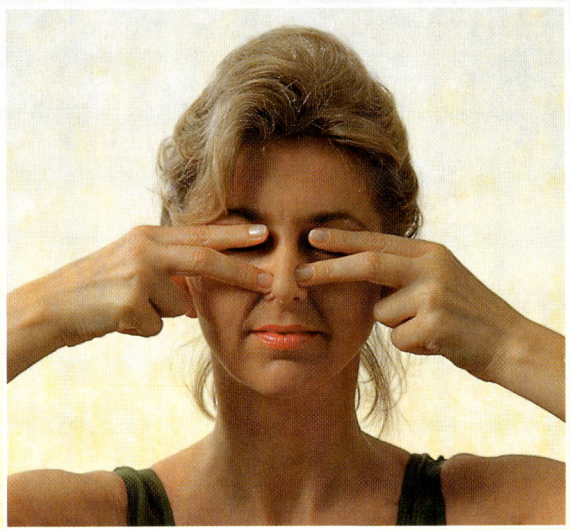

3 Plazieren Sie die Mittelfinger auf den Na-
senflügeln, um Ihre At-
mung auf einen sanften
und subtilen Vorgang zu
reduzieren.

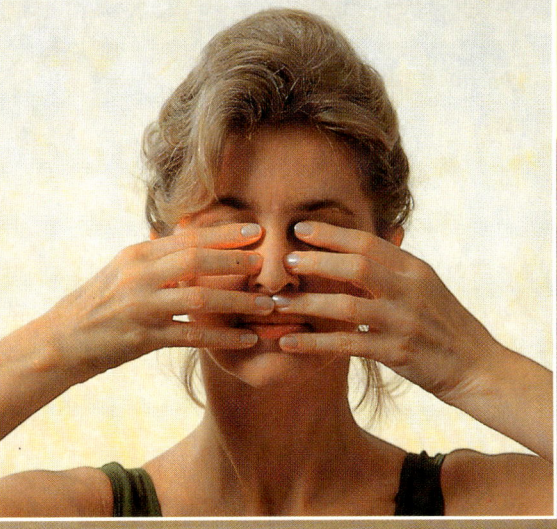

4 Pressen Sie die Lippen
mit Ringfinger und
kleinem Finger zusam-
men, um die Sprache
auszuschalten. Halten Sie
den Druck und die sanfte
Atmung aufrecht. Sie
werden einen Einblick in
die weitreichenden Akti-
vitäten Ihres Körpers er-
halten, die Sie sonst
niemals hören. Der Puls
wirkt hierbei als »Takt-
geber« und erinnert uns
nachdrücklich an die Tat-
sache, daß in unserem
Körper nahezu ununter-

brochen eine fabrikähn-
liche Betriebsamkeit
herrscht. All diese Akti-
vitäten müssen einem
bestimmten Rhythmus
folgen. Wenn wir erkran-
ken, sind einzelne Kör-
perfunktionen aus dem
Takt geraten.

Bei anhaltendem Druck
werden Sie schließlich
durch den »Fabriklärm«
hindurch einen deutli-
chen Klang hören, der
Ihnen Ruhe beschert.

12

IN DIE KONTEMPLATION EINTRETEN

Raja-Yoga (königliches Yoga) dient dazu,
weiter auf dem Pfad der Meditation vorzudrin-
gen, und verfolgt das Ziel, jenem Einssein immer
näher zu kommen, auf dem alles Leben basiert.
Während sich nur wenige Menschen berufen
fühlen, diesen Pfad bis zum Ende zu beschreiten, bringen die einzelnen Wegetappen einen
immensen Nutzen für uns alle. In unserem
Leben bescheiden wir uns oft damit, uns »ir-
gendwie« durchzumogeln, wobei uns jedoch
immer wieder das aufwühlende Gefühl be-
schleicht, daß da noch mehr sein muß. Am
Anfang der Meditation steht Konzentration,
mithin die Fähigkeit, den Geist ausschließlich
auf eine ruhige Vorstellung auszurichten. Wenn
Ihnen dies immer besser gelingt (was nicht
bedeutet, den Prozeß vollständig zu meistern),
können Sie zur Kontemplation übergehen.
Dieser Vorgang gleicht einem Einswerden.

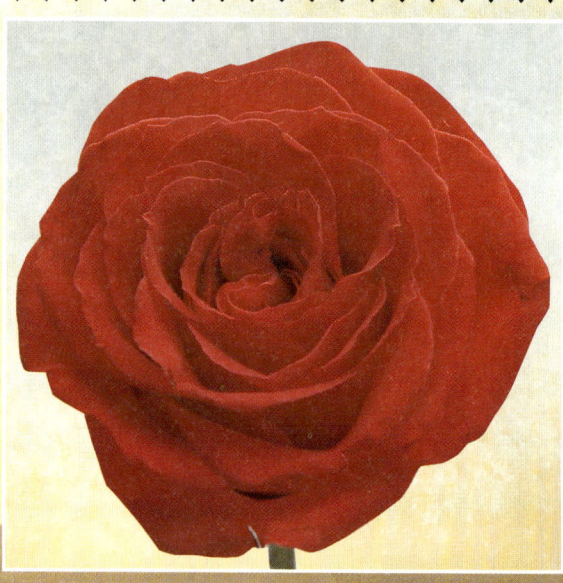

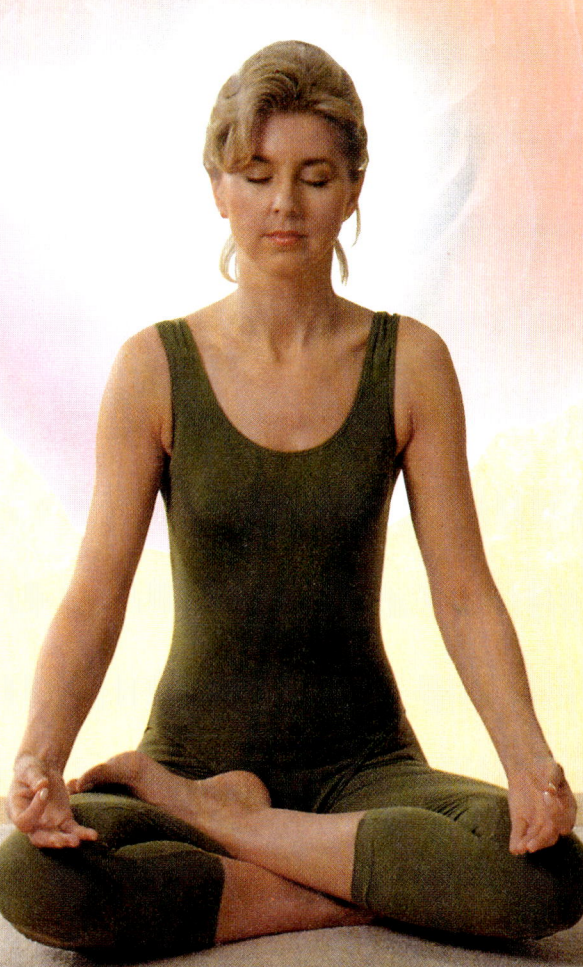

Leben umfaßt Bewegung,
Sein dagegen umfaßt
Stille. Wir wurden zwar als
Menschen geboren, doch
wir hätten ebensogut ein
Baum, ein Vogel oder eine
Blume sein können. Um
die Kunst der Kontempla-
tion zu entwickeln, emp-
fiehlt es sich, zunächst bei
diesem Gedanken zu
verweilen. Das erleichtert
es Ihnen, die Rose zu
»sein« – oder etwas
anderes, mit dem Sie eins
sein möchten.

Für viele Menschen ist
die Rose ein geeignetes
Objekt für die Kontem-
plation. Hierzu visualisieren Sie zunächst die Form
und Farbe einer einzelnen
Rose. Beginnen Sie nun,
die Gestalt und Position
jedes einzelnen Blüten-
blatts zu »sehen«. In
dieser Phase ist es mög-
lich, sogar ein Gespür für
den Duft der Rose zu ent-
wickeln. Aufgrund ihrer
unglaublichen Schönheit
können Sie die Rose mit
wachem Interesse genaue-
stens betrachten. Befassen
Sie sich jedoch nur mit
einer bestimmten Blume,
und gehen Sie nicht zu
einer anderen Blume oder
Farbe über.

Indem Sie die aufmerksa-
me Betrachtung fortset-
zen, werden Sie allmäh-
lich spüren, daß Sie ein
Teil dieser Rose werden.
Sie sind nicht mehr ein
außenstehender Beob-
achter, sondern mit der
Blume verschmolzen. Sie
haben ihre Schönheit
und ihre feine Gestalt
angenommen – Sie sind
eine lebende Rose. Dieses
Gefühl der verschmolze-
nen Identität kann belie-
big lange fortbestehen.
Wenn Sie ein Gefühl der
Trennung verspüren,
machen Sie sich Ihre At-
mung bewußt, und keh-
ren Sie – ganz allmählich
– zu sich selbst zurück.

12

FORTSCHREITEN

»Je mehr wir über das Universum in Erfahrung bringen, desto mehr erscheint es uns als Ergebnis eines einzigen, umfassenden Gedankens.«

**Sir James Jeans (1877–1946)
britischer Mathematiker, Physiker
und Astronom**

Yoga ist ein Prozeß, durch den uns immer deutlicher wird, daß wir ein untrennbarer Teil dieses einzigen, umfassenden Gedankens sind. Das Ende dieses Buchs ist eigentlich nur ein neuer Anfang. Eine neue Welt wartet darauf, von Ihnen entdeckt zu werden. Trotz der Behauptungen einiger (keineswegs aller) Wissenschaftler ist es unwahrscheinlich, daß wir die volle Wahrheit jemals erfahren werden, doch es bereitet Vergnügen, eine zunehmende Zahl von Hinweisen zu gewinnen und dabei festzustellen, daß sie uns immer näher an jene Vorstellung des Einsseins oder der Eintracht heranführen, die wir als Yoga bezeichnen. Es hat mir Freude bereitet, Ihnen meine Erfahrungen in Form dieses Kurses vermittelt zu haben. Auch wenn sich unsere Wege nun trennen sollten, bleibt doch das Ziel unverändert. Ich wünsche Ihnen viel Vergnügen auf Ihrer Reise.
Howard Kent

12

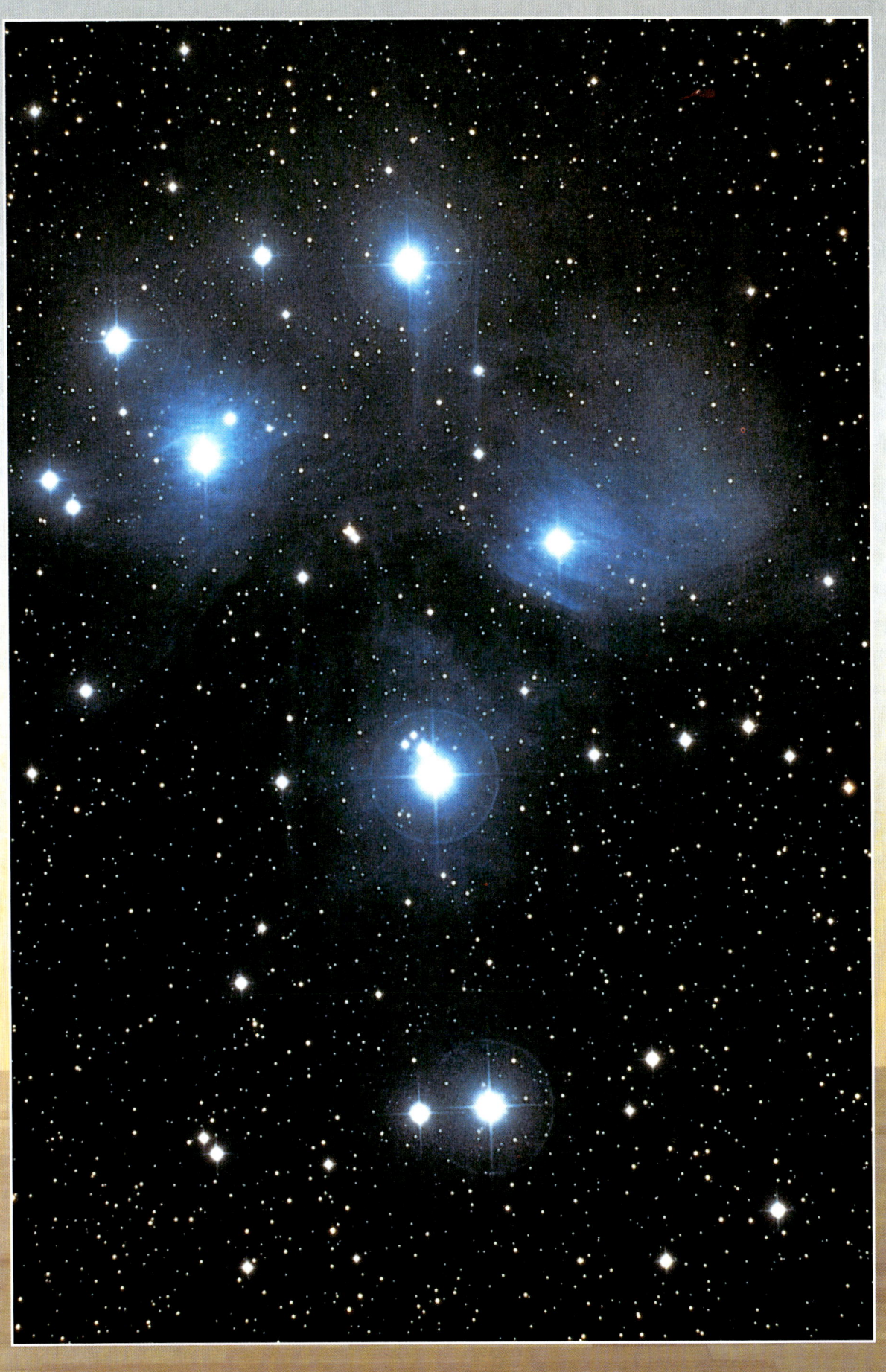

DIE SPRACHE DES YOGA

Die frühen Texte des Yoga wurden in einer der bedeutendsten aller klassischen Sprachen vorgetragen: dem Sanskrit. Über einen langen Zeitraum war das Sanskrit keine Schriftsprache; die Lehren wurden daher zunächst mündlich und in gesungener Form weitergegeben. Es gibt keinen Grund, warum der durchschnittliche Yoga-Schüler danach trachten sollte, das Sanskrit zu beherrschen. Es ist jedoch sinnvoll, sich einige Begriffe einzuprägen, die sich vor allem auf die asanas (Körperhaltungen) beziehen, da einige Lehrer ausschließlich diese verwenden.

Körperhaltungen
Haltung: *Asana* (ahsana). Dies bedeutet, in einer Position zu verweilen.

Summ-Atmung: *Brahmari.*

Lotossitz: *Padmasana.* Diese bekannteste Abwandelung des *Schneidersitzes* existiert in einer Vielzahl von Varianten.

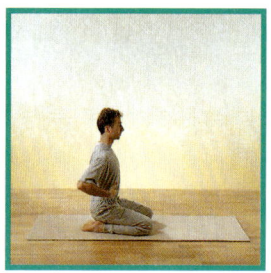

Fersensitz: *Vajrasana.*

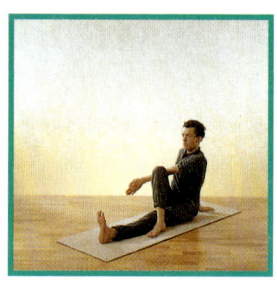

Halber Drehsitz: *Matsyendrasana.*

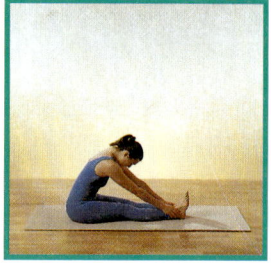

Langsitz: *Paschimotanasana. Paschima* bedeutet Westen. Da der Körper nach Osten weist, erfährt die nach Westen gerichtete Körperregion eine Streckung.

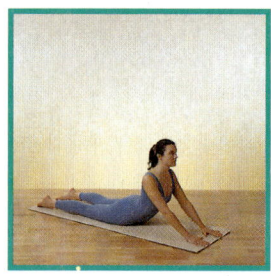

Kobra: *Bhujangasana.*

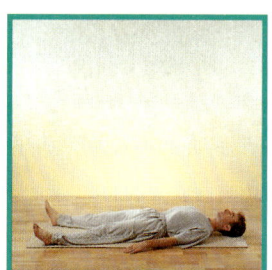

Entspannen: *Shavasana.* Die Leichenstellung ahmt die Pose einer Leiche nach Abklingen der Totenstarre nach.

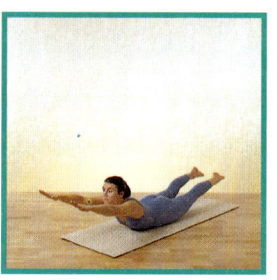

Kanu und Umgedrehtes Kanu: *Naukasana.*

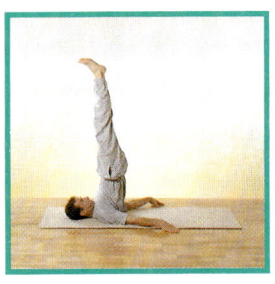

Kerze: *Sharvangasana.*

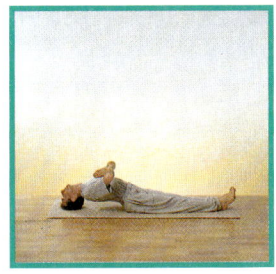

Fisch: *Matsyasana.*

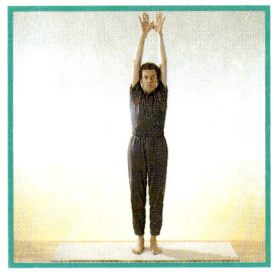

Berg: *Parvatasana.*

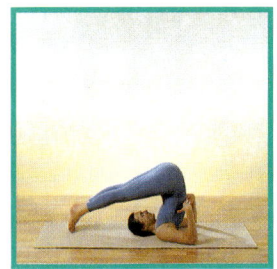

Pflug: *Halasana.*

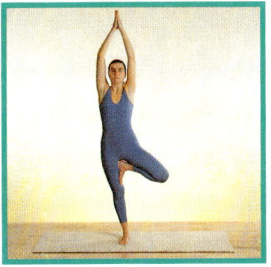

Baum: *Vrikshasana.*

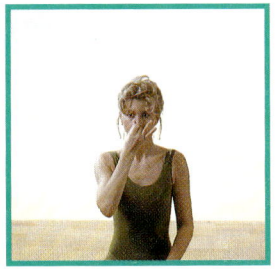

Wechselatmung:
Nadi Shuddan.
Gründliche Reinigung
des Nervensystems.

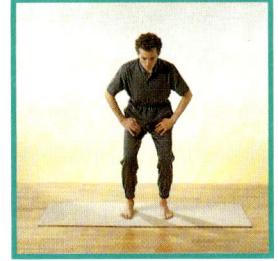

Blasebalg-Atmung:
Bastrika.
Leuchtender Kopf:
Kapalabhati.

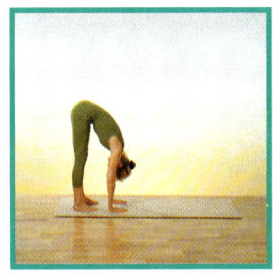

**Ausgleichende Strek-
kung:**
Padhastasana.

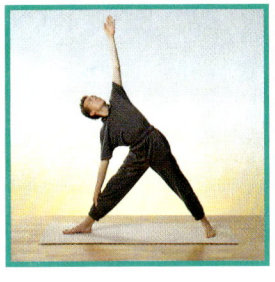

Dreieck: *Trikonasana.*

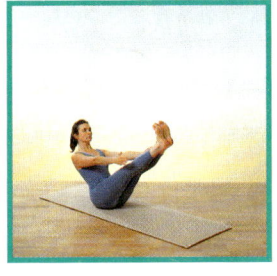

Boot: *Dhanurasana.*

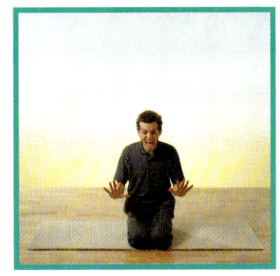

Löwe: *Simbhasana.*

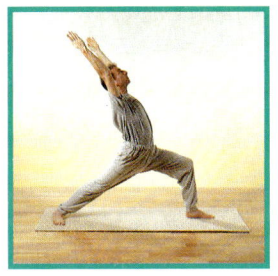

Hanuman-Stellungen:
Vajrangasana.

(Hinweis: In einigen Fäl-
len, wo keine Einigung
über die korrekten Be-
zeichnungen bestimmter
asanas besteht, wurden
diese weggelassen. Einige
der dargestellten Haltun-
gen gehören nicht zum
klassischen Yoga-Reper-
toire und tragen daher
keinen Sanskrit-Namen.)

Andere wichtige Begriffe:
Meditation: Die Reihen-
folge beim Meditieren
lautet *Dharana* (Konzen-
tration), *Dhyana* (Kon-
templation) und *Samadhi*
(vollständiges Versinken
oder Superbewußtsein).
Yamas: Der Umgang mit
den Mitmenschen – z. B.
gewaltfrei, vertrauensvoll.
Niyamas: Wie wir mit uns
selbst umgehen sollten:
mit Gleichmut, innerer
und äußerer Reinheit,
Andacht gegenüber dem
Schöpfer usw.

Pratyahara: Die Fähigkeit
zur Kontrolle der Sinne.
Brahmacharya: Die Fähigkeit, Lust zu überwinden.
Om: Der Urklang des
Universums, der alles ver-
bindende Klang.
Yoga: Einssein, ein Verstehen des Zusammenhän-
gens aller Dinge. Dient
auch zur Bezeichnung ei-
ner Methode, um dieses
Verständnis zu erreichen,
wie in *Hatha-Yoga*.
Chakra: Ein Energiewirbel
innerhalb des Körpers.
Nadis: Die den Energie-
fluß innerhalb des Körpers
bewirkende Methode.

Aussprache
Am Ende eines Wortes
stehend, kann das »a«
meist entfallen, also z. B.
asana oder *asan*. Da das
Sanskrit sowohl über ein
anderes Alphabet als
auch eine andere Schrift
verfügt, muß es zunächst
in lateinische Buchstaben
umgewandelt werden,
bevor es übersetzt werden
kann. Dies führt bei einigen Buchstaben zu Unter-
schieden in der Ausspra-
che je nach Plazierung
der Akzente.

DIE PRAXIS FORTSETZEN

Wie Sie gesehen haben, ist Yoga ein äußerst umfassendes Thema, dem man sich auf verschiedenen Wegen zuwenden kann. So ist es leicht möglich, daß Sie sich unangenehm berührt und verwirrt fühlen, vor allem, wenn Ihnen ein Lehrer einreden will, daß ausschließlich seine Methode Geltung habe.

Yoga ist im Grunde sehr einfach, da es vom Wegfall unnötiger Zwänge handelt. Kleine Kinder sind natürlich und unschuldig, doch Erwachsene werden kompliziert und unnatürlich. Wer Yoga einsetzt, um die Kompliziertheit zu steigern, wird nur noch unnatürlicher. Vergessen Sie nie, daß eine Technik im Yoga nur dem Erreichen eines Zieles dient. Die großen klassischen Gelehrten weisen darauf hin, daß die Techniken um so unwichtiger werden, je weiter man voranschreitet. Das Ziel besteht also nicht darin, immer mehr *asanas* zu lernen, sondern ihren Zweck zu verstehen und sie so gut zu verwenden, daß man sie zunehmend weniger benötigt.

Yoga ist *Selbst*-Verwirklichung. Hören Sie zu, was andere – einschließlich der Gurus und Lehrer – zu sagen haben. Die abschließende Entscheidung liegt jedoch bei Ihnen. »Deinem eigenen Selbst sei treu.«

Yoga wird heute fast überall auf der Welt praktiziert; es gibt kaum einen Ort, an dem ein Lehrer oder eine Organisation nicht zur Verfügung stünde. Eine weltweit anerkannte Autorität existiert aber nicht. Im allgemeinen dürfte es Ihnen, wo immer Sie auch leben, nicht besonders schwerfallen, sich weitergehende Informationen zu beschaffen. Örtliche Volkshochschulen, Kulturämter oder Anzeigen in Stadtmagazinen werden Ihnen mit Informationen für einen ersten Einstieg weiterhelfen.

WEITERFÜHRENDE LITERATUR

Devereux, Harry: Yoga. 1995

Fuchs, Christine: Yoga in Deutschland.
Rezeption. Organisation, Typologie. 1990

Kelder, Peter: Die fünf »Tibeter«. 1994

Mühlhaus, Gisela: Glück, Erfolg, Gesundheit
mit Yoga. Die besten Kopierübungen. 1990

Rhyner, Hans H.: Richtiges Yoga. 1993

Rieth, Susanne: Das Yoga-Lexikon. 1990

Rieth, Susanne: Mit Yoga durchs Jahr.
Meditationen zum Entspannen, Körperübungen
zum Freuen. o. J.

Thomsen, Ulla: Richtige Atmung und
Entspannung durch Yoga. o. J.

Vishnudevananda, Swami: Das große
illustrierte Yoga-Buch. 1922

Waesse, Harry: Yoga für Anfänger. 1995

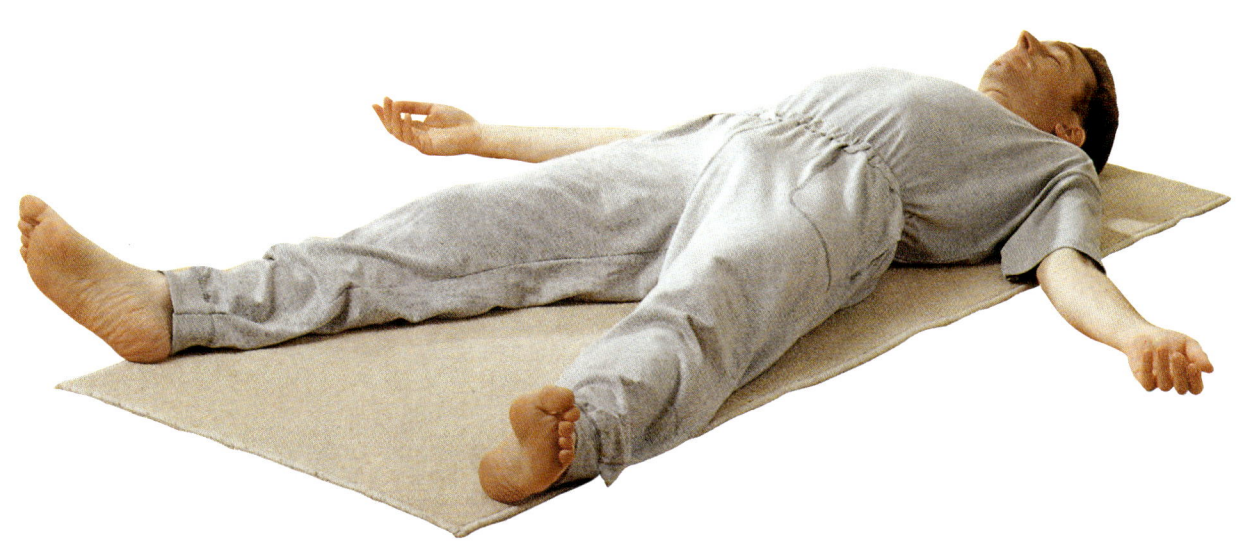

BILDNACHWEIS